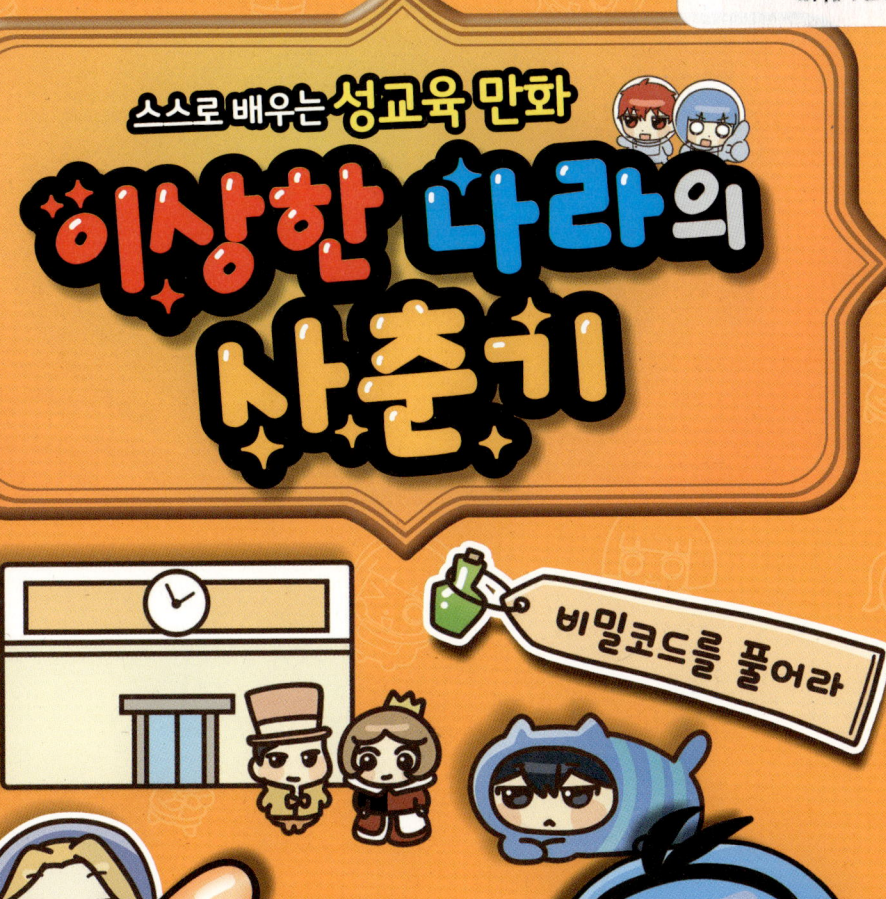

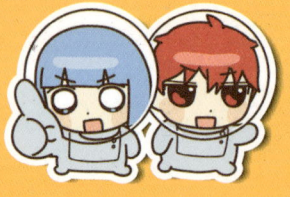

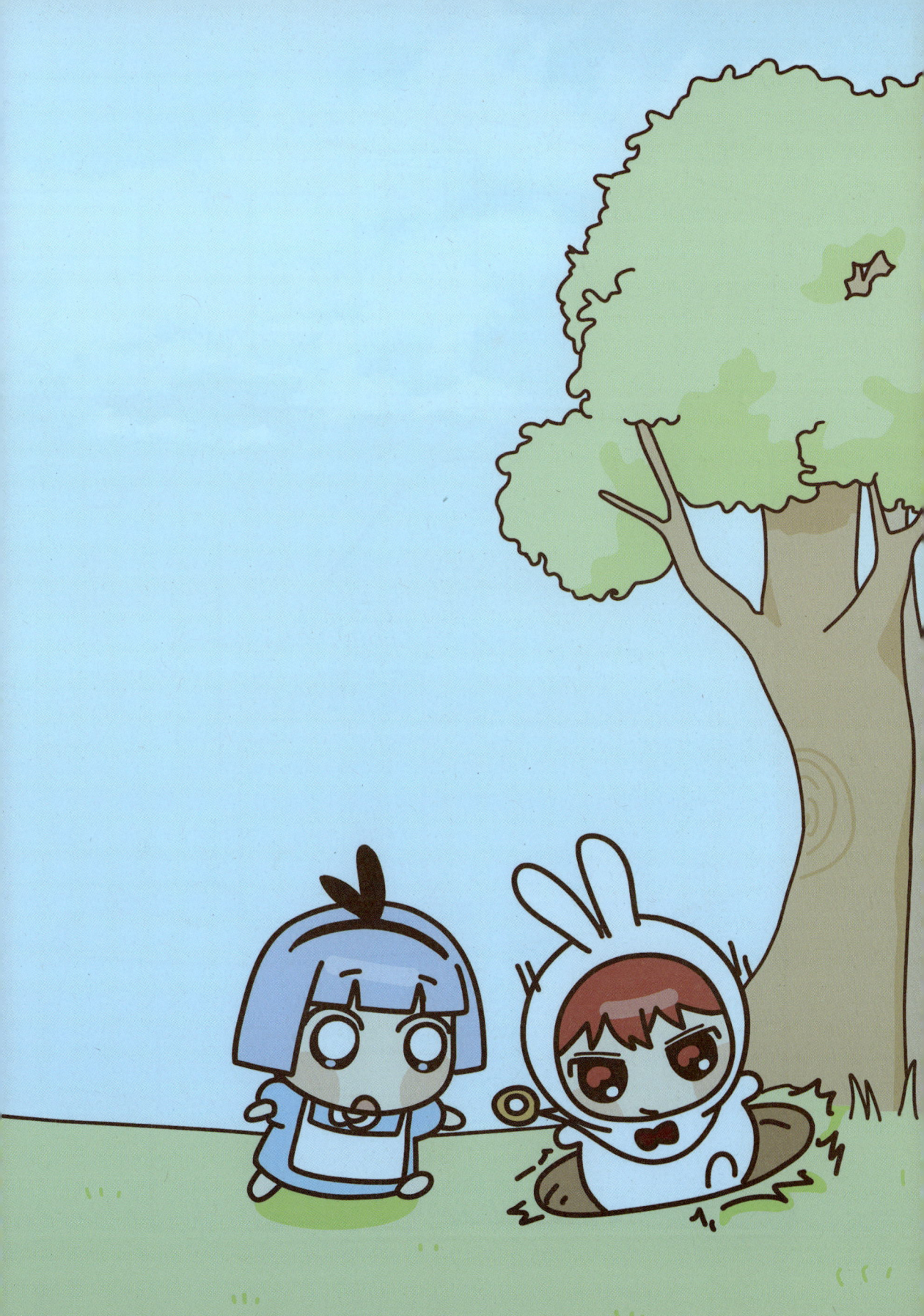

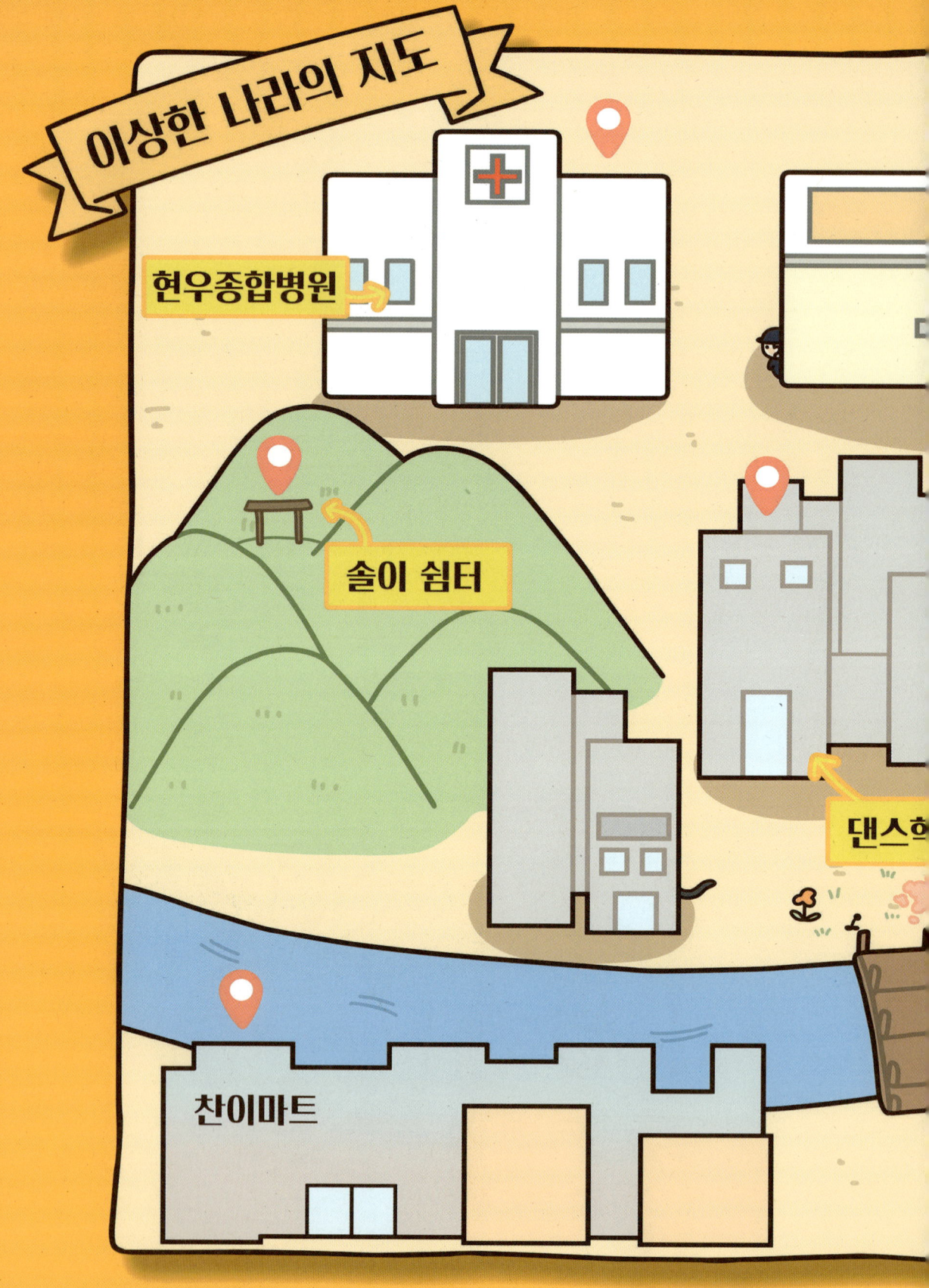

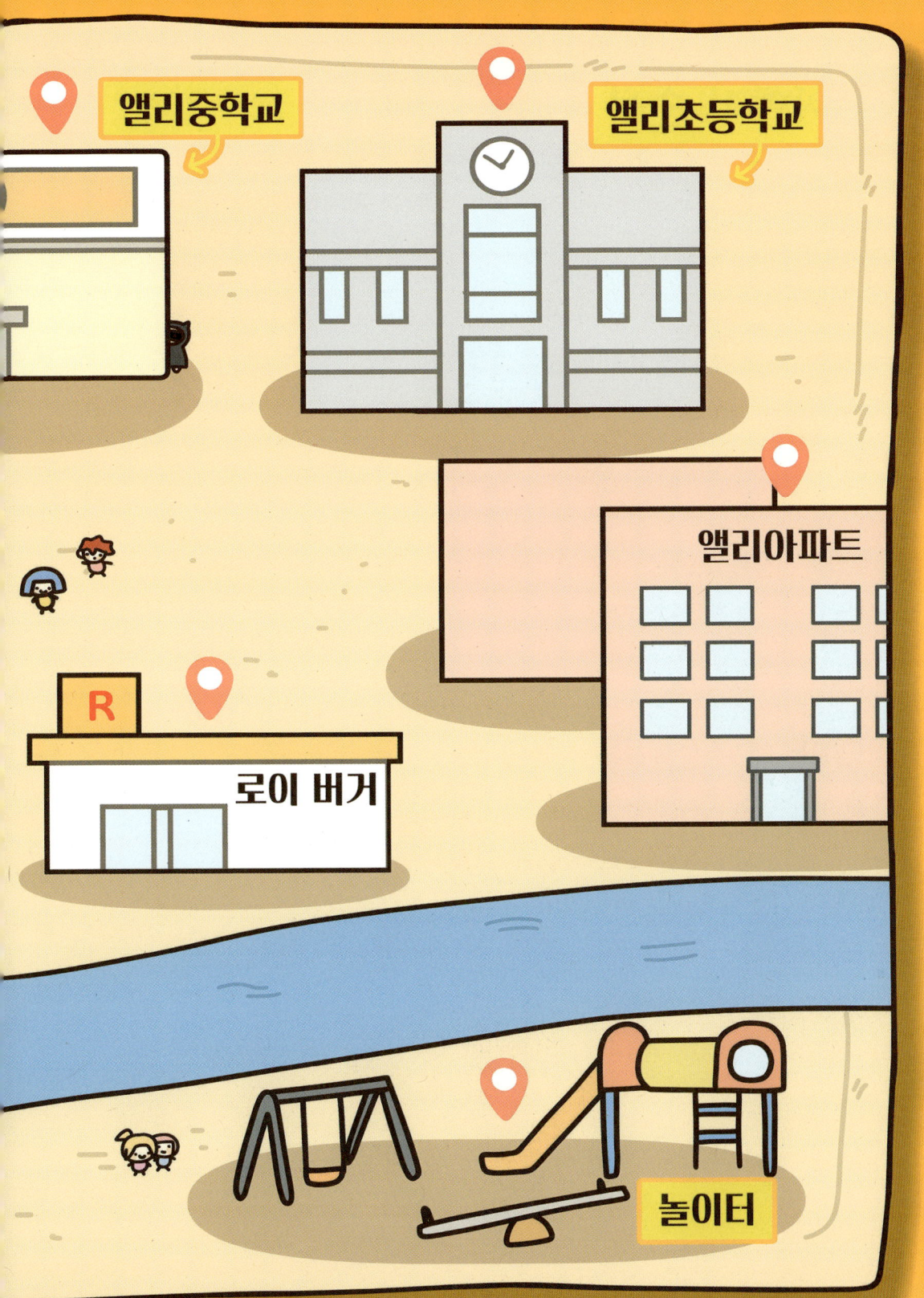

이야기 순서

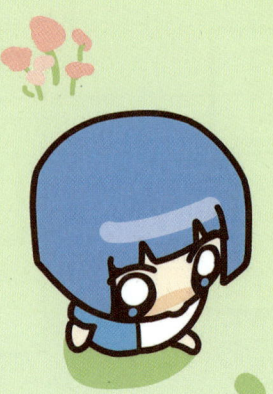

《등장인물 소개》

I. 이상한, 나라의 사춘기 비밀코드 그 시작 | 11
  1. 완벽했던 네 남매의 과거 | 12
  2. 변해버린 형과 누나, 그 이유는? | 15
  3. 사춘기 비밀이 담긴 USB를 찾다 | 18
  4. 비밀이 시작된 그곳으로 | 22
  5. 비밀요원이 될 초대장, 과연 수락할 것인가? | 26

II. 비밀요원 테스트를 통과해야 해! | 33
  1. 사춘기, 호르몬이 꿈틀대다 | 34
   -[비밀코드 #1] 사춘기를 조종하는 숨은 그림자, 그 정체는? | 42
  2. 내 탓 아니고 뇌 탓이라고? | 47
   -[비밀코드 #2] 내 마음이 내 마음 같지 않지만 그렇다고 뇌 탓만 하지 말자 | 60
  3. 생식샘호르몬 누구냐, 넌? | 64
   -[비밀코드 #3] 생식샘호르몬이 도착한 곳은 어디? (남자의 2차 성징) | 66

《잠깐 코너! 이상한, 나라의 비밀요원 키트 사용 설명서》 | 70

III. 비밀요원이 되어 눈을 뜨다 | 71

1. 비밀코드를 찾아서! | 72
2. 사춘기, 내 몸이 건강하게 자라도록 도와줘야 할 때 | 75
   -[비밀코드 #4] 나를 있는 그대로 소중하게 사랑하는 방법 | 79
3. 여자들끼리만 아는 "그날"이 있다고?! | 84
   -[비밀코드 #5] 여자들끼리만 아는 그날? 생리는 비밀이 아니야! | 86
       (여자의 2차 성징)
4. 여자의 몸속에 아기가 자라는 궁궐이 있대! | 94
   -[비밀코드 #6] 다른 생명을 품을 수 있는 여자의 몸은 신비로워 | 101

IV. 보이지 않지만 볼 수 있어야 하는 것들 | 107

1. 일단 멈춤! 선 넘지 마! | 108
   -[비밀코드 #7] 경계와 동의 | 118
2. 인터넷에도 안전교육이 필요하다고? | 124
   -[비밀코드 #8] 온라인 세상에서 안전 지키기 | 137
3. 사춘기, 비밀코드가 풀리다 | 144

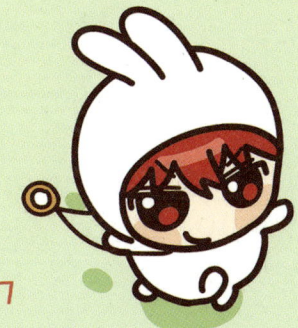

활동지① 나의 뇌 구조 그리기: 내 뇌는 어떤 생각, 어떤 감정으로 채워져 있을까요? | 154
활동지② 소중한 내 몸 이름표 붙이기: 여자와 남자의 생식기에 올바른 이름을 써 주세요. | 155
활동지③ 나의 경계 그리기 | 156
활동지④ 사춘기가 된 나에게 쓰는 응원 메시지 (나의 결심, 나의 사춘기) | 157

V. 누구에게나 필요한 그 T.I.M.E. 이 있다 | 158

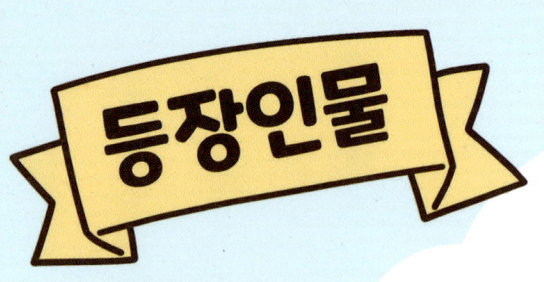

이상한 (9세)
형이랑 노는 게 제일 좋은 형 바라기.
나라와 함께 형을 구하러 간다.

이나라 (9세)
상한과 함께 비밀 요원이 된다.

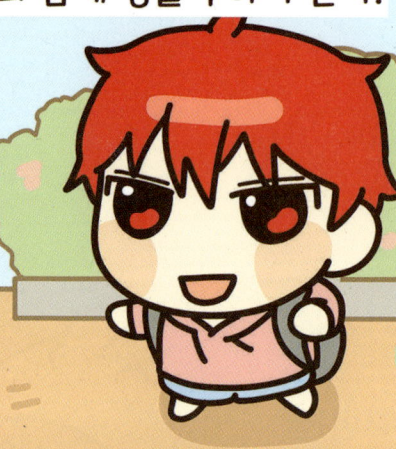

이상해 (15세)
사춘기의 절정에 있는 중학생.
상한과 나라의 형, 오빠이다.

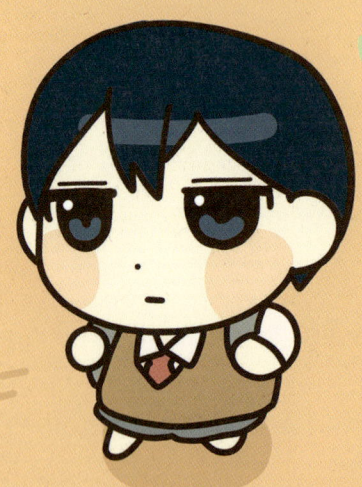

이나은 (13세)
친구와 노는 게 좋은 초등학생.
상한과 나라의 누나, 언니이다.

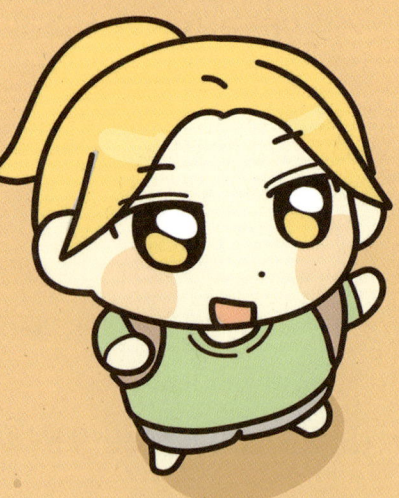

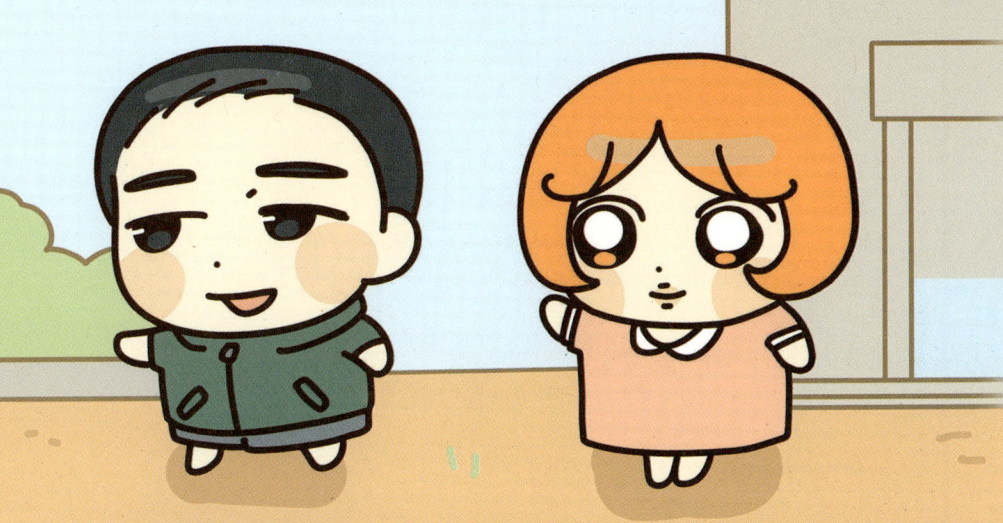

아빠
아이들과 등산하는 것을 좋아한다.

엄마
옆 동네 중학교 보건 선생님
학교 별명: 건쌤
보건 선생님이라서 건쌤이라고 함.

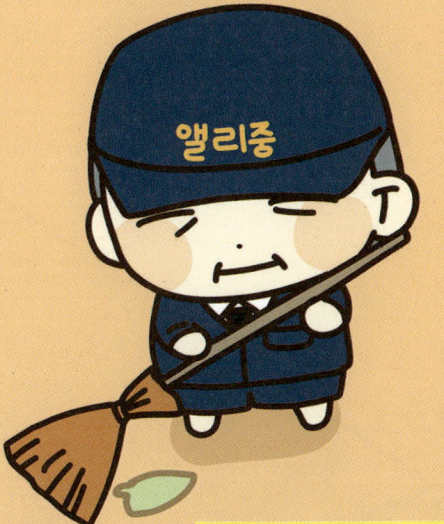

앨리중 경비 아저씨
중학교에서 근무하시는
학교 지킴이 아저씨

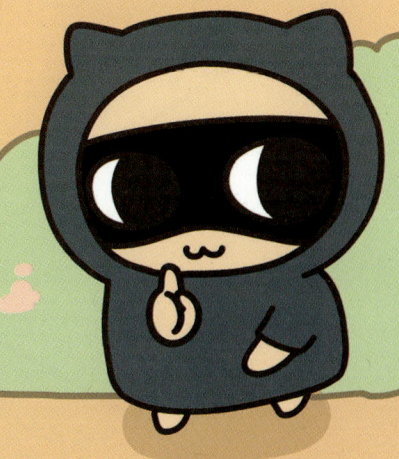

퓨버티
항상 검은 망토와 검은 띠를
두르고 다니는 블랙퓨버티

들어가며

사춘기의 문 앞에 오신 여러분, 축하해요!

토끼를 따라 굴에 들어간 이상한 나라의 앨리스는
신비한 문을 열고 모험의 나라로 여행을 떠났죠.

여러분의 사춘기 문이 열리면
몸도 변하고, 마음도 갈팡질팡, 앨리스처럼 어리둥절한 경험을 하겠지요?

아이가 어른으로 변하는 일은 마법처럼 신기한 일이에요.
현실에서는 순간 변신할 수 없어 사춘기라는 시간을 통과해야만 한답니다.

사춘기가 기대되나요? 아니면 걱정되나요?
빨리 어른이 되고 싶나요? 아니면 아이로 계속 남고 싶나요?

어떤 대답도 정답이 될 수는 없어요.
원하든, 원하지 않든
사춘기는 제각각 다른 때에 찾아와 어느덧 나를 변신시키고 있을 테니까요.

이 글을 통해 여러분의 사춘기를 응원합니다.
사춘기, 그 시간들을 통과할 때 나다움을 여는 열쇠를 꼭 찾아내길!

건쌤 올림

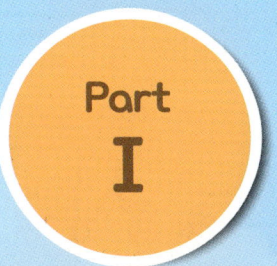

Part I

이상한, 나라의 사춘기 비밀코드 그 시작

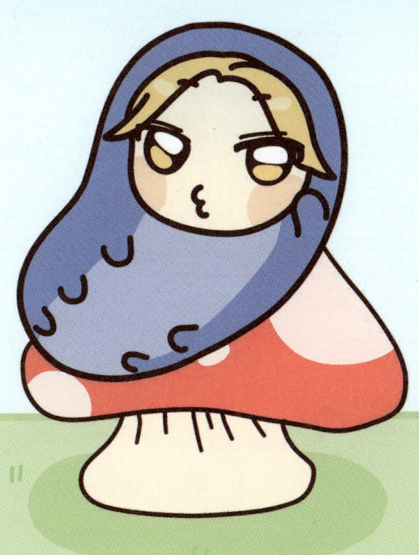
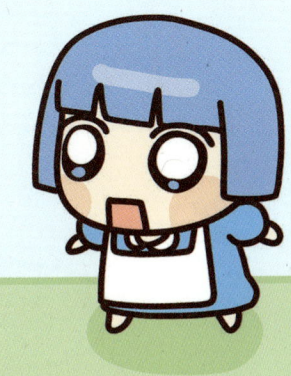

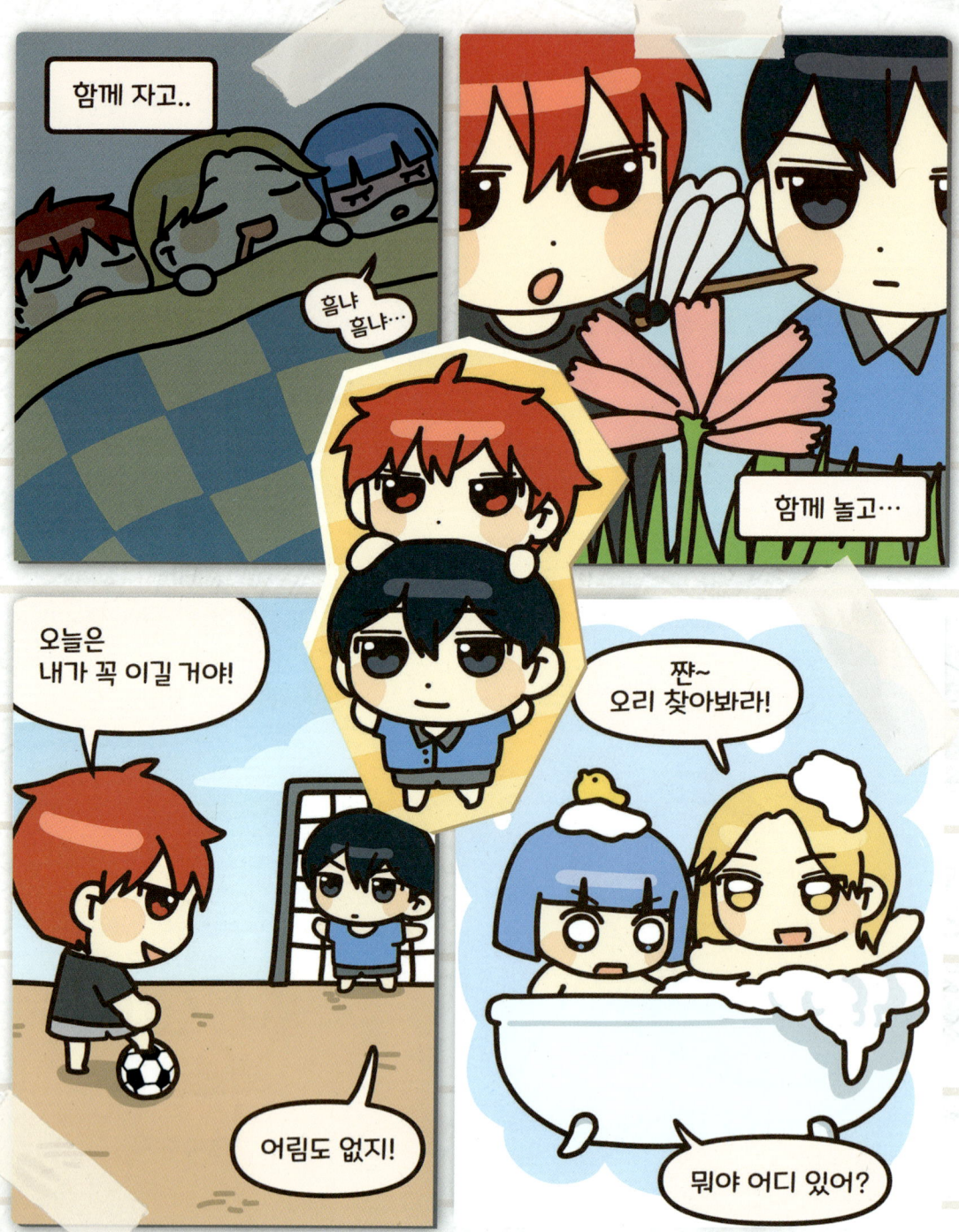

엄마가 만들어 주시는 맛있는 저녁을 먹고 나면
상한은 형과 칼싸움 놀이를 했다.

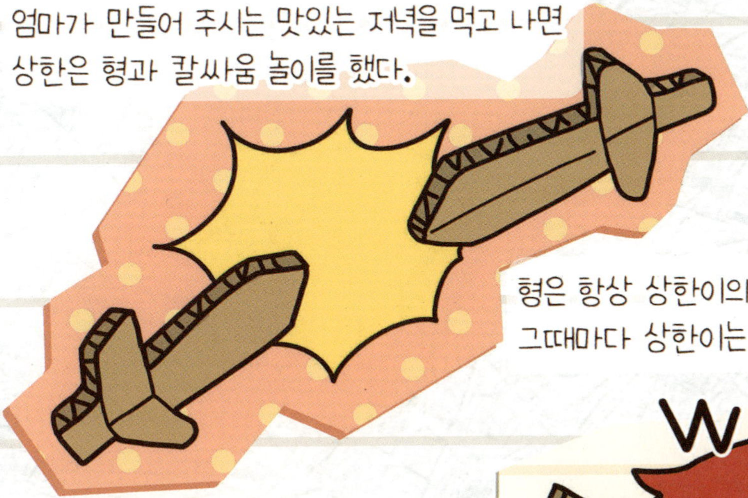

형은 항상 상한이의 공격에 쓰러져주었다.
그때마다 상한이는 기뻐하며 만세를 불렀다.

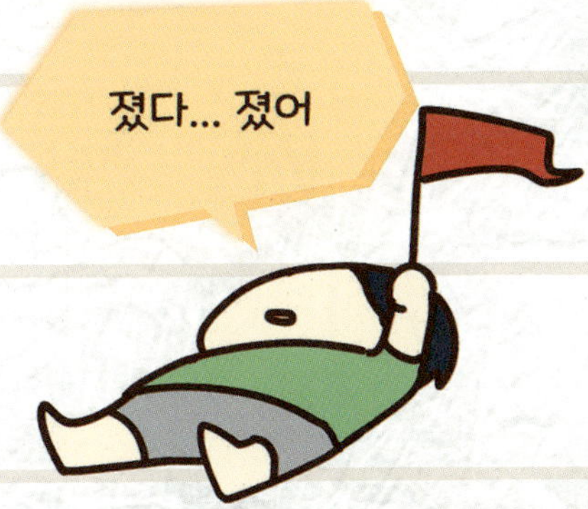

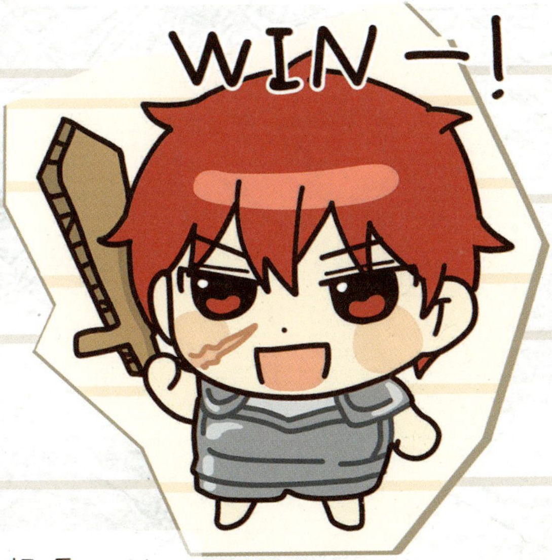

WIN-!

졌다... 졌어

그러면 형은 상한이를 번쩍 안아서 빙글빙글 돌려주었다.
상한이는 뭐든 잘하는 형이 너무 좋았다.

형! 더 빨리!!

알겠어!

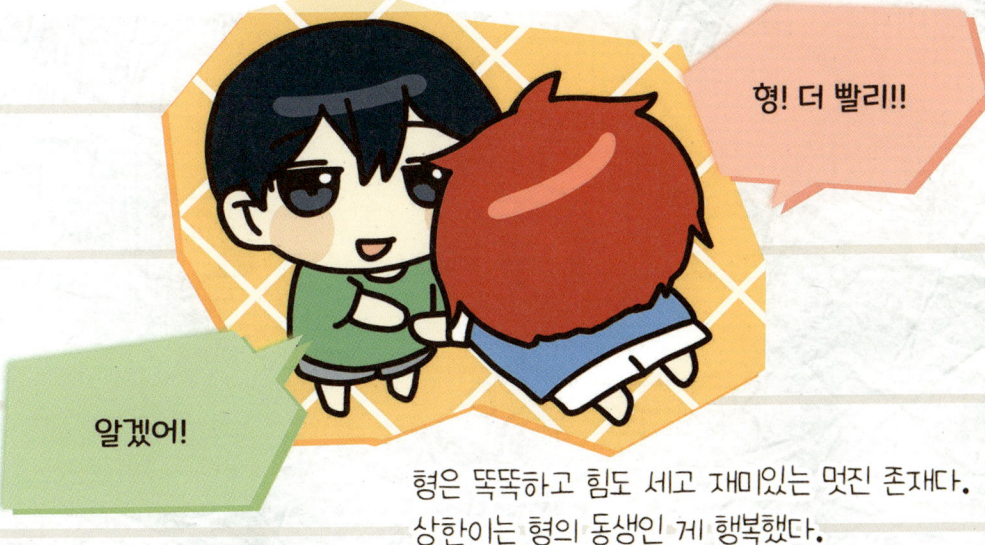

형은 똑똑하고 힘도 세고 재미있는 멋진 존재다.
상한이는 형의 동생인 게 행복했다.

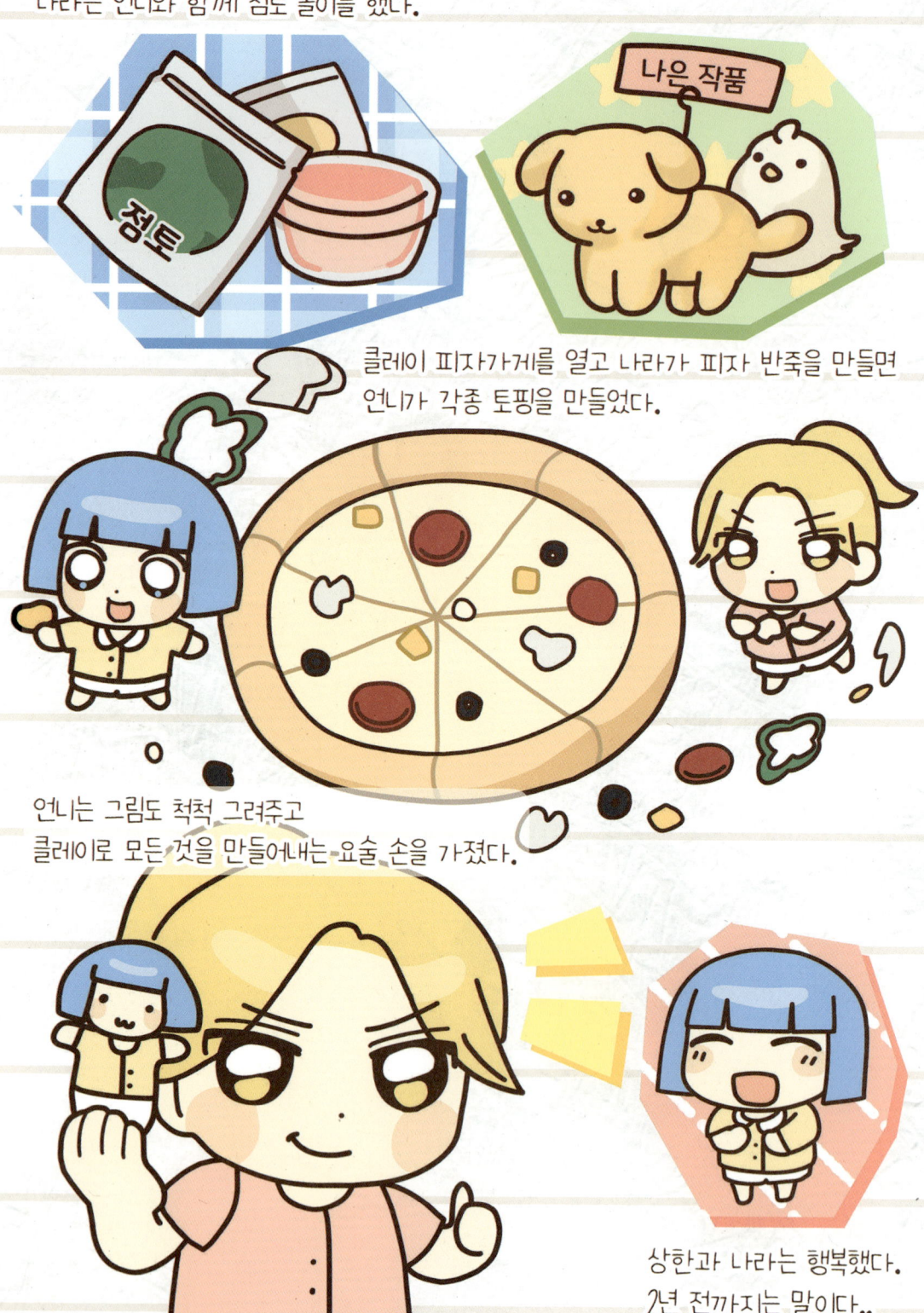

2. 변해버린 형과 누나, 그 이유는?

언제부터인가 형이 변했다. 누나도 변했다.
상한은 오늘도 형이 오기만을 기다렸다.
형이 집에 돌아왔을 때 반가운 마음에 달려가서 형을 안았다.

그런데 형은 상한이를 밀어내고는 아무 말 없이 방에 들어가 버렸다.

언니와 액체 괴물 만들기를 하고 싶었던 나라도 언니를 부르지만
언니는 친구를 만난다고 나라를 돌아보지도 않고 밖으로 나가버렸다.

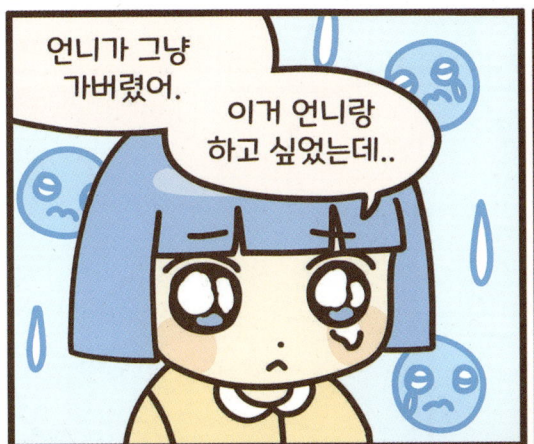

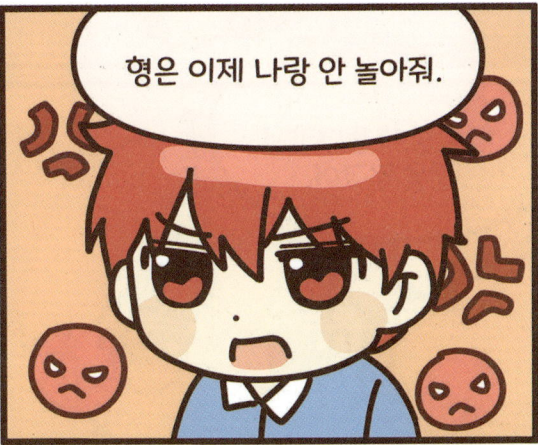

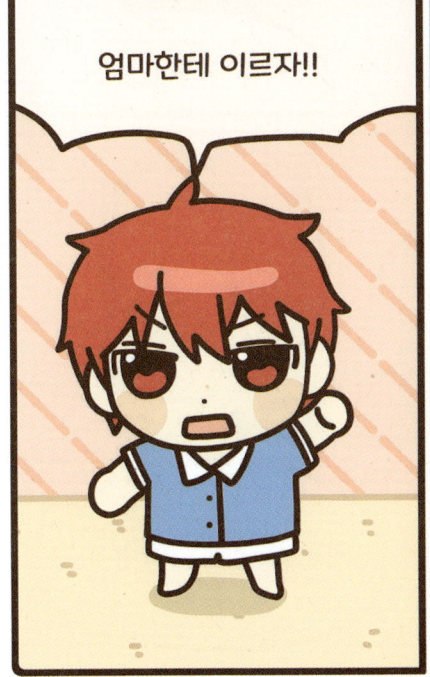

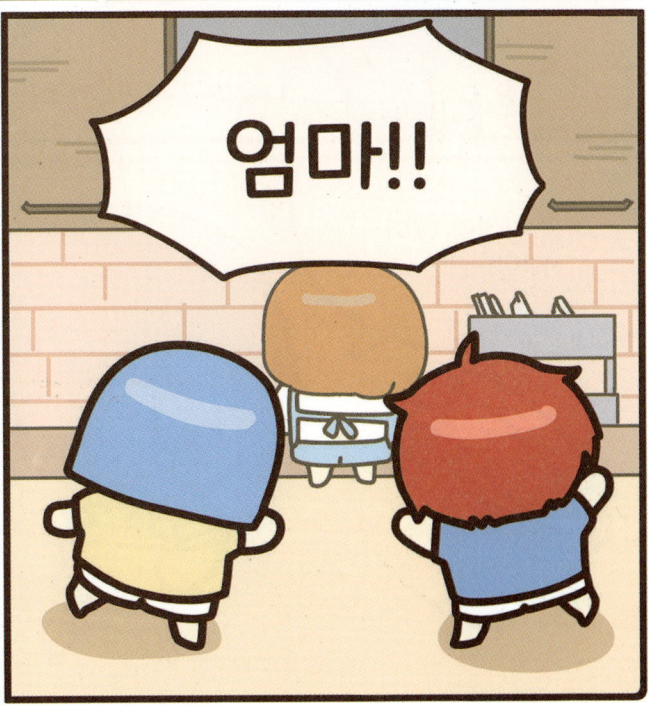

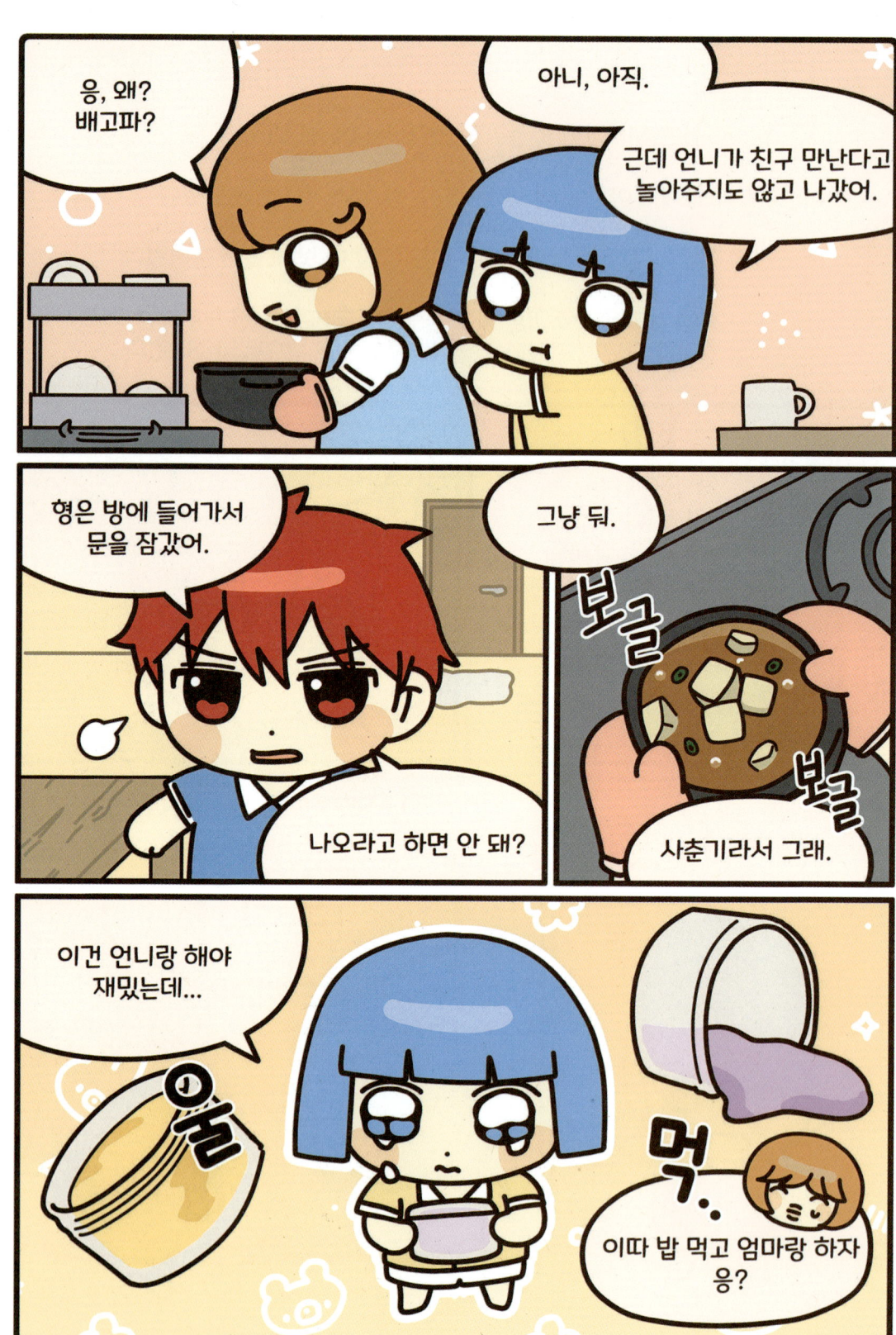

상한이의 일기

20XX년 X월 X일 X요일 날씨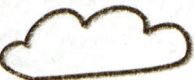

제목: 사춘기야 두고봐!

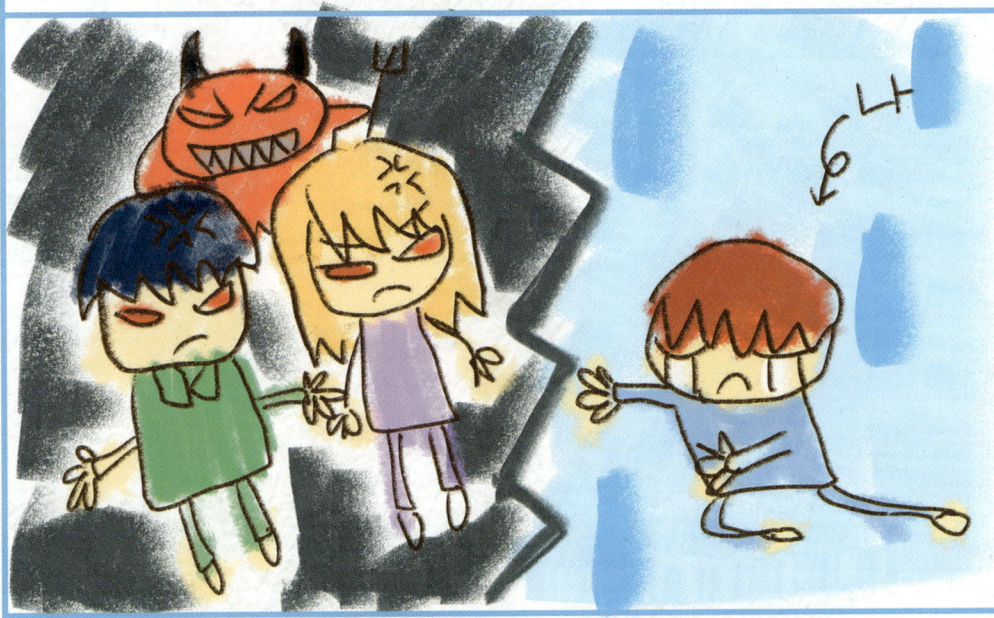

형과 누나는 분명히 변했다.
우리는 같이 놀아주는 누나랑 형이 그립다고!
시간을 다시 되돌리고 싶다.
친절했던 형과 다정했던 누나에게 어떤 일이 있었던 걸까?
답답하고 궁금하지만 아무도 얘기해주질 않아.
엄마, 아빠는 그저 형이 사춘기 때문에 변했다고 말해.

사춘기가 누군지는 모르겠지만 우리 행복을 망친 것만은 분명해.
난 꼭 사춘기로부터 형과 누나를 구하겠어!

3. 사춘기 비밀이 담긴 USB를 찾다

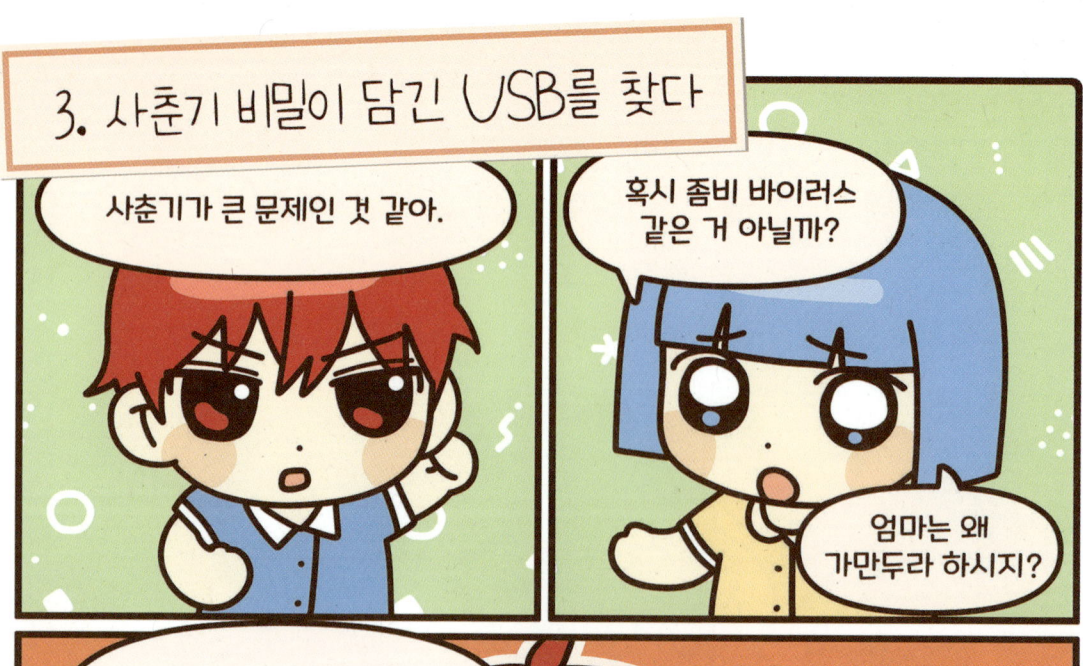

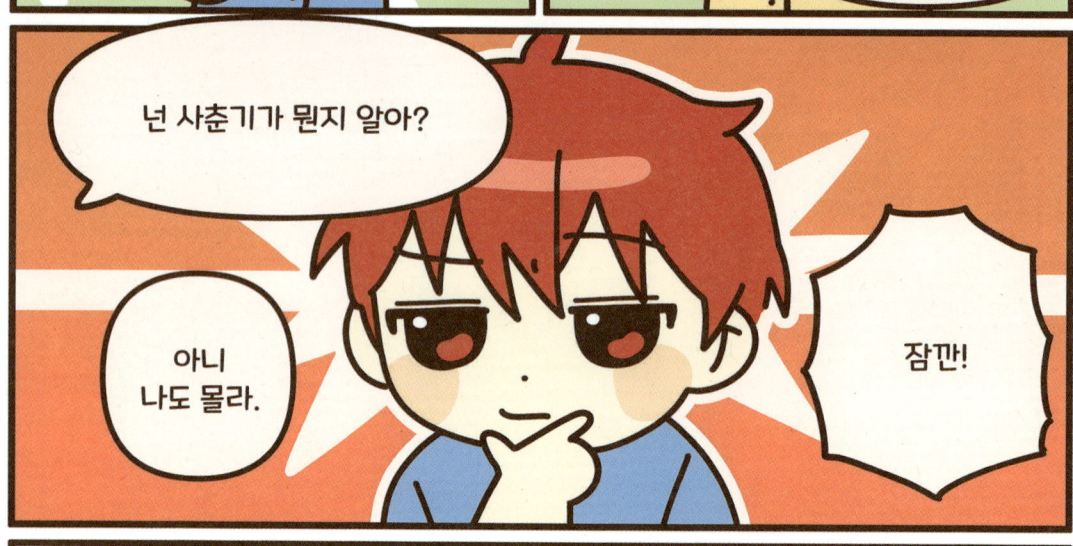

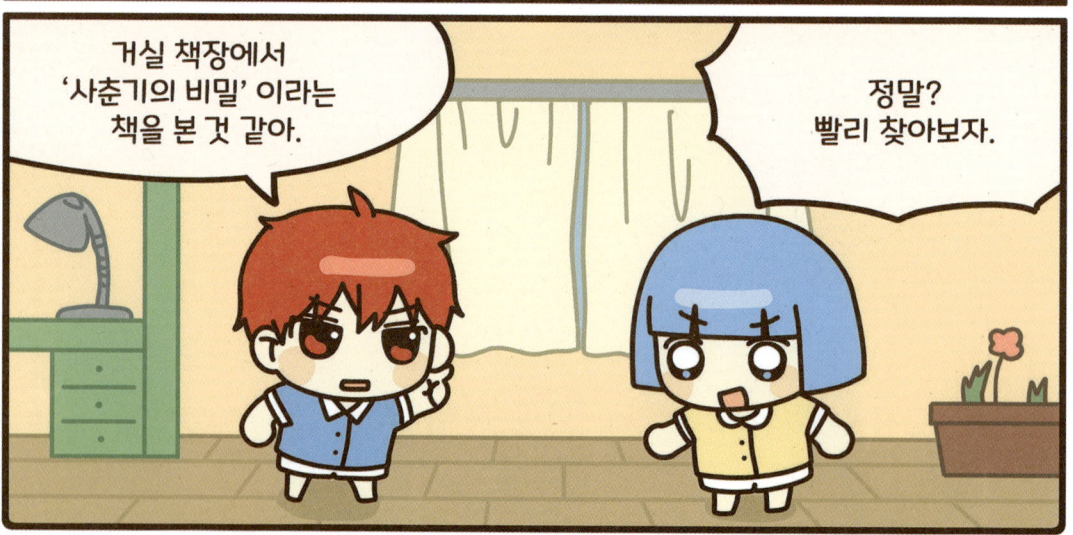

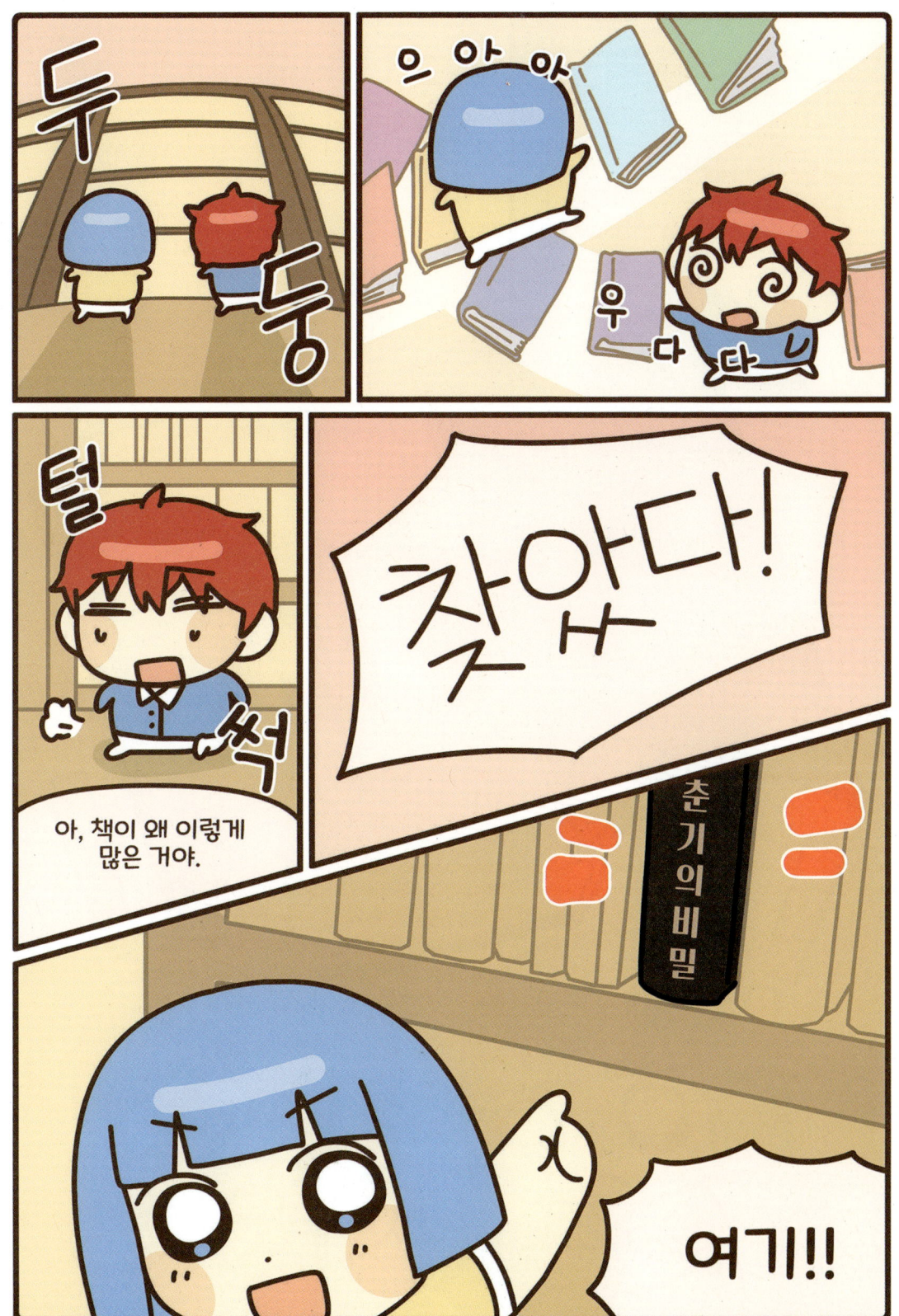

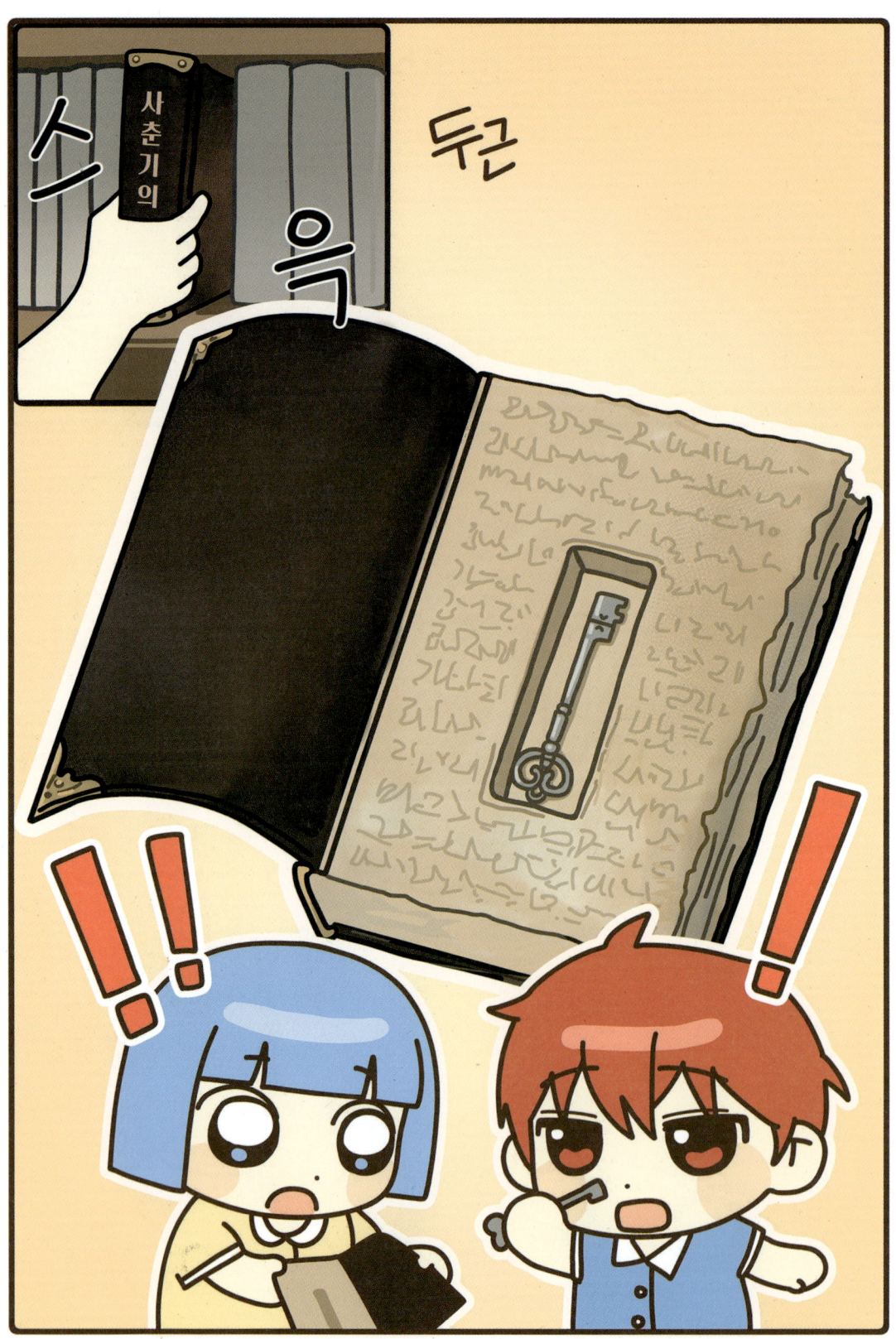

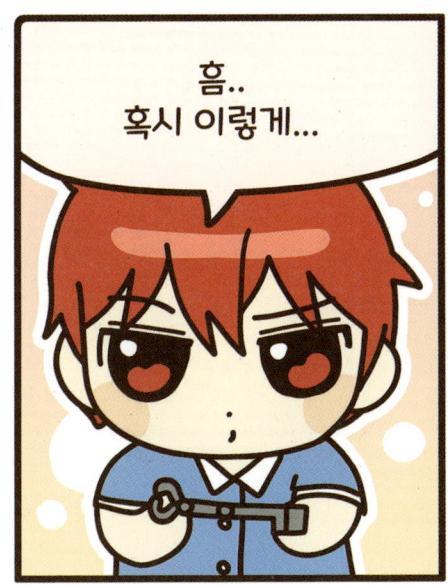
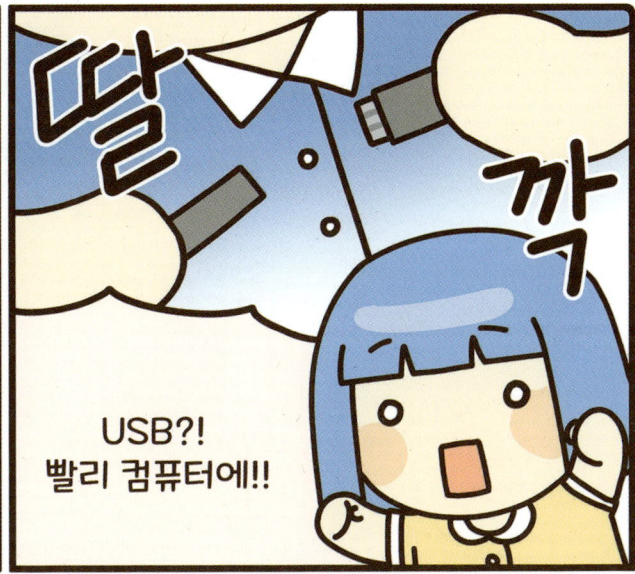

USB에는 별 다른 내용이 없었다.
형이 다니는 학교의 전산실로 오라는 게 전부?
사춘기와 학교 전산실이 무슨 상관이람?
상한과 나라는 고민에 잠겼다.
사춘기가 보낸 메시지라는 확신도 없었다.
하지만 상자 속의 USB가 자꾸 신경쓰였다.

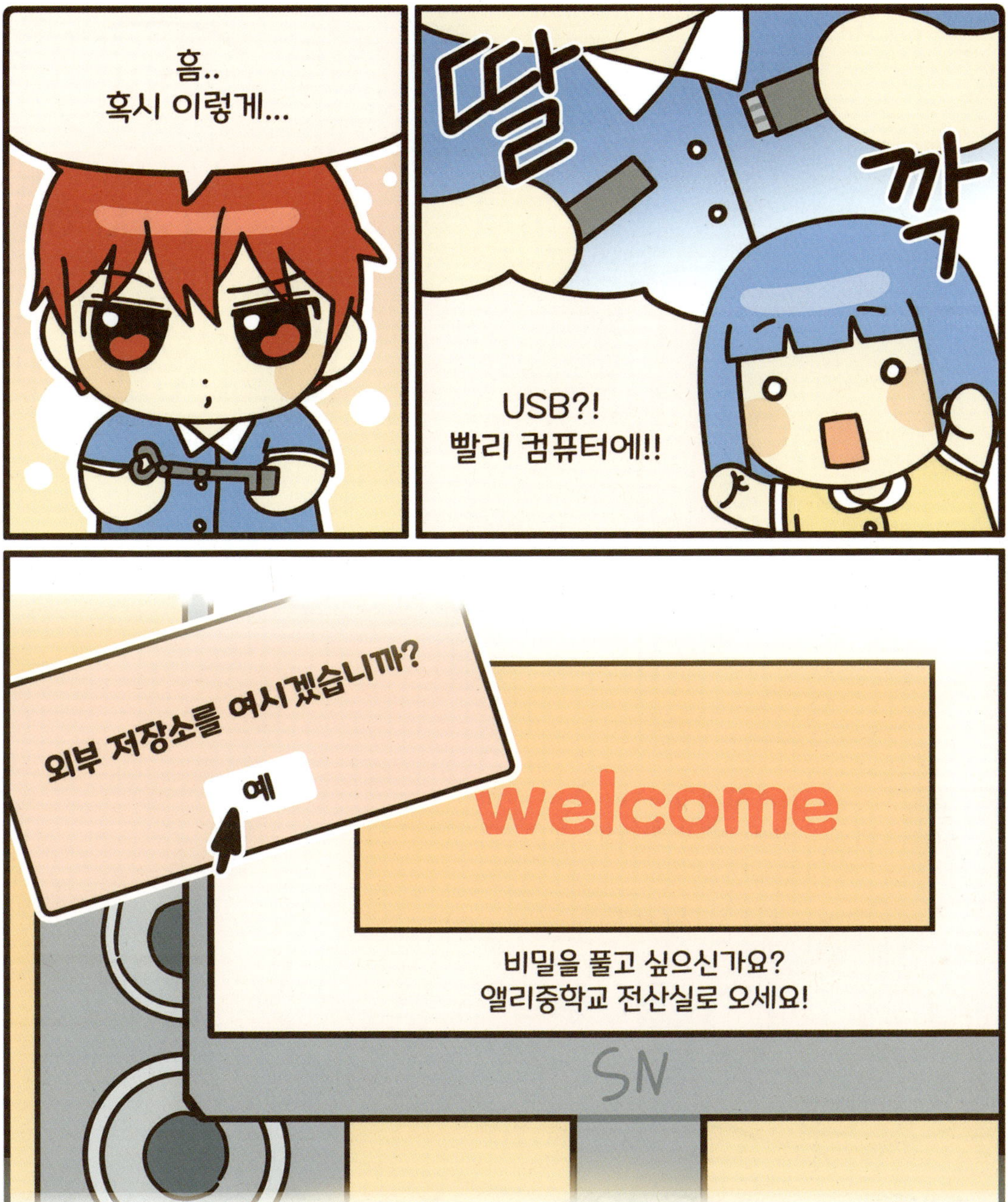

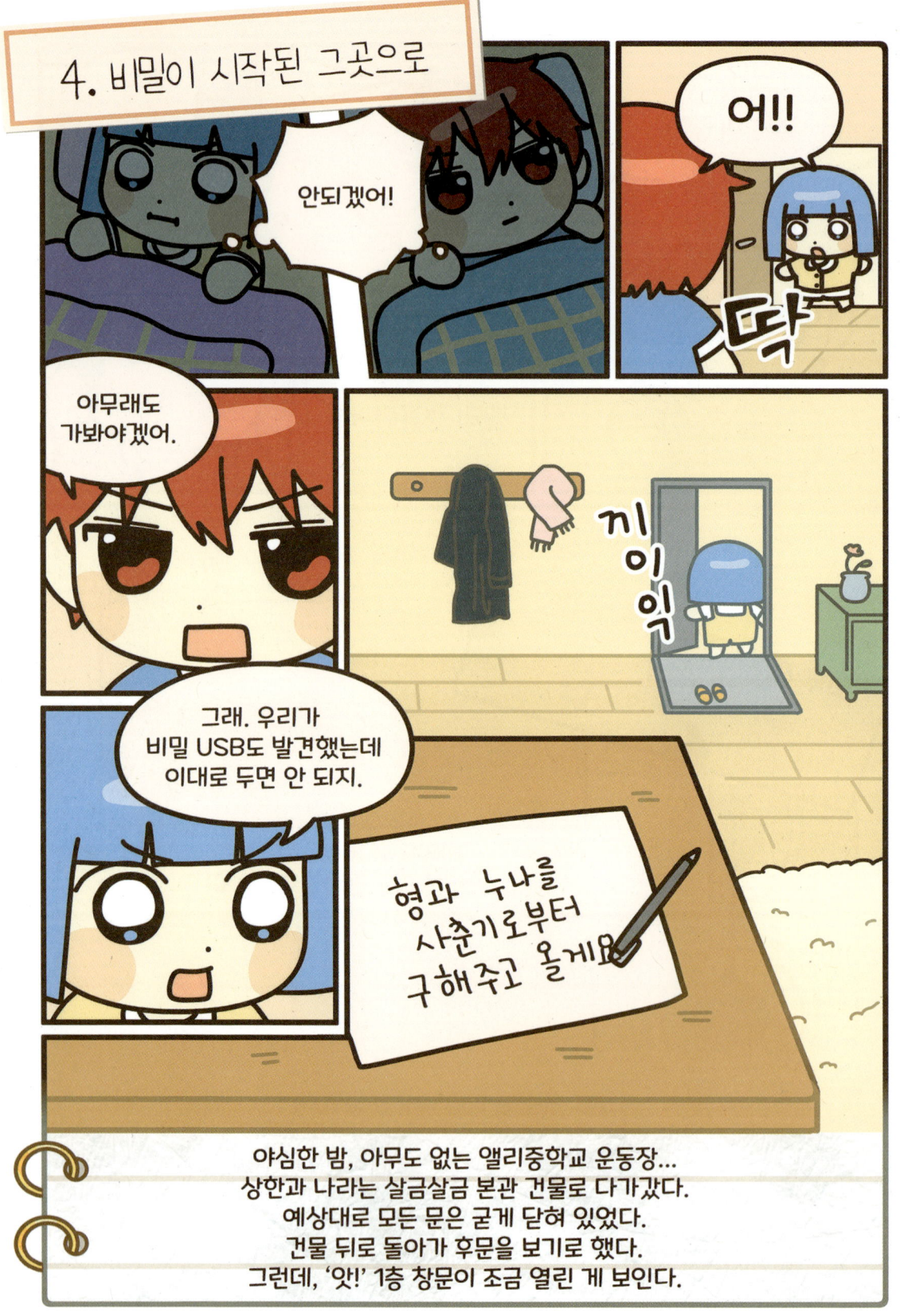

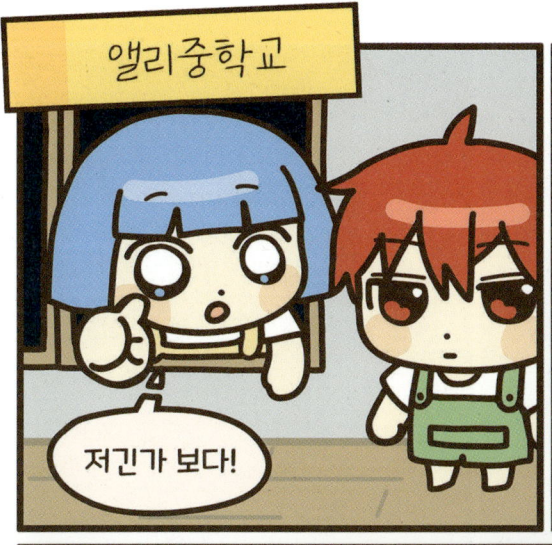
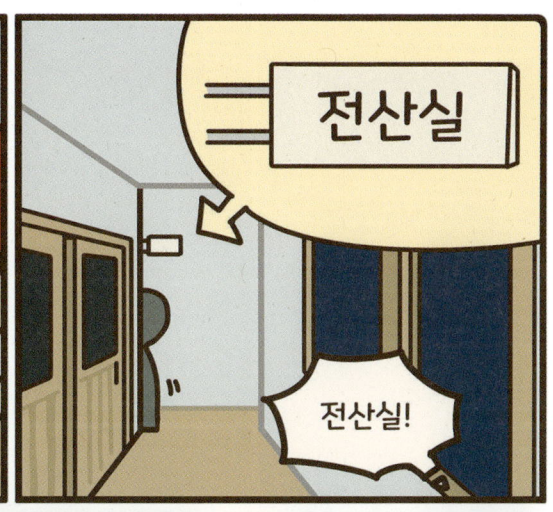
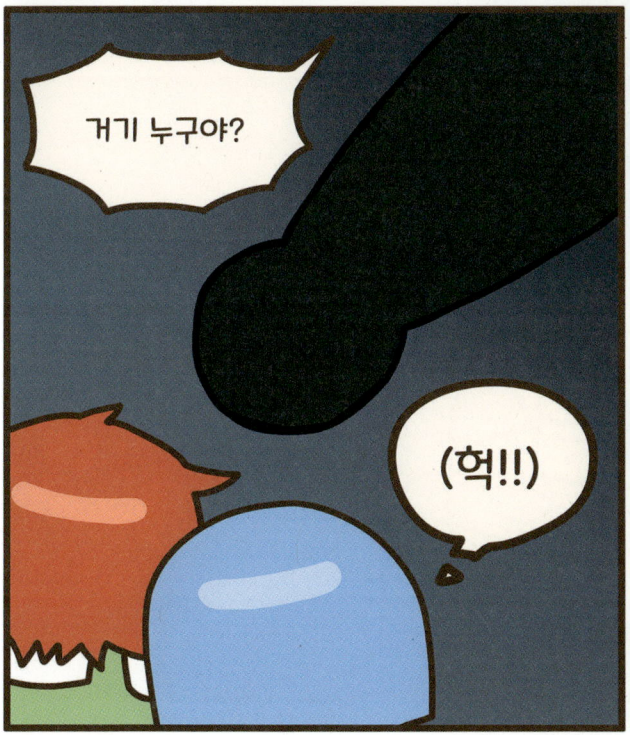
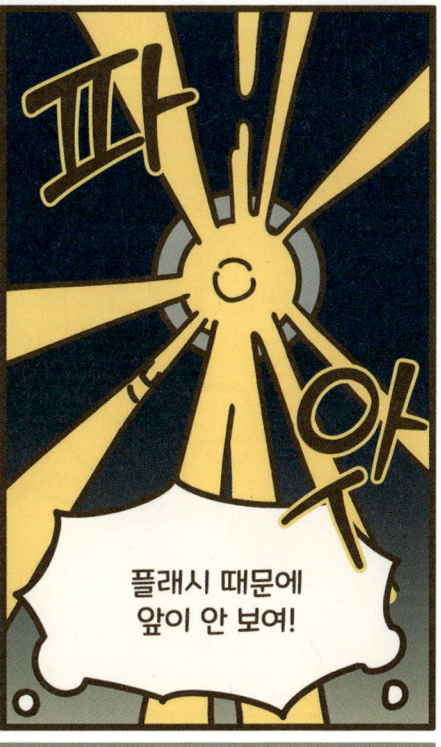

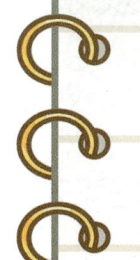
큰일이다. 앨리중학교에 무사히 들어오긴 했지만
누군가에게 들키고 말았다.
엄마에게 혼날 것을 생각하니 벌써 눈물이 날 것 같다.
잘못했다고 싹싹 빌어야지.
이게 뭐람. 사춘기를 알아내기는 커녕 벌써 잡히다니!

그나저나 저 검은 그림자의 정체는 누굴까?

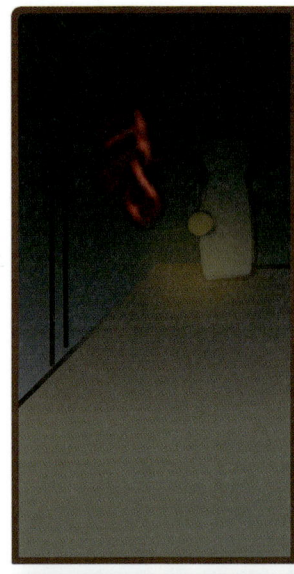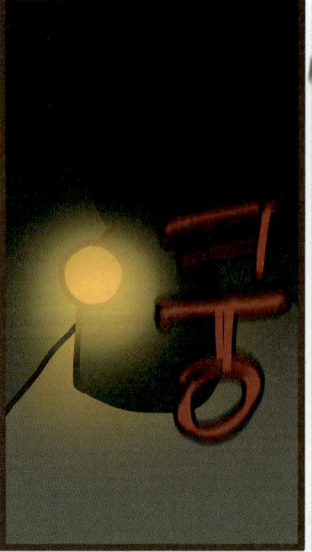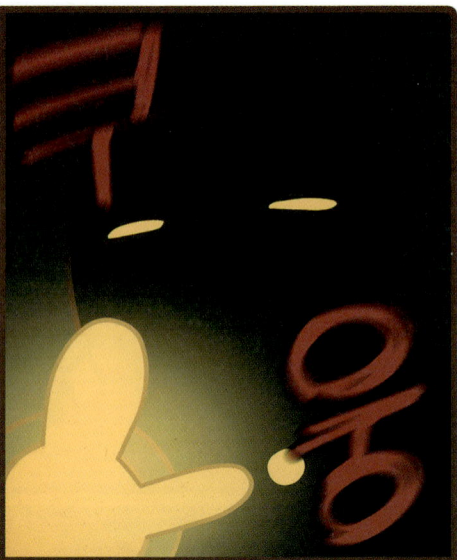

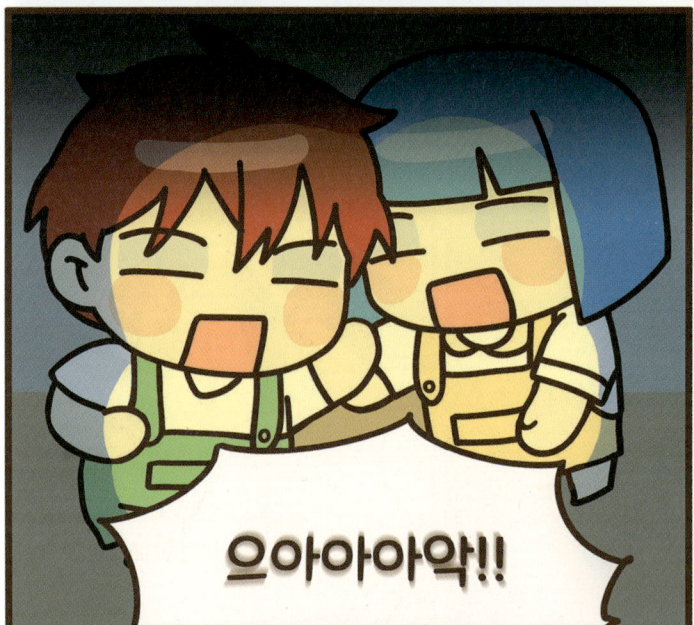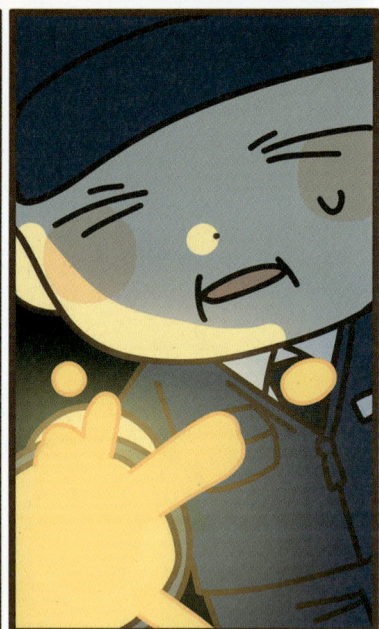

그런데 웬걸! 가까이 다가온 그 사람은 알고 보니 맘 좋게 생기신 경비 아저씨!

게다가 아까 낮 하굣길에 만났던 분이다.

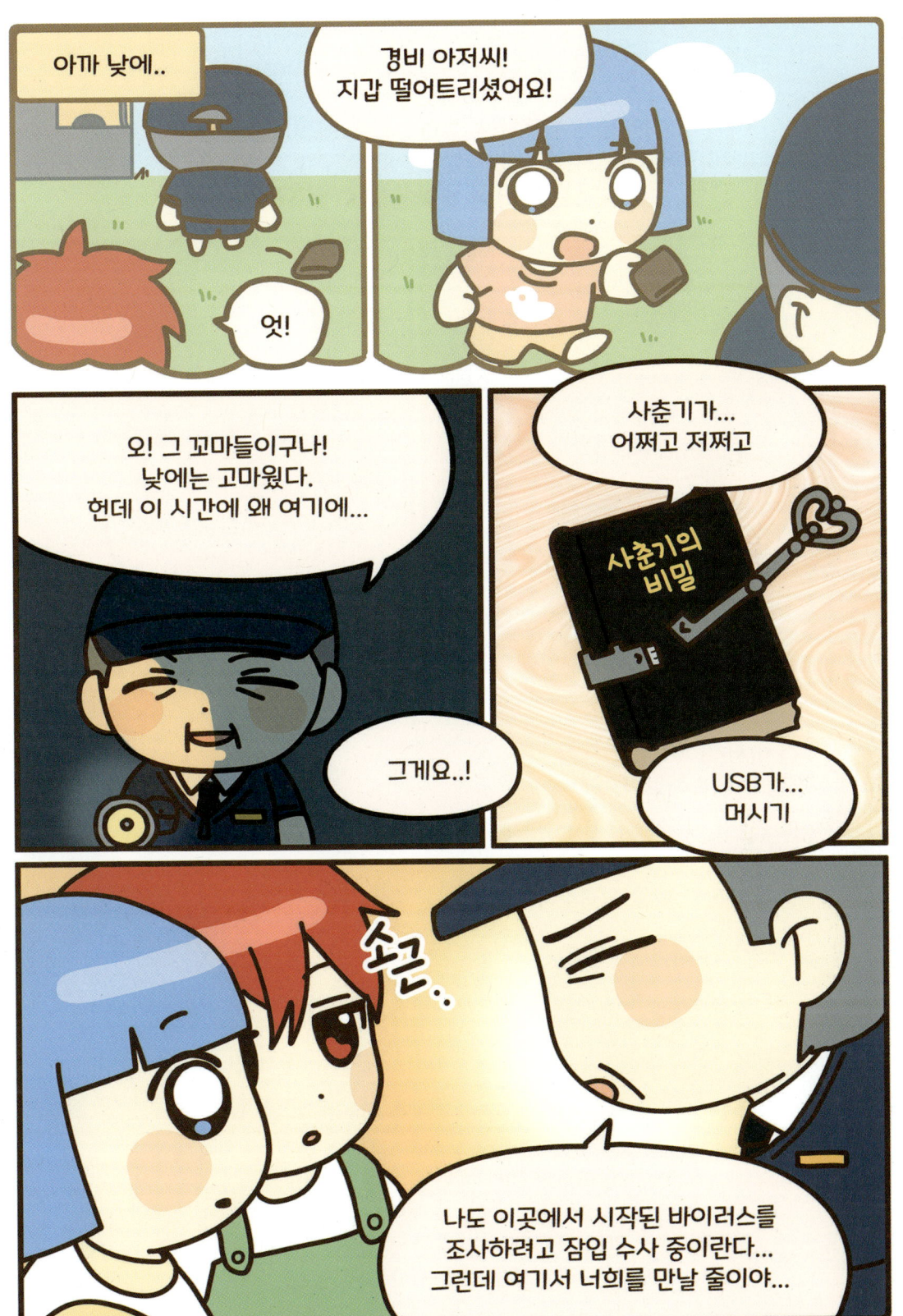

5. 비밀요원 초대장, 과연 수락할 것인가?

역시 우리의 예상이 맞았다. 형과 누나가 바이러스에 감염되다니! 좀비보다 무섭다는 사춘기 바이러스!! 어떻게든 형과 누나를 구해야 한다. 이 USB가 그 열쇠가 될 수 있을까?

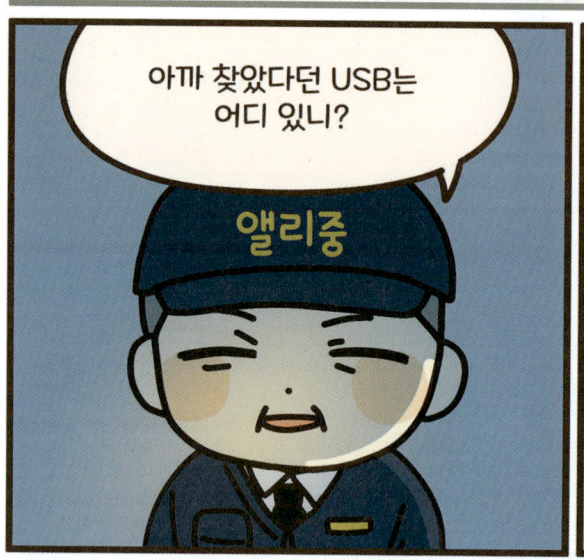

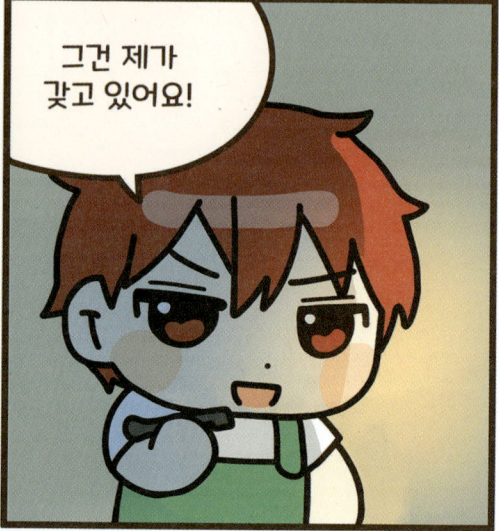

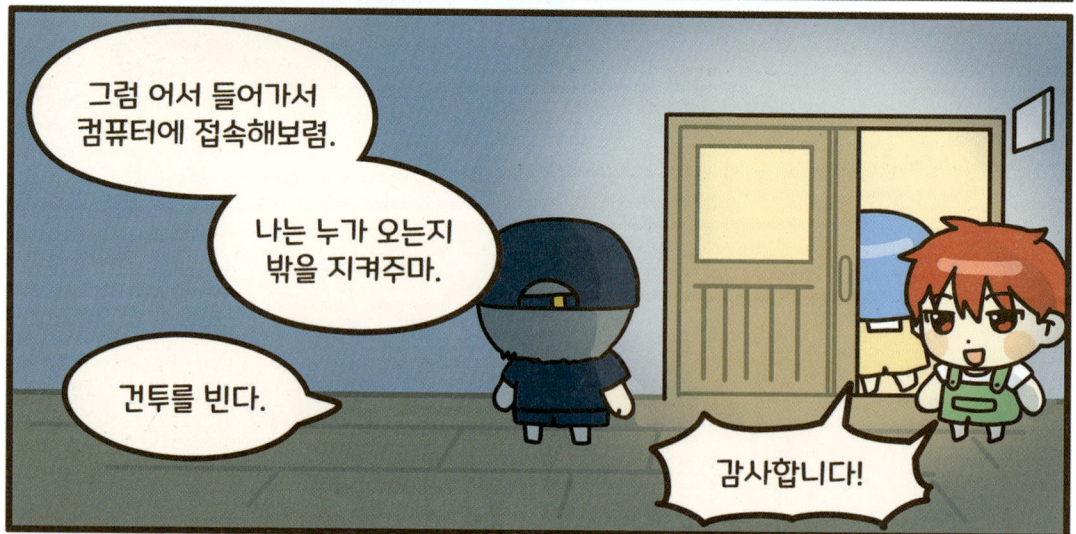

이곳에서 비밀경찰을 만날 줄이야. 그런데 우리 집에 USB가 있었던 이유는 뭘까? 궁금한 것이 한두 가지가 아니지만 일단 전산실에 들어왔다. 상한과 나라는 컴퓨터를 켜고 USB를 꽂는다.

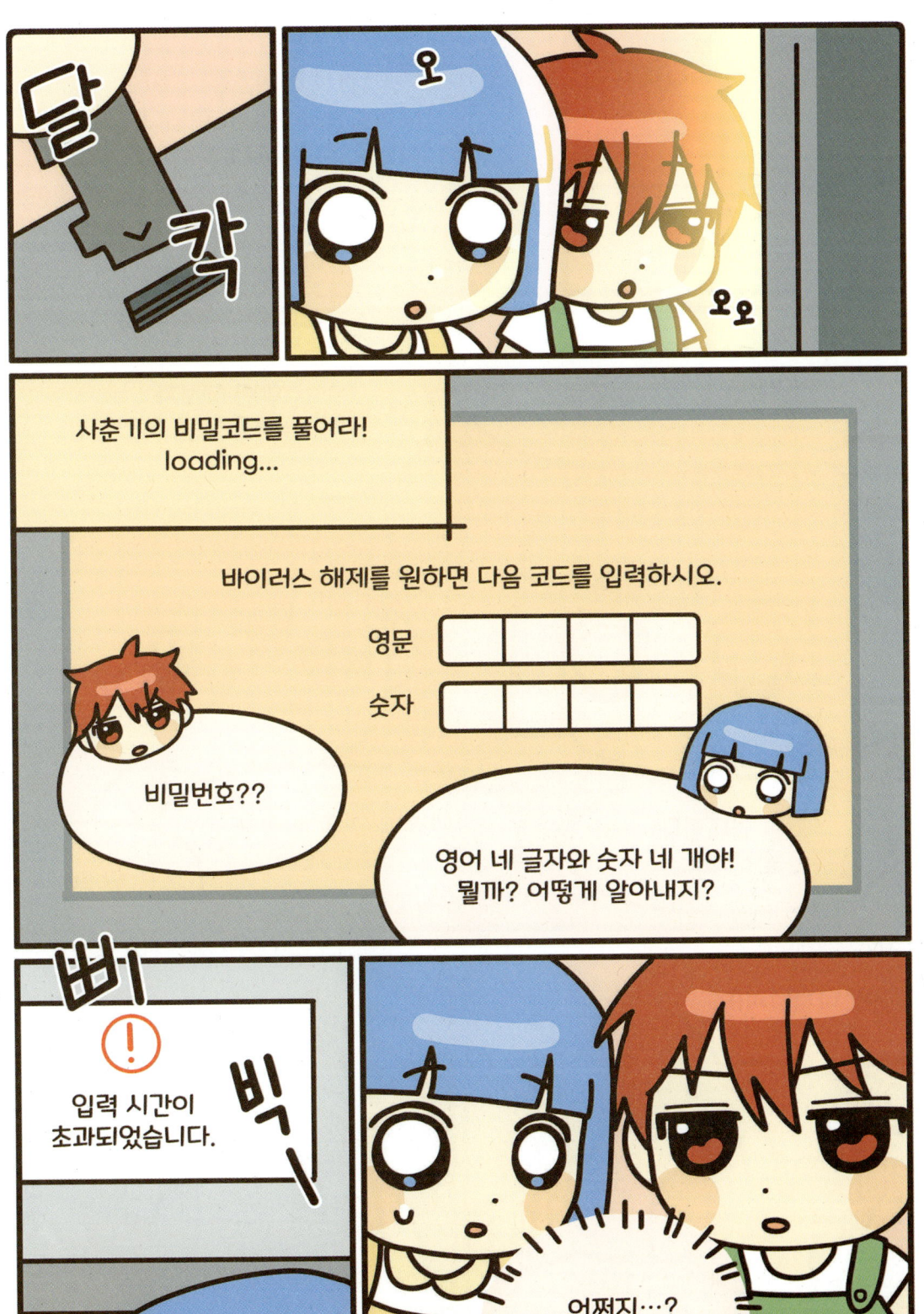

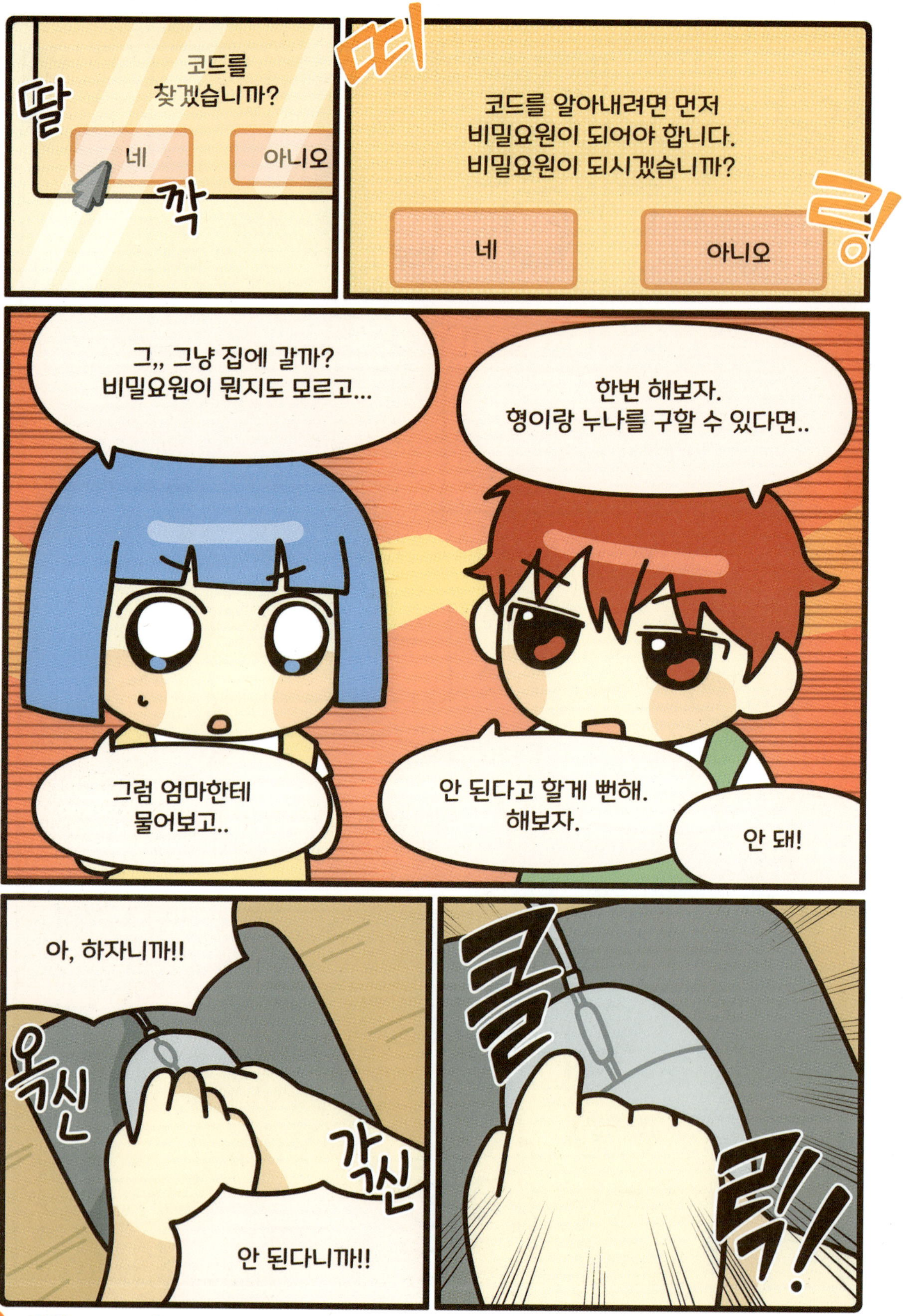

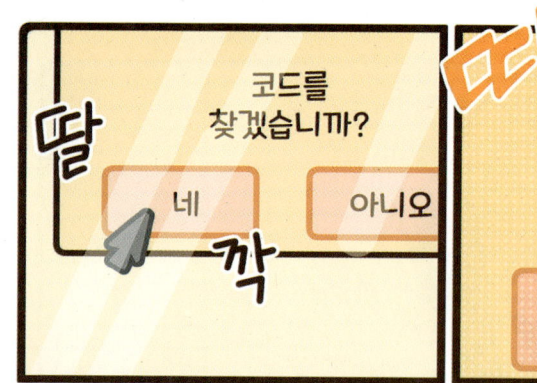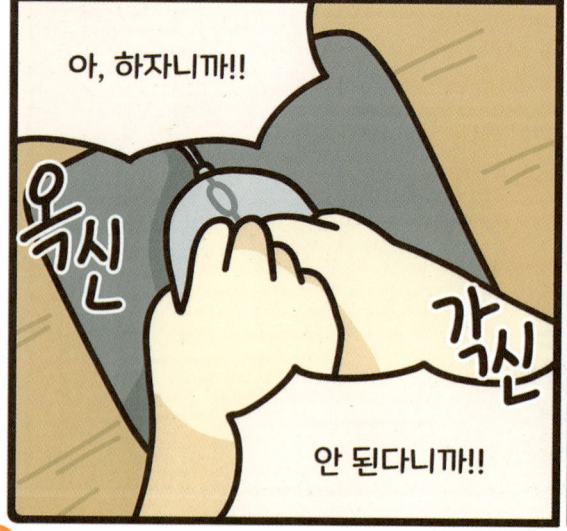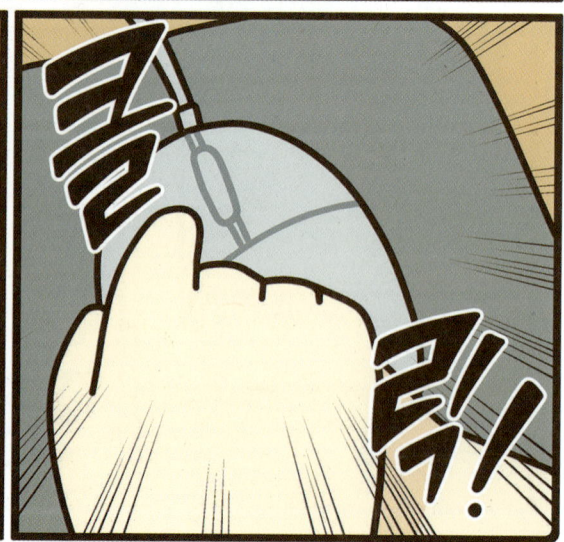

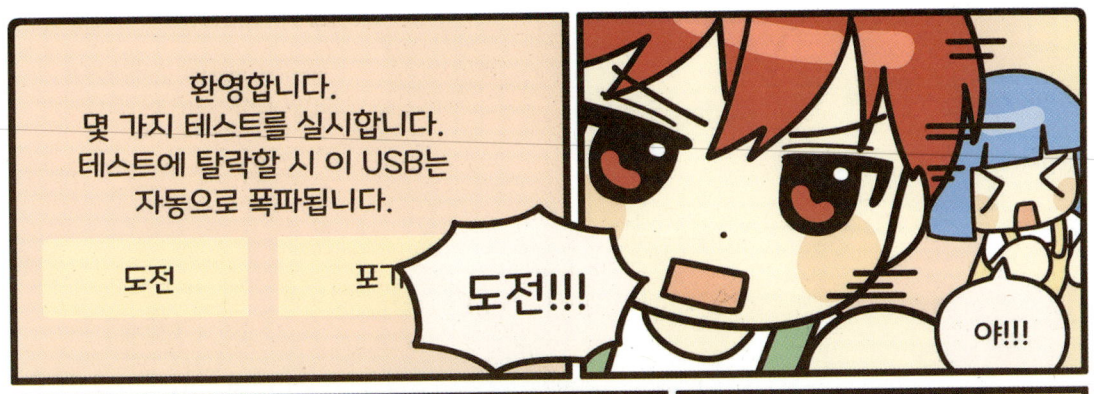
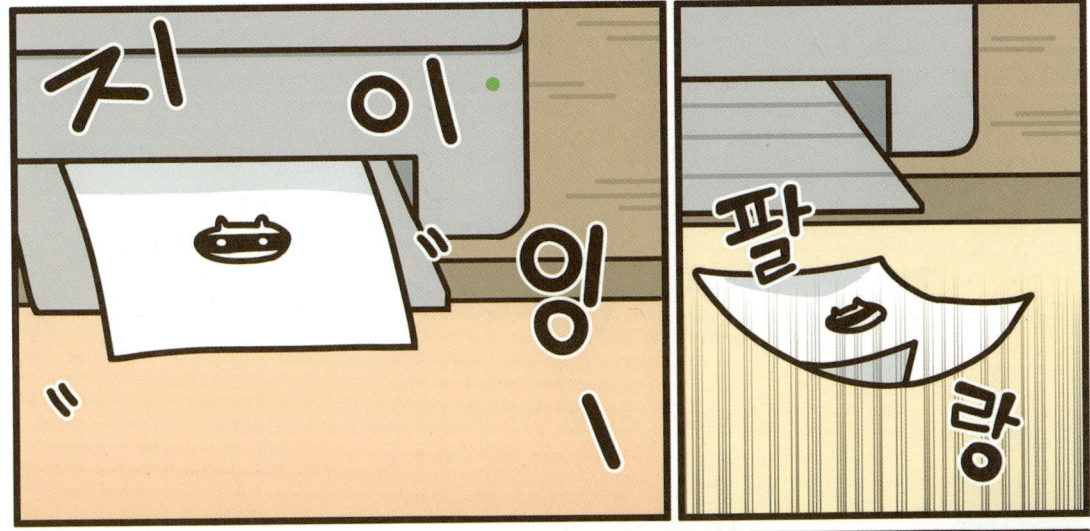
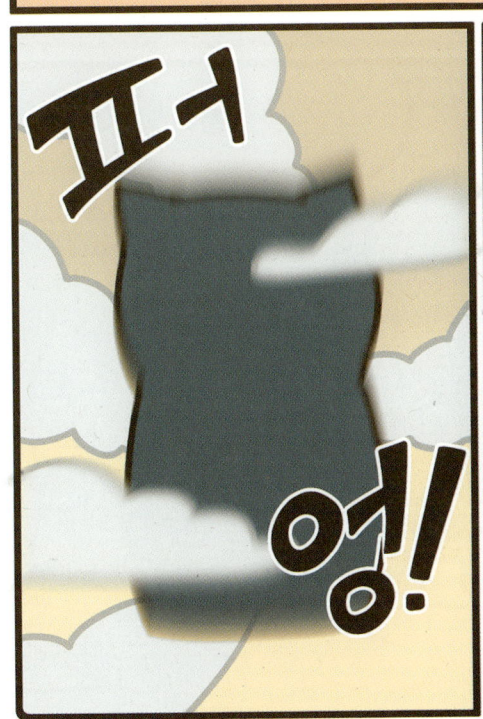
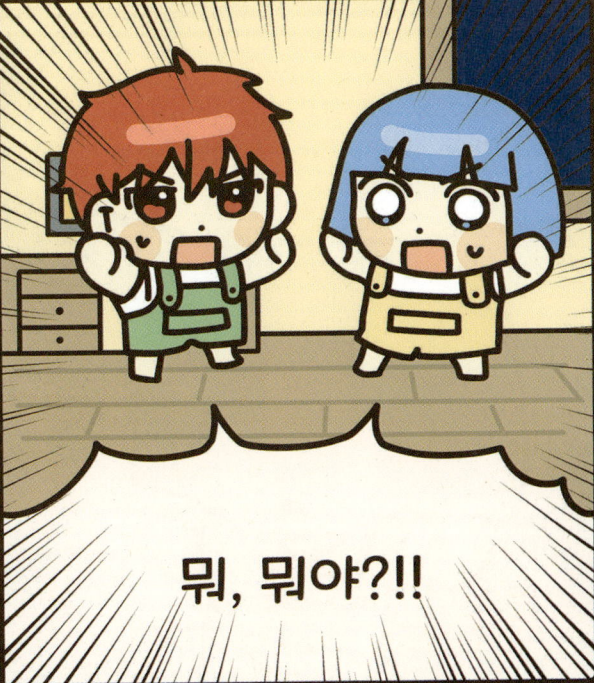

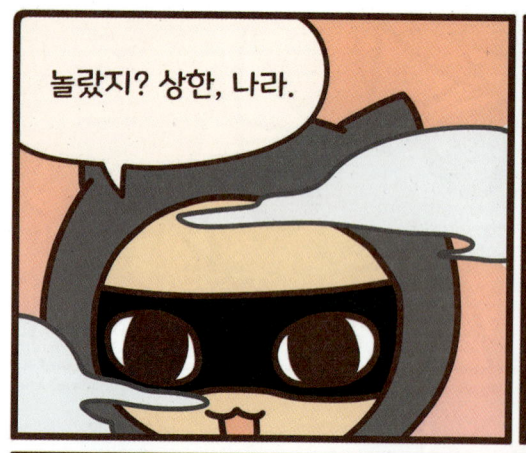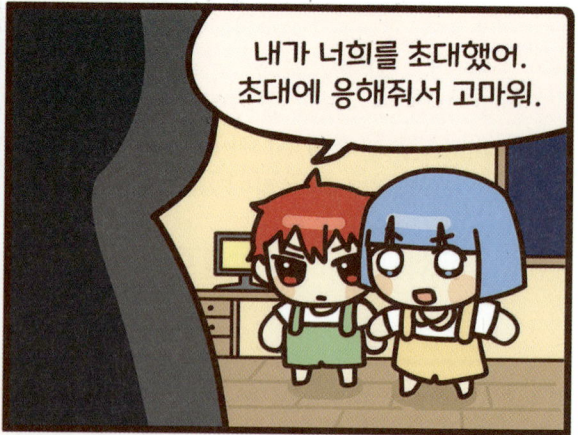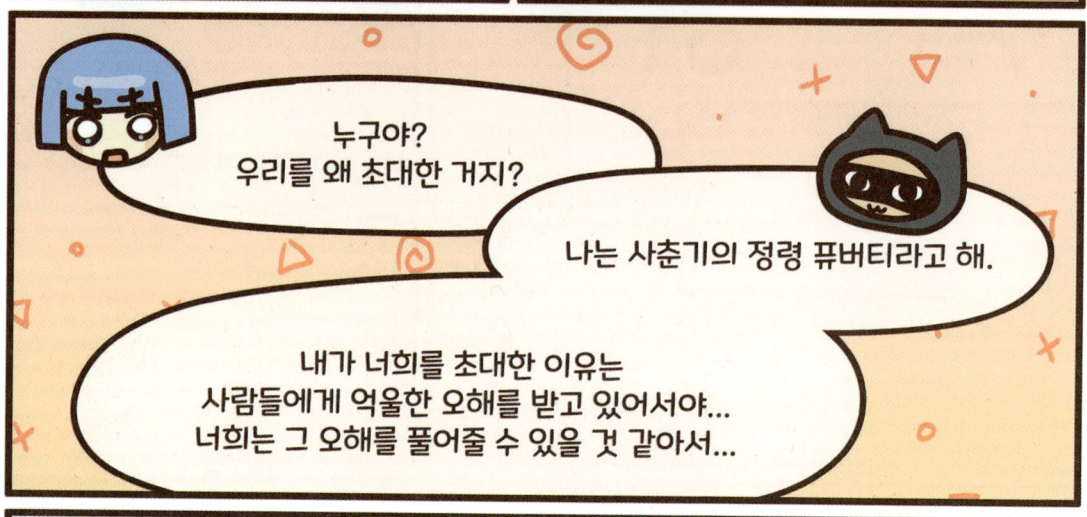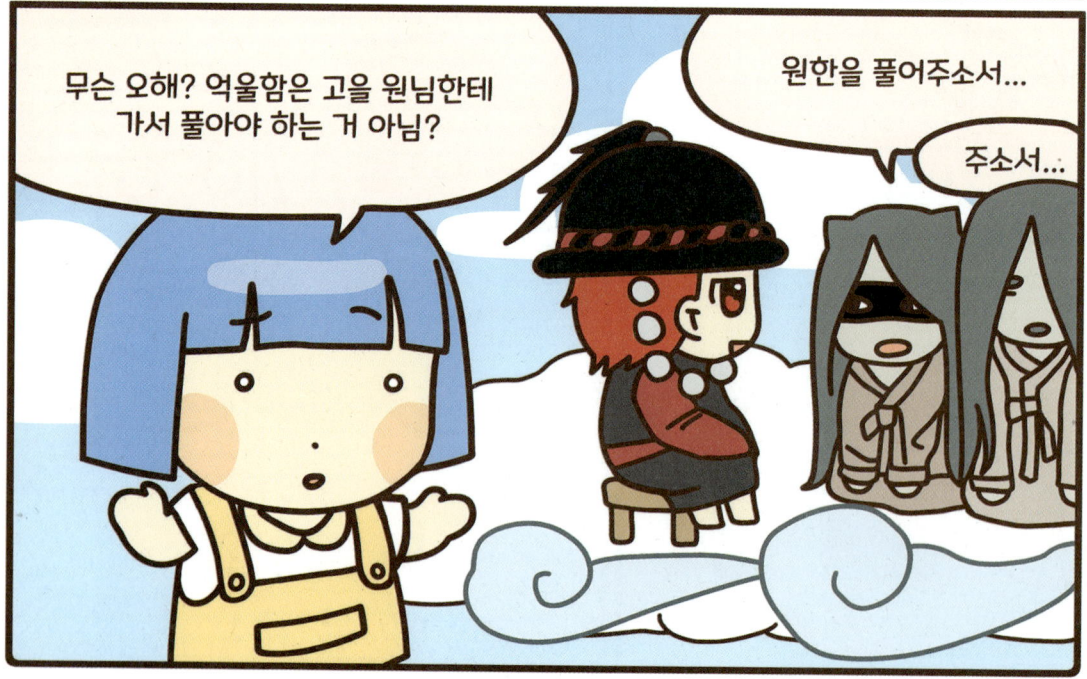

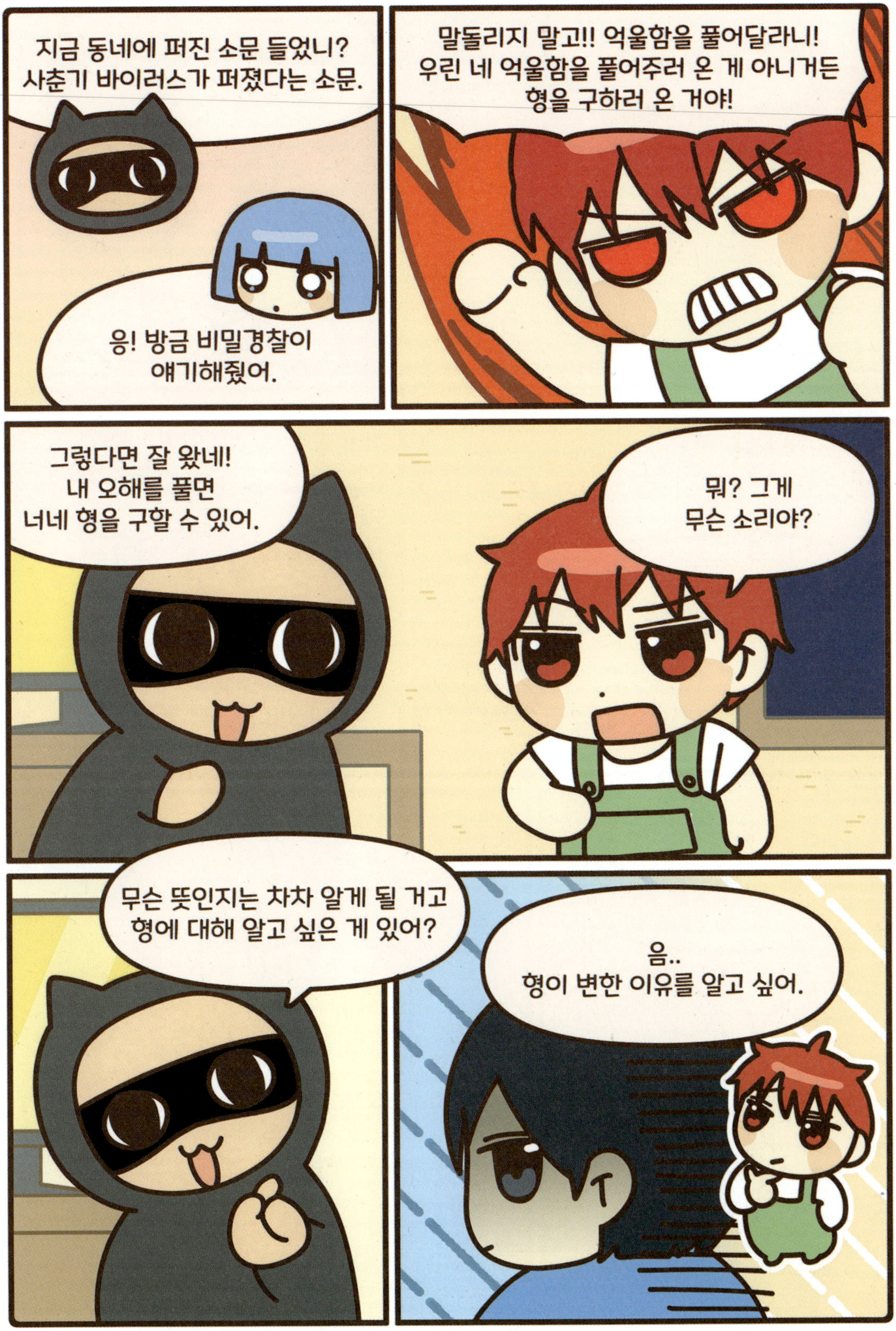

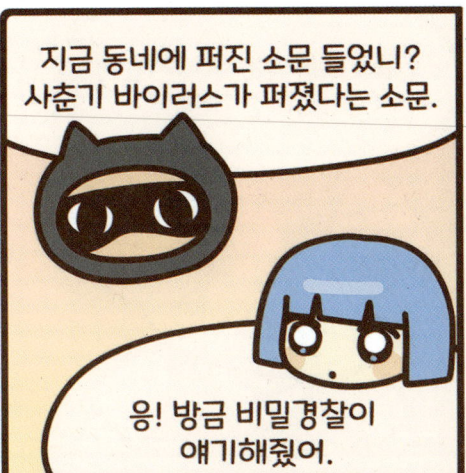
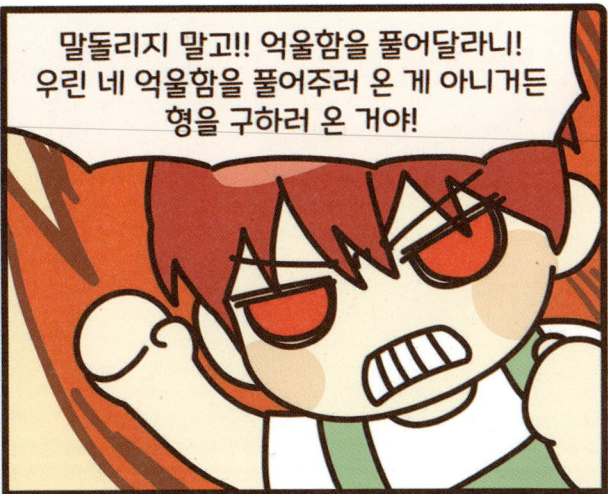

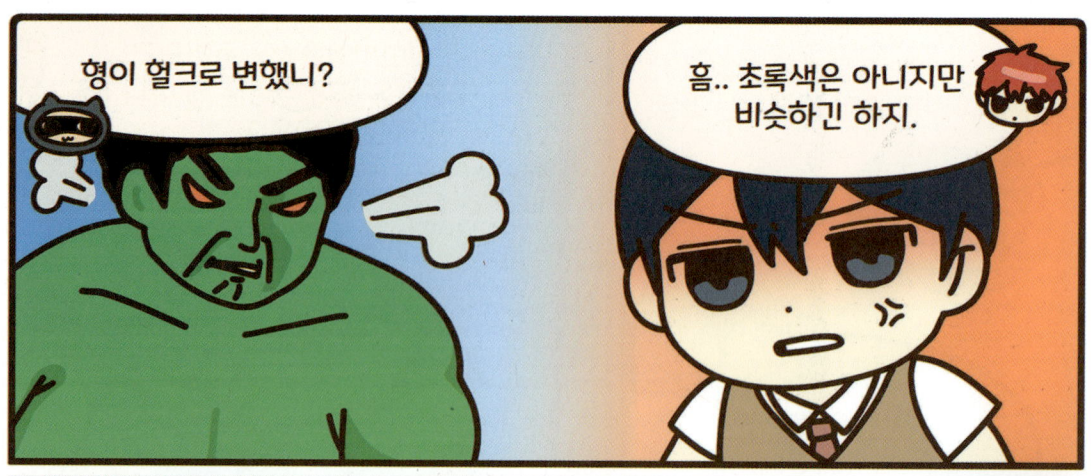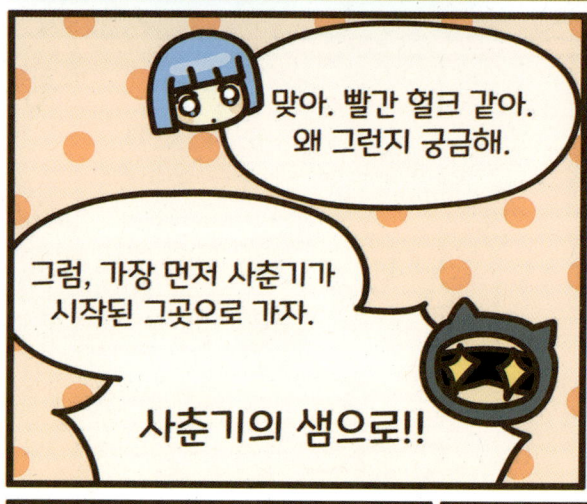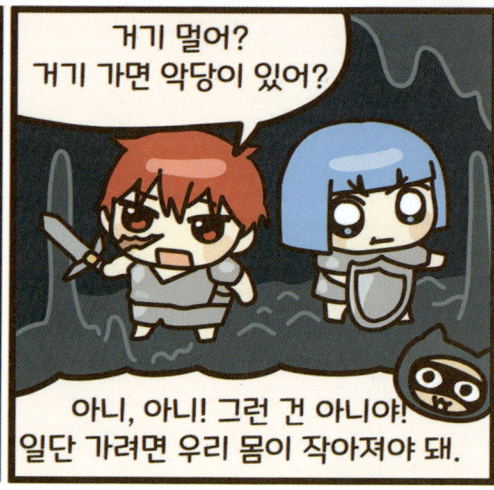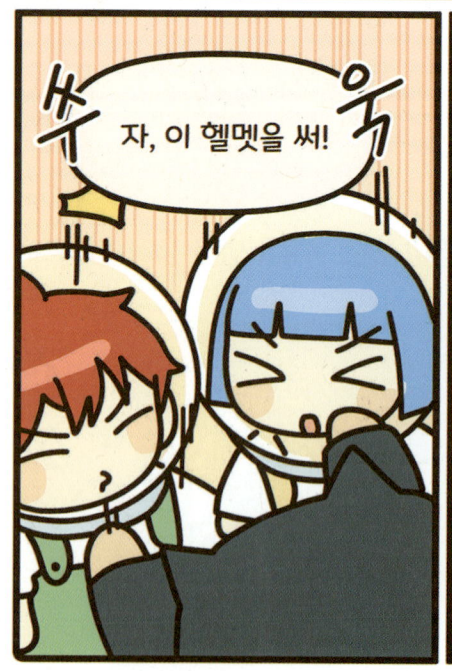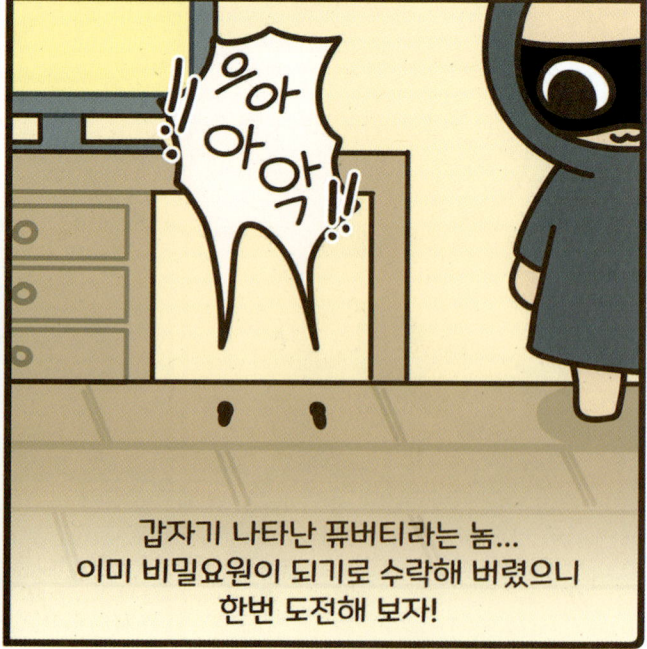

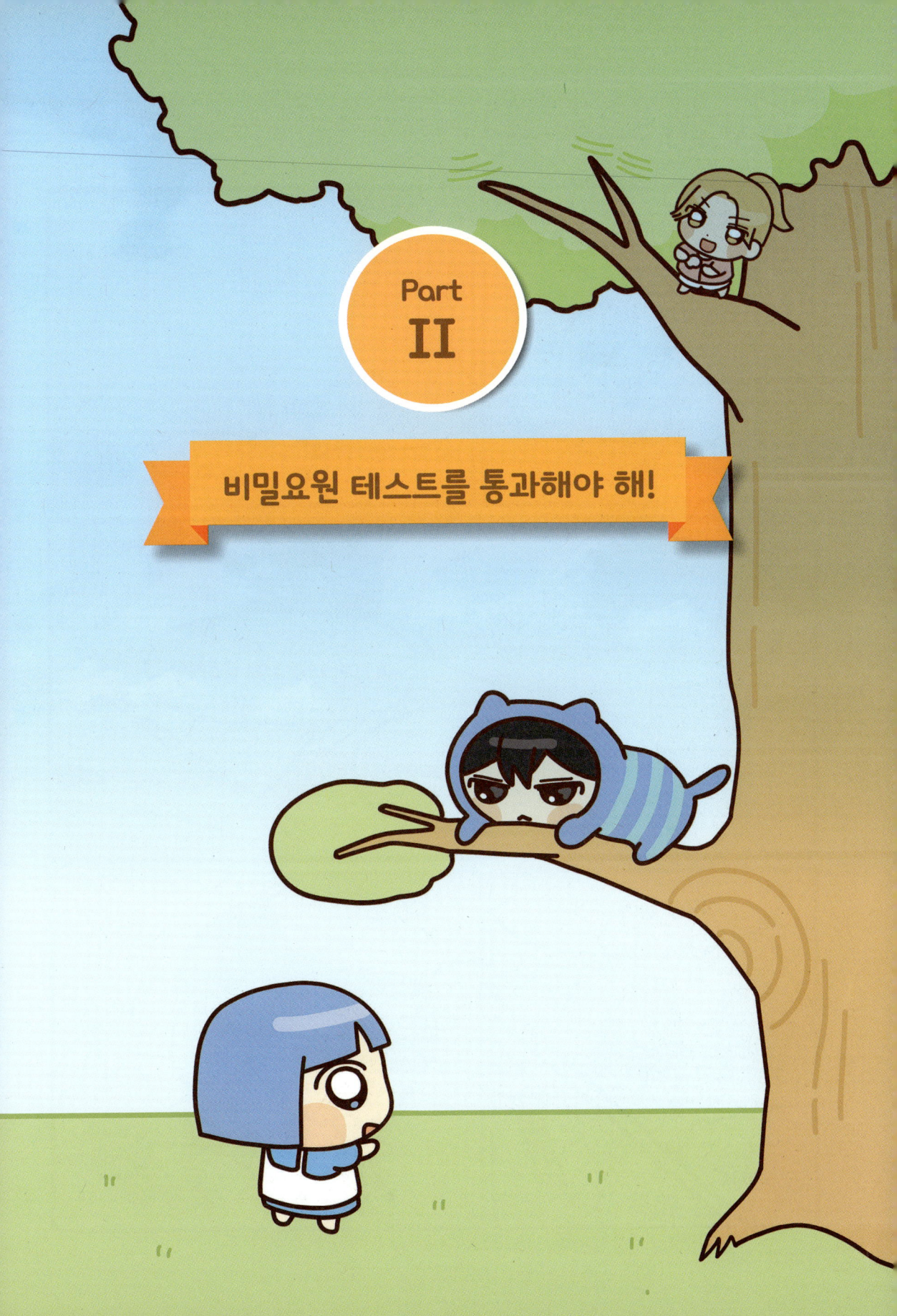

1. 사춘기, 호르몬이 꿈틀대다

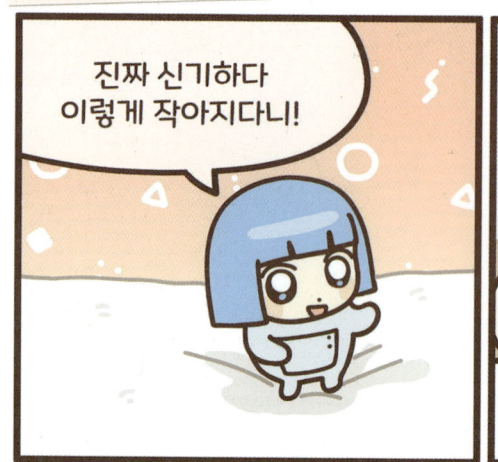
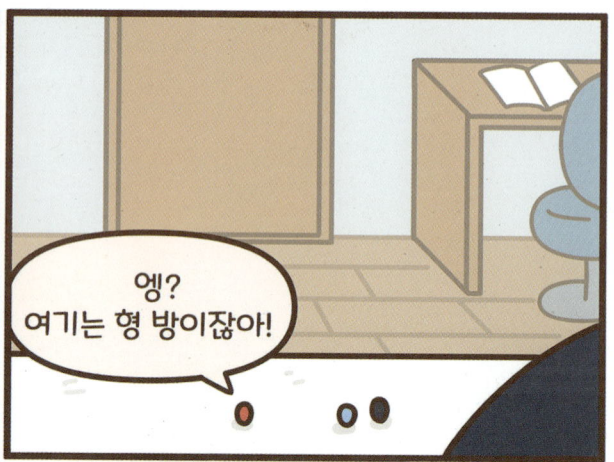
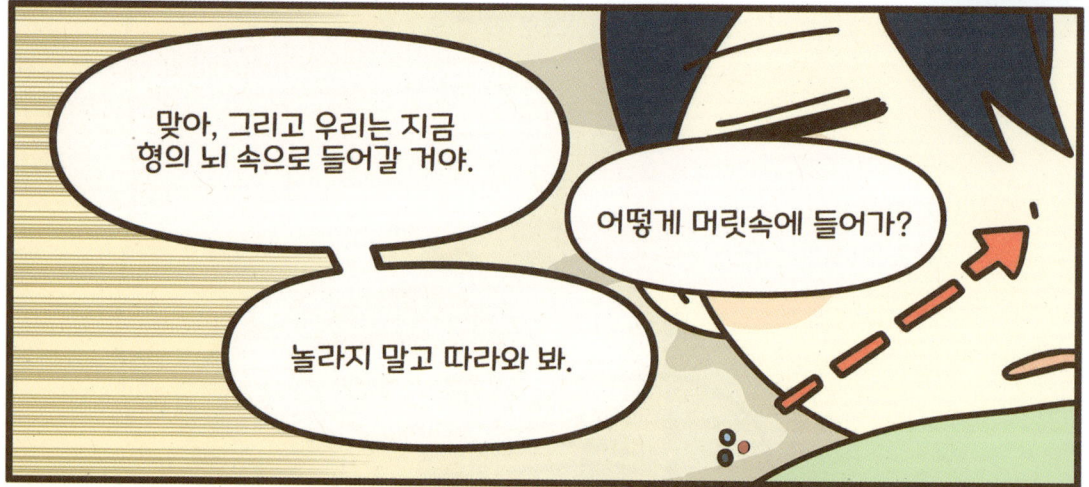
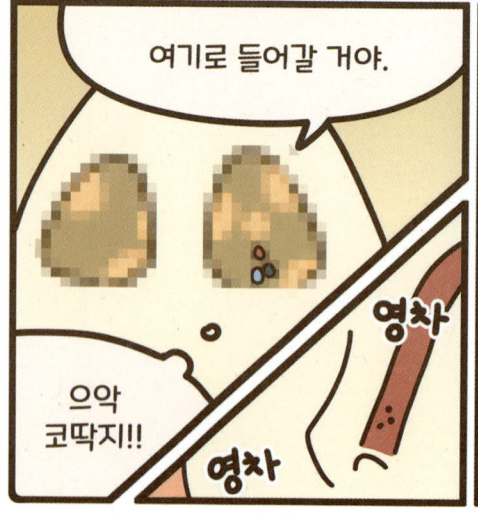
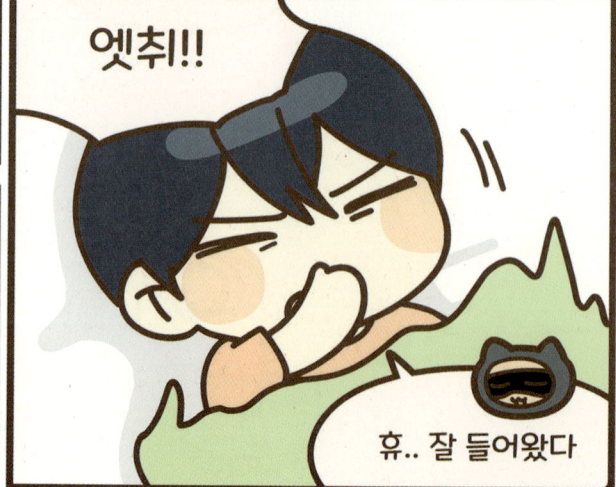

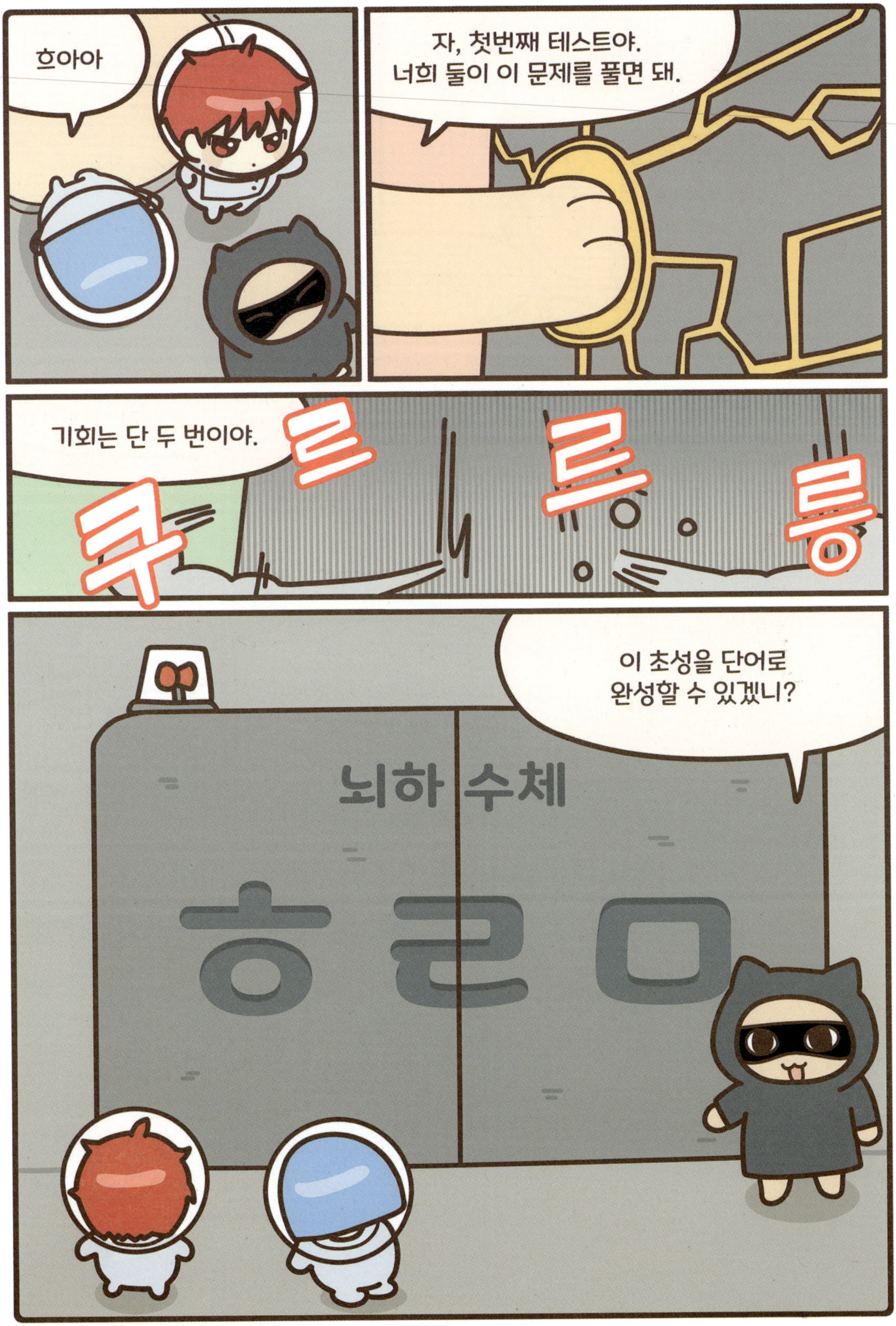

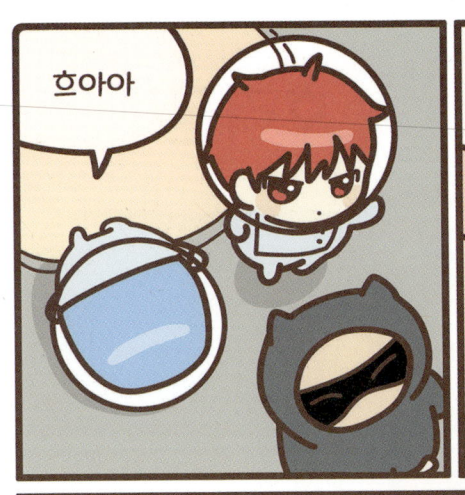
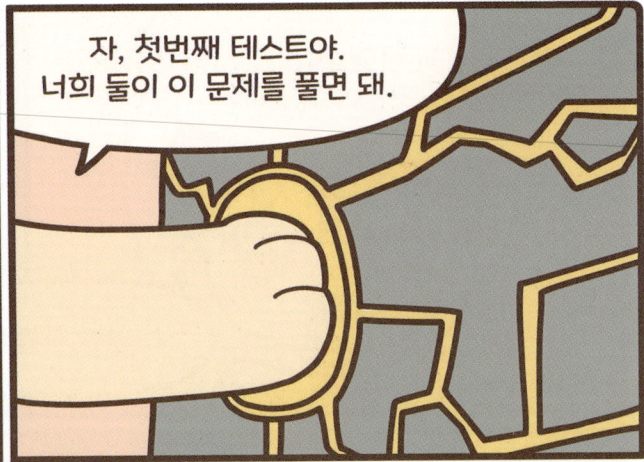
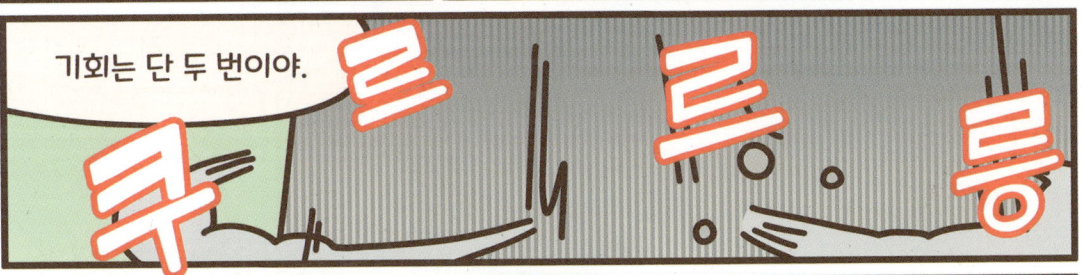

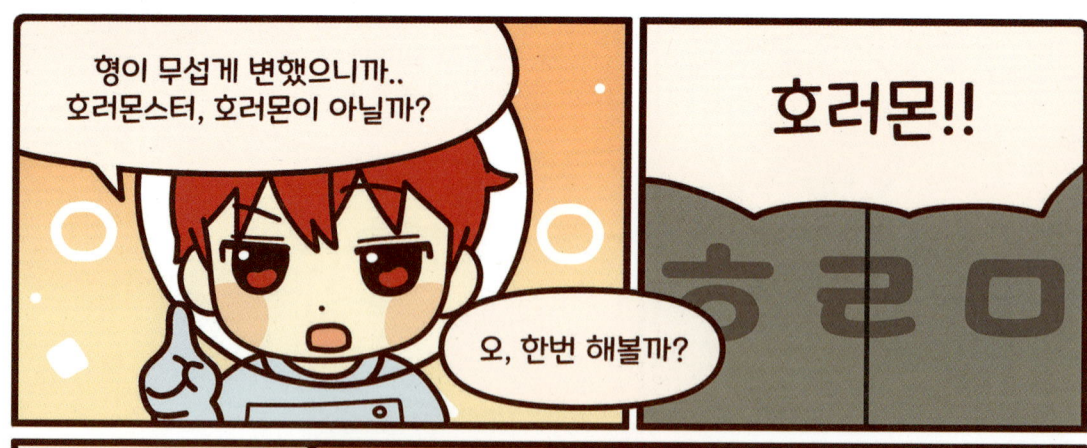
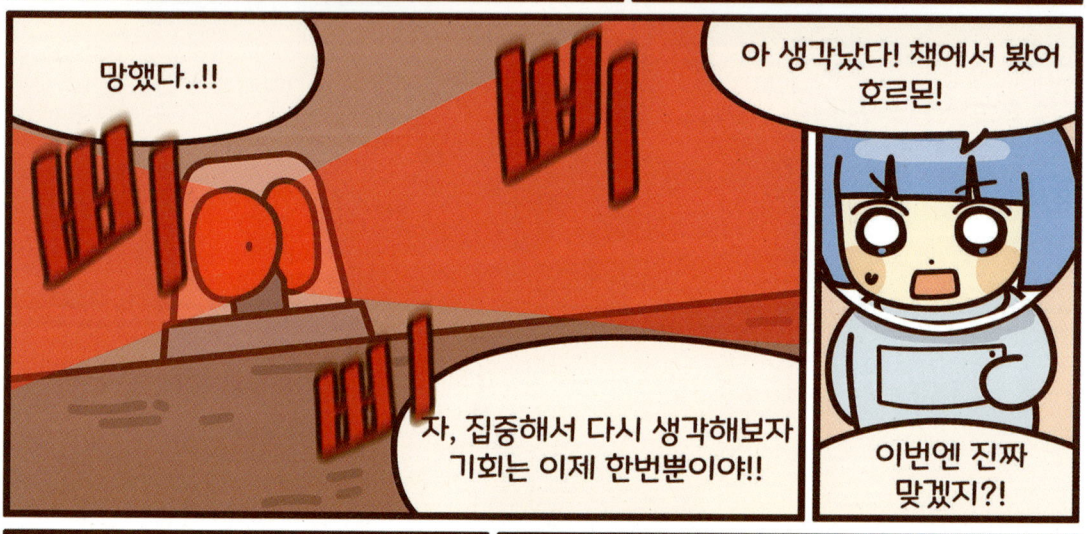
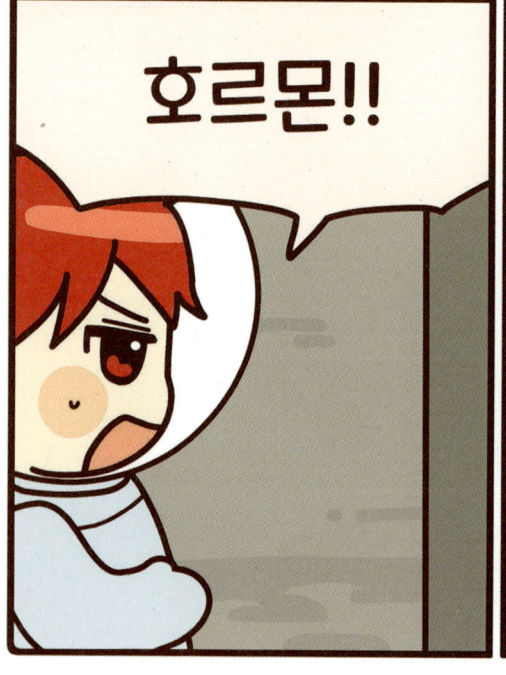
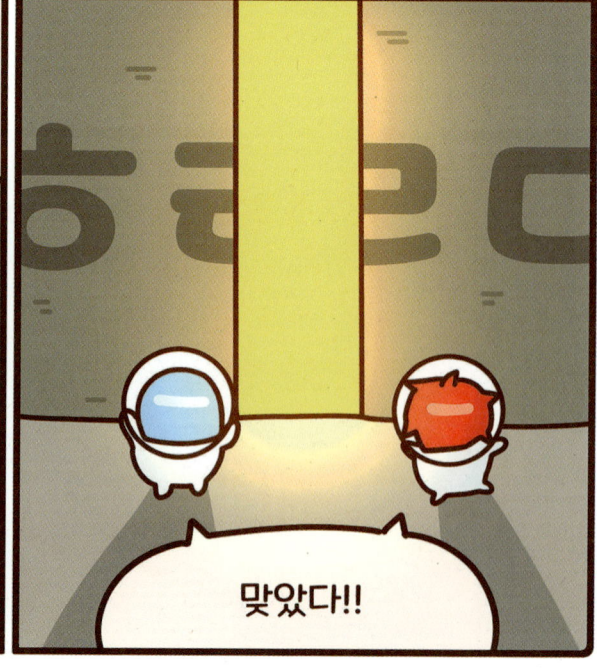

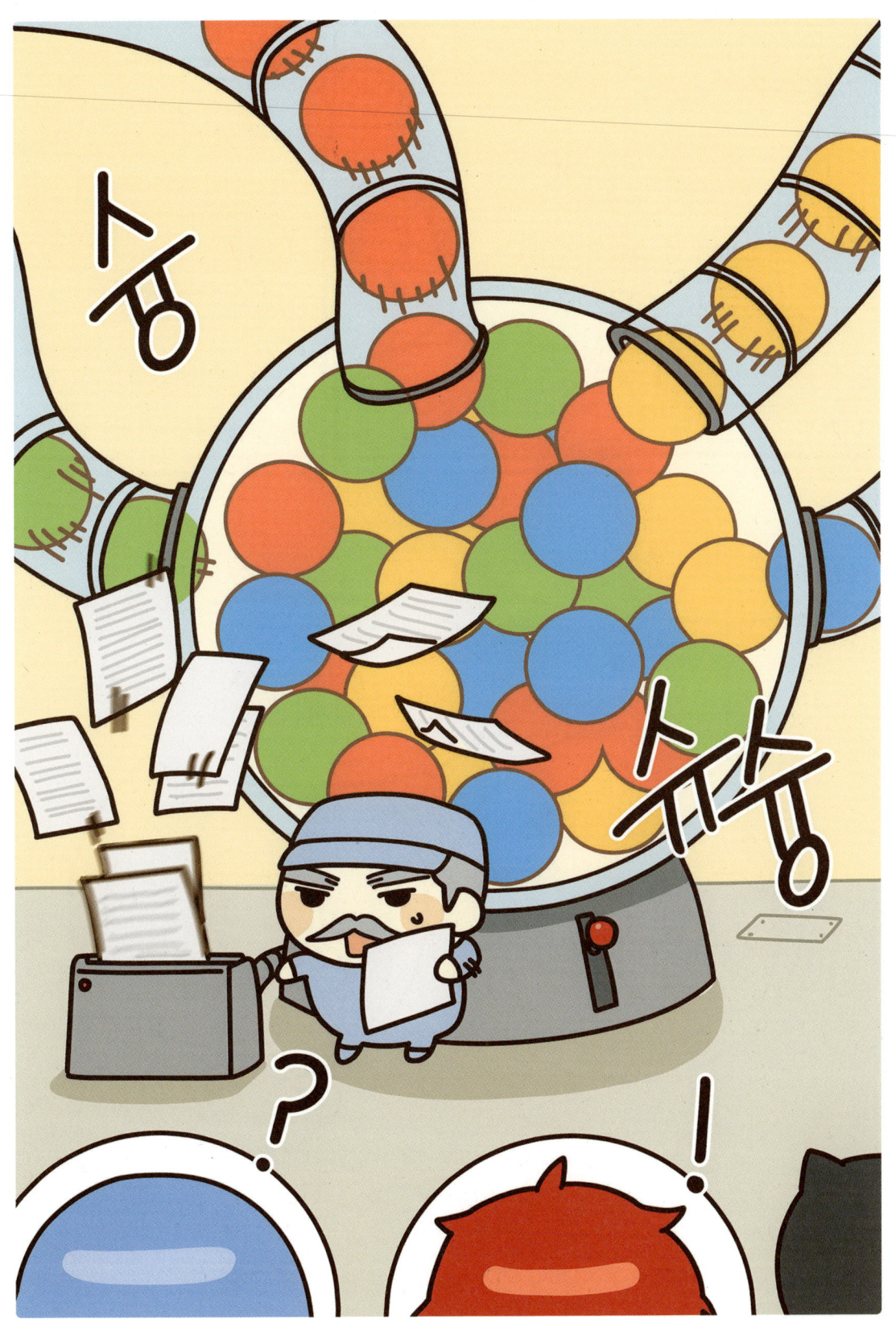

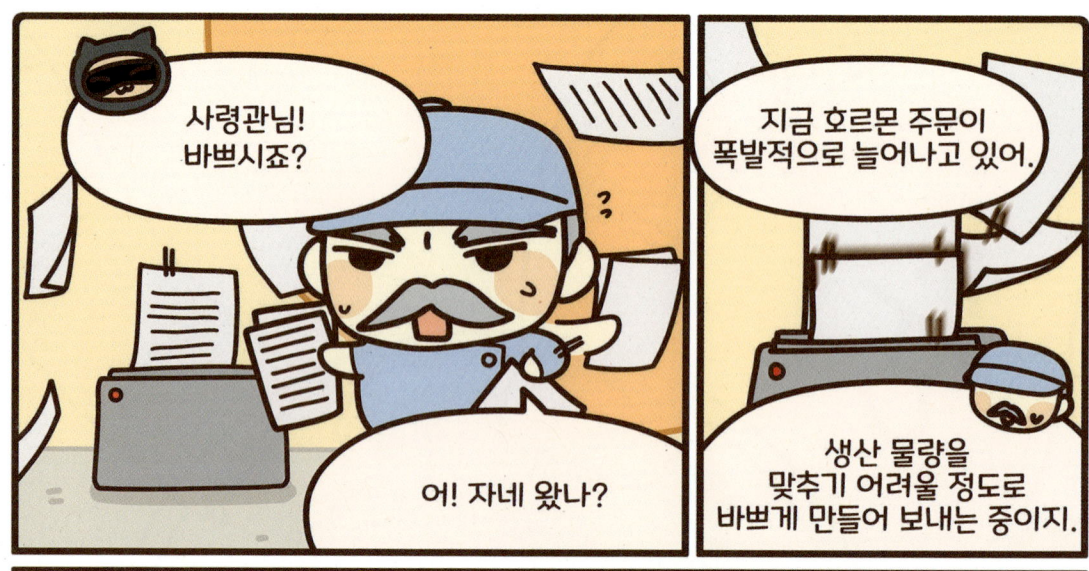

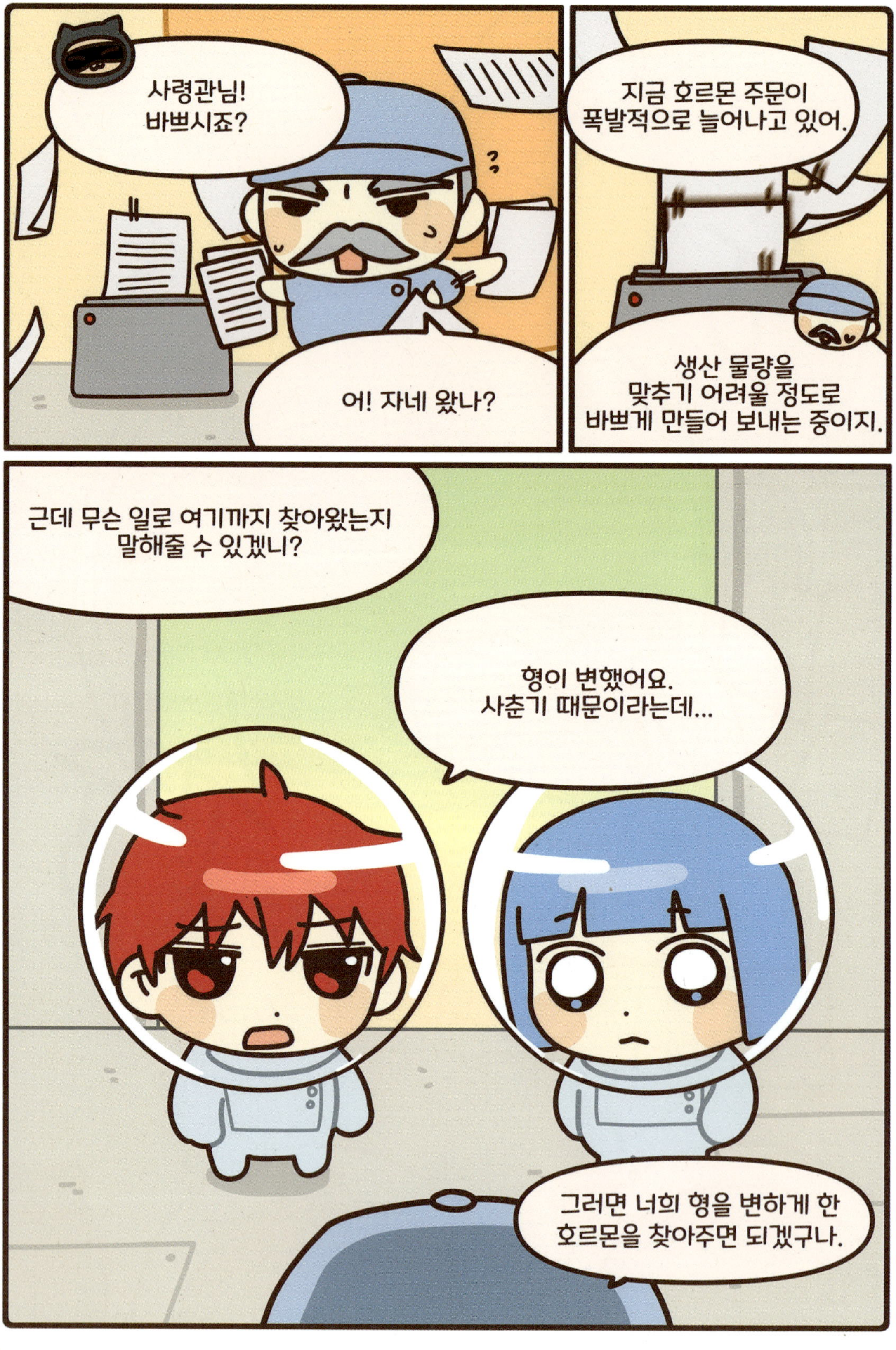

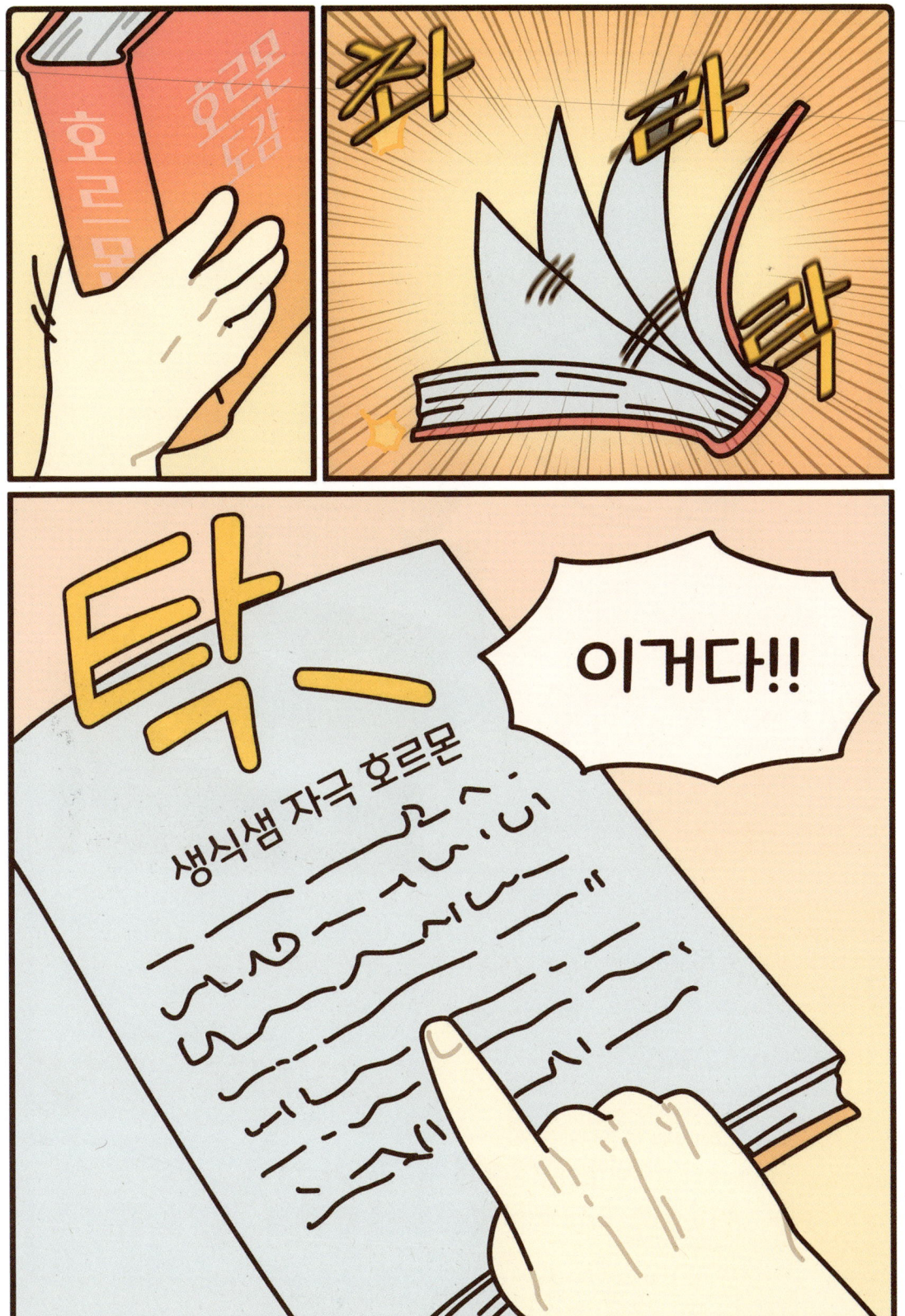

블랙퓨버티의 일기

| 20XX 년   7 월   18 일   수 요일 | 날씨 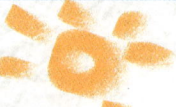 |

제목 : 아이들과의 만남

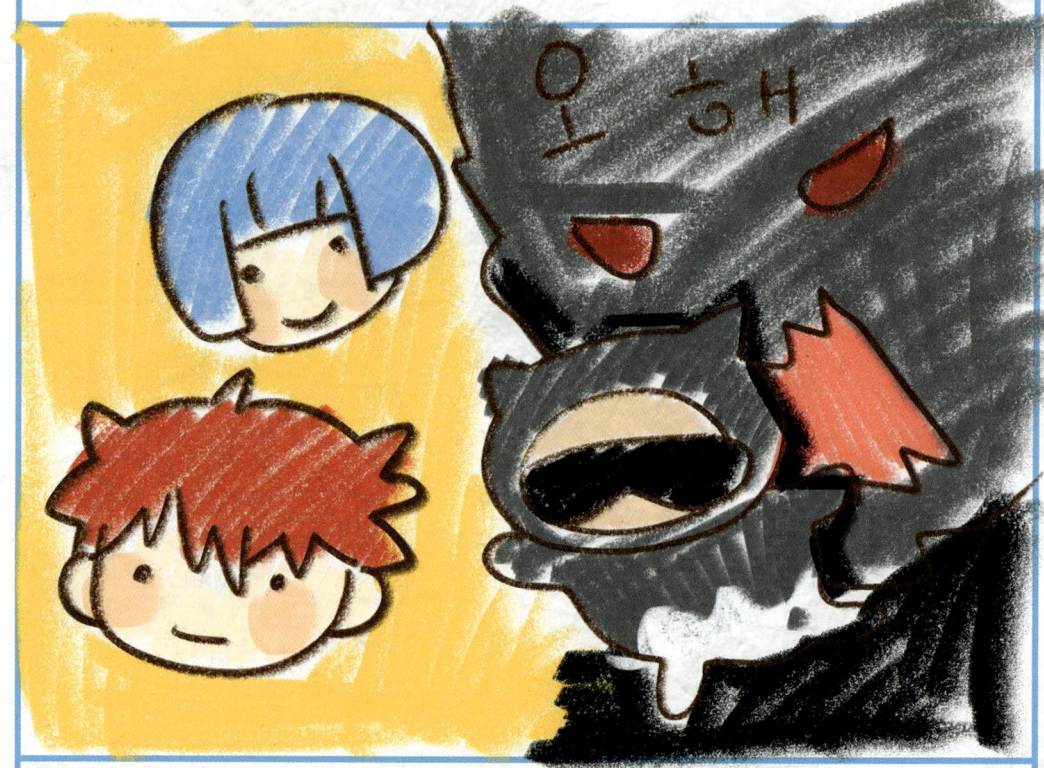

드디어 아이들을 만났다.
두 아이들 모두 비밀요원을 해주기로 했다.
아이들에게 고맙다.
"사춘기가 나쁘다." "사춘기가 문제다." 라는 누명을 쓰고 지냈다.

이번엔 내 오해를 풀 수 있을까?
앗, 먼저 요원 테스트를 통과해야 될 텐데... 흠, 과연?

나라의 일기

| 20XX 년　　7 월　18일　수 요일 | 날씨 |

제목 : 신기한 여행을 했다.

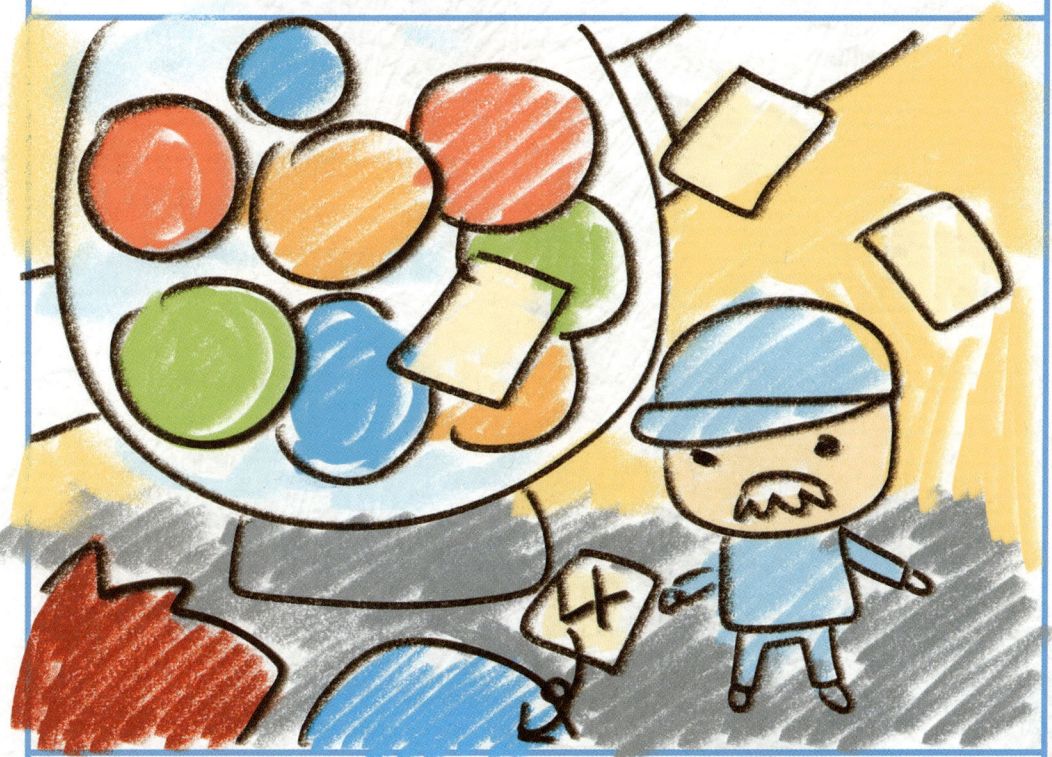

뇌하수체는 온 몸에 호르몬을 공급해주는 곳이라고 한다.
사춘기가 시작되는 곳.

그곳에 우리가 온 것이다!

이곳에서 만들어진 생식샘자극호르몬을 따라가면
우리가 원하는 답을 찾을 수 있을까?

비밀코드 #1

사춘기를 조종하는 숨은 그림자, 호르몬

밤이 되면 스르르 잠이 들고 아침이 되면 눈이 떠지는 이유를 아시나요?
바로, 호르몬 때문이랍니다.
해가 뜨는 새벽에는 잠을 깨우는 호르몬이 분비되어
우리 몸이 하루를 시작하도록 도와줍니다.
저녁에는 지친 몸을 회복시키는 호르몬이 나와 하루를 마무리하게 합니다.
알게 모르게 내 몸을 조종하는 숨은 그림자라고 할 수 있죠.

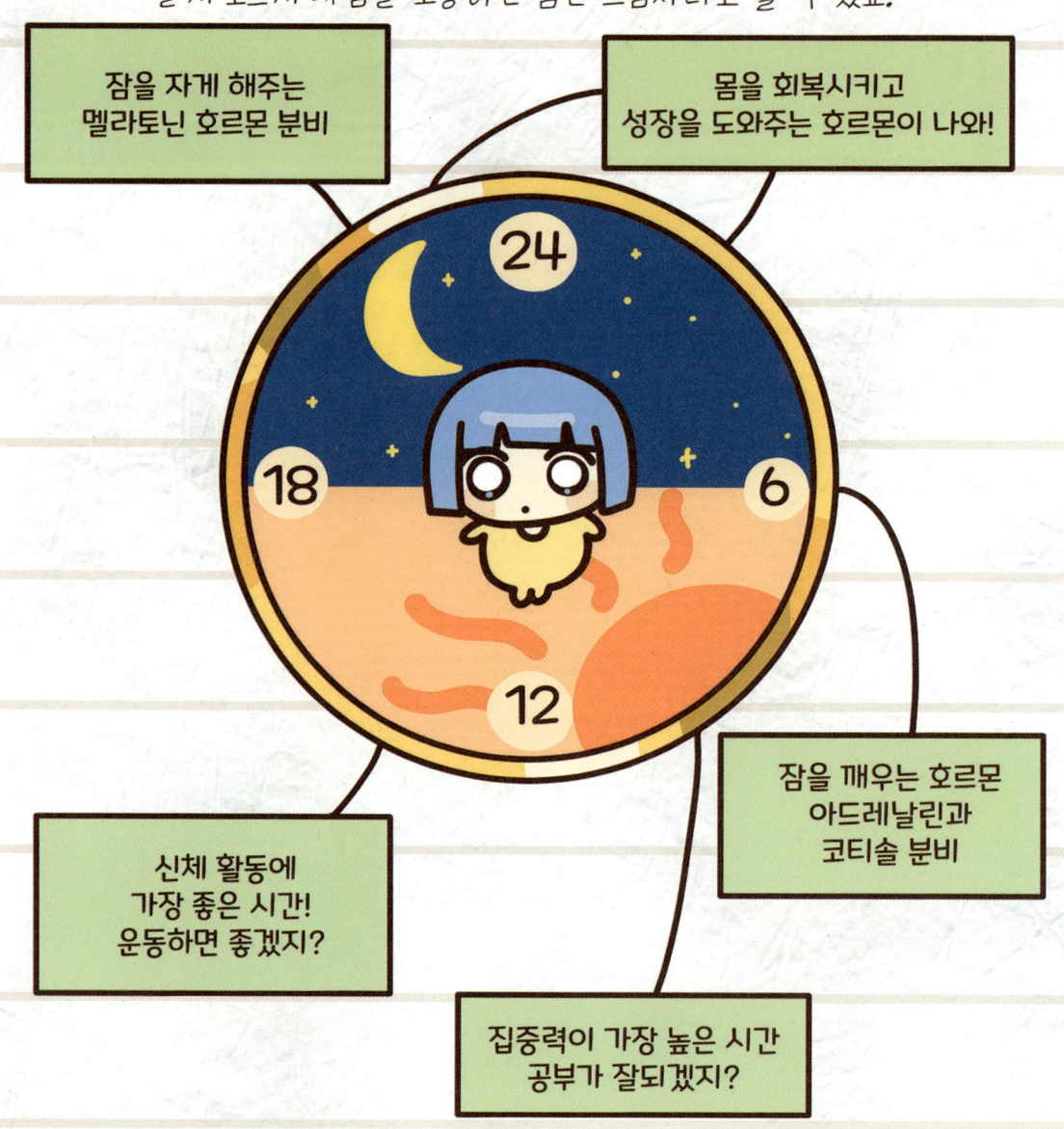

호르몬은 사춘기를 시작시키는 역할도 한답니다. 지금 10세인가요?
슬슬 생식샘자극호르몬이 나올 때군요!
내가 낯설게 느껴지나요? 전과 다르게 별일 아닌 일에 짜증이 나기도 하나요?
방에 혼자 있고 싶은 시간이 늘어났나요? 이런 변화는 자연스러운 일이에요.
어린아이였던 내가 어른으로 변하는 엄청난 과정에서
감정도 변하는 것은 당연하니까요.

그런데 이 호르몬은 또 누구의 지시를 받는 것일까요?
호르몬을 조절하는 사령탑에 해당하는 것은 뇌하수체랍니다.
뇌하수체는 뇌의 가운데쯤 있어요.
아래 그림처럼요.
뇌 아래에 매달린 일부분이라는 라는 뜻을 가지고 있답니다.

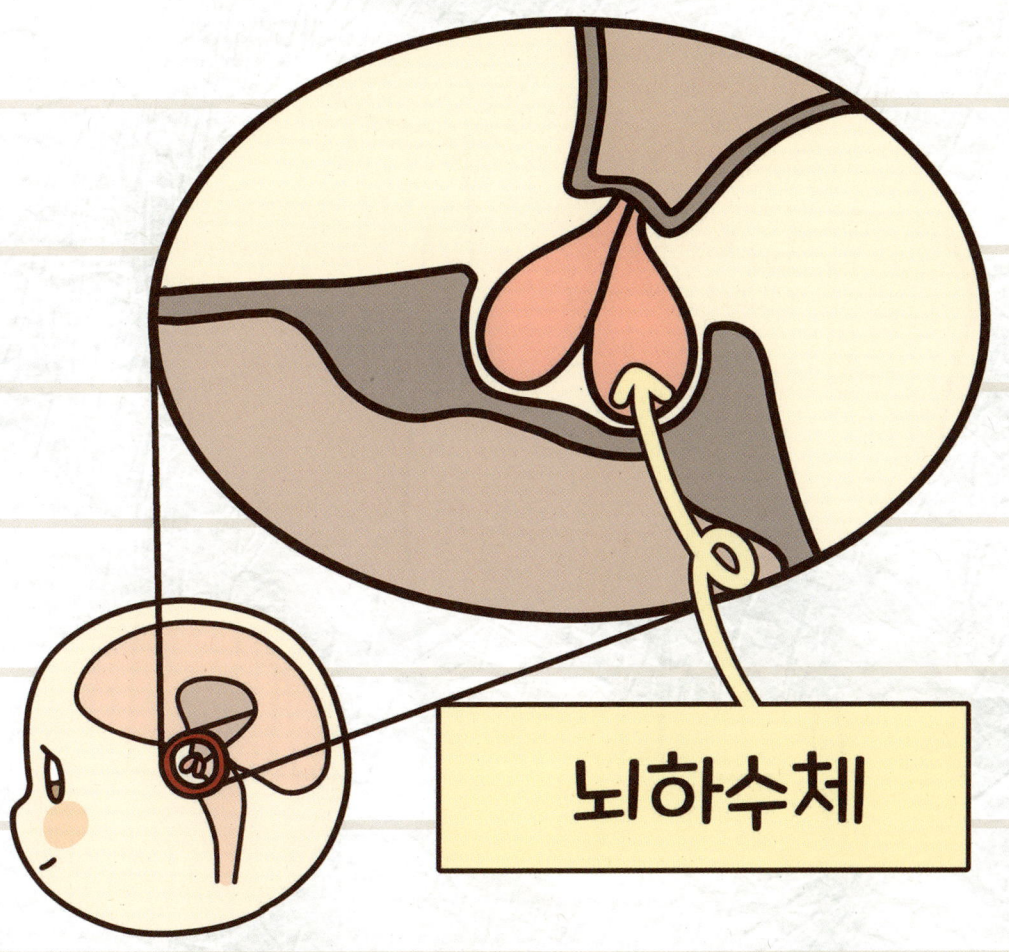

뇌하수체

뇌하수체에서는 우리 몸의 곳곳에 호르몬을 보내고
호르몬을 분비하도록 자극하는 또 다른 호르몬을 보냅니다.
마치 호르몬 생산 공장 같지요?
생식샘자극호르몬이 정소 혹은 난소에 도착해 성호르몬을 분비하게 합니다.
남자는 정소에서 남성호르몬이
여자의 난소에서 여성호르몬이 온몸을
구석구석 돌면서 여러 가지 변화를 만들어 냅니다.
이것을 2차 성징이라고 부릅니다.

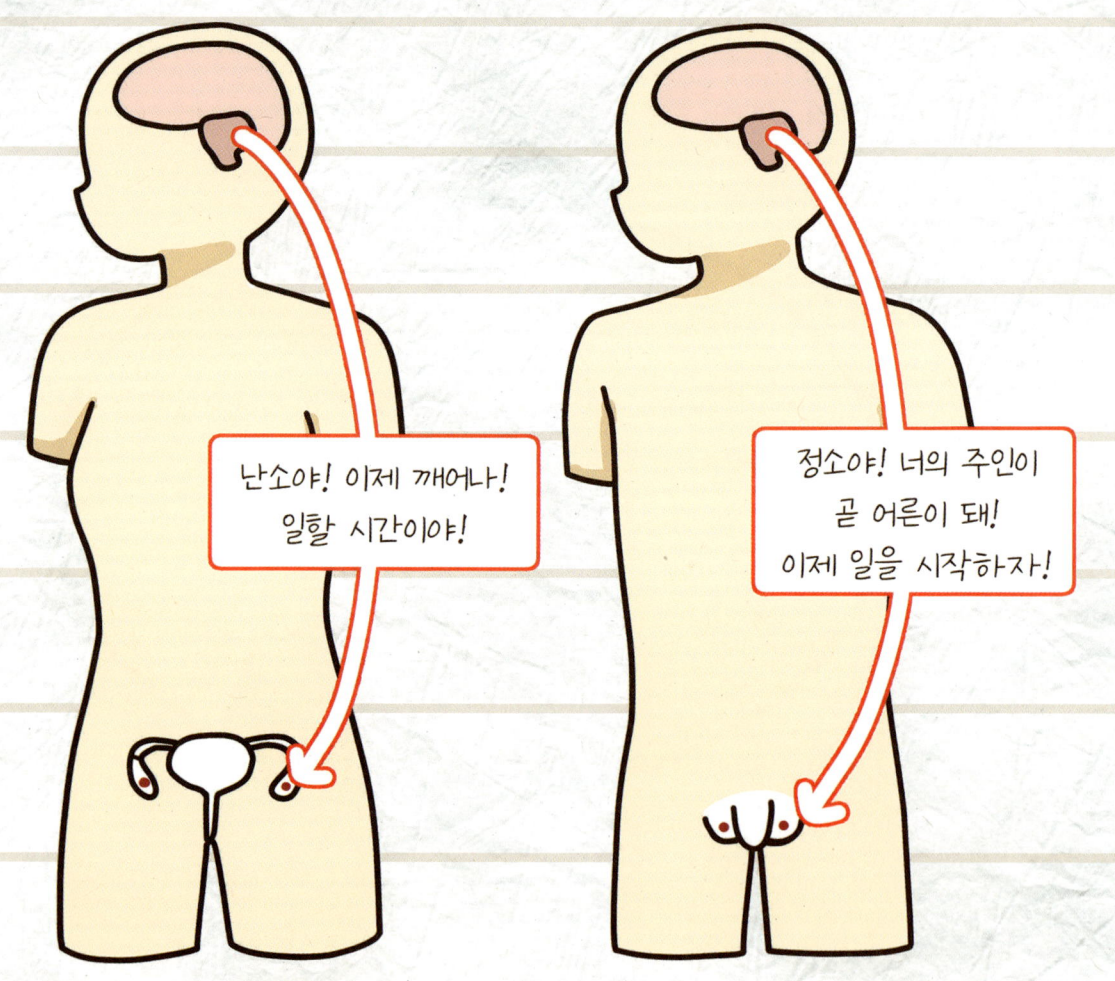

지금까지는 별다른 역할이 없었던 우리 몸의 생식기가 보내는 신호가 느껴지나요?
이 신호를 알아채려면 소중한 내 몸의 일부분인 생식기에 대해 알아야겠죠?
다음 그림을 통해 남자, 여자의 생식기가
어떻게 생겼는지 이름은 무엇인지 확인해 봅시다.

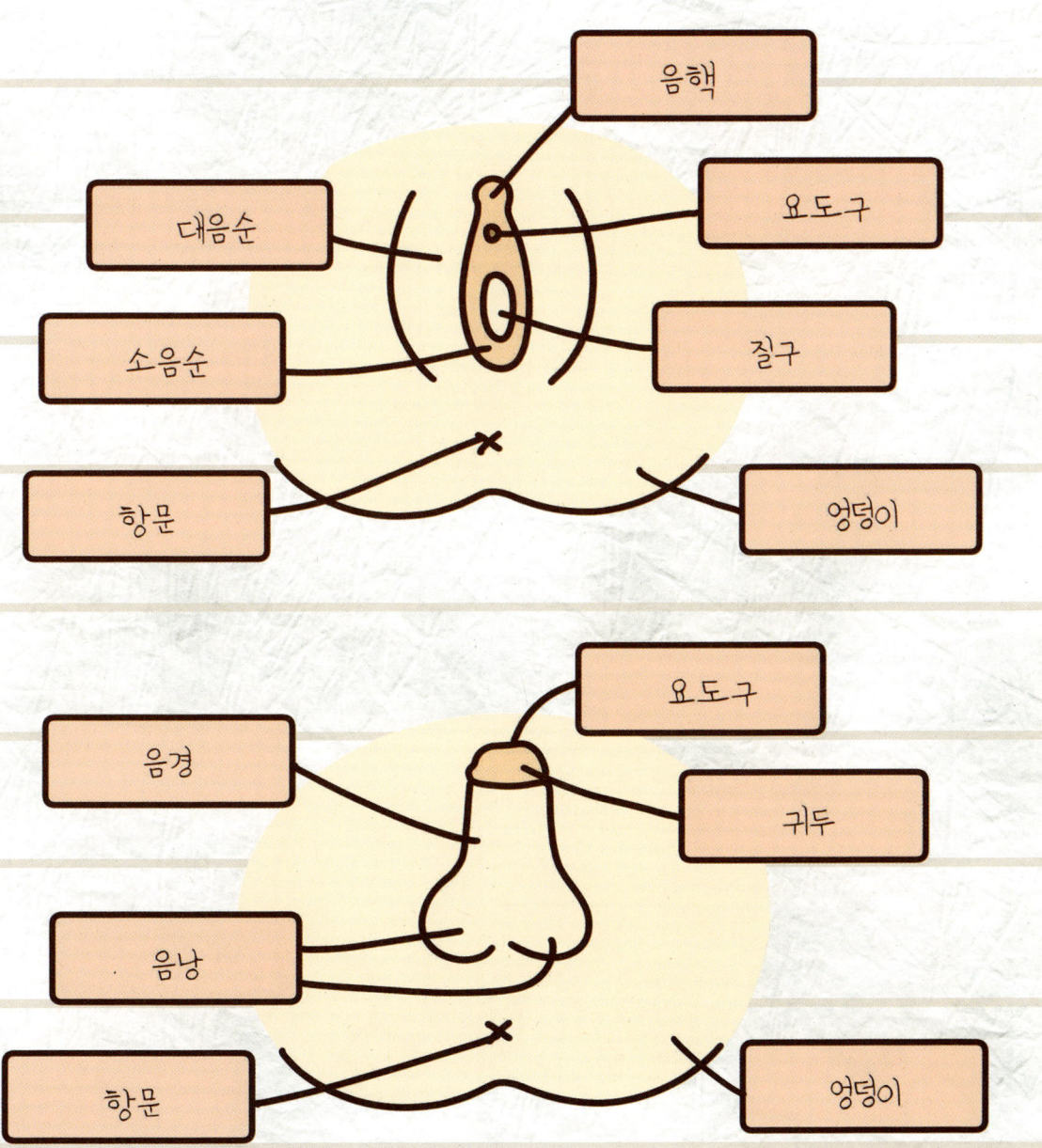

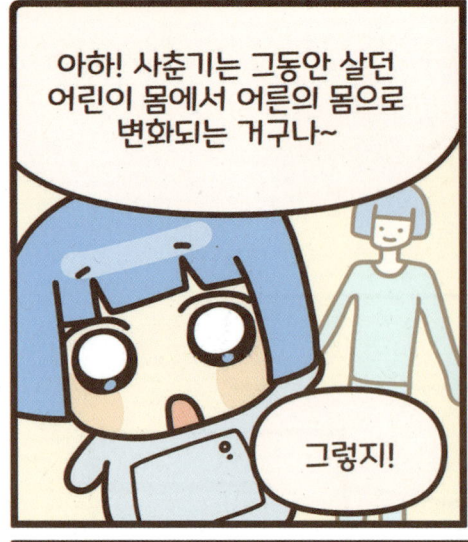
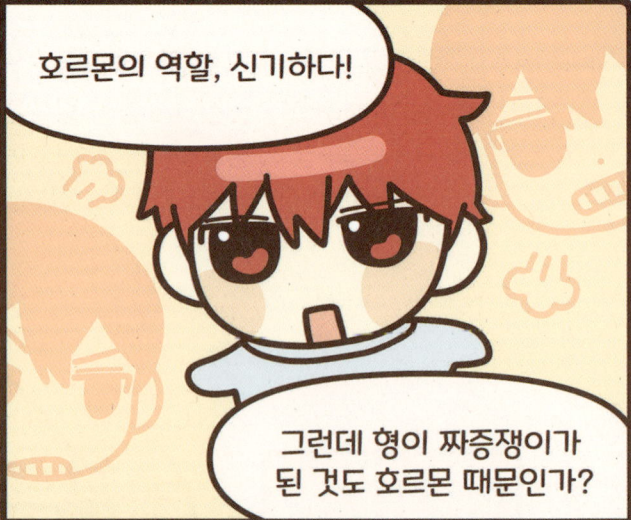
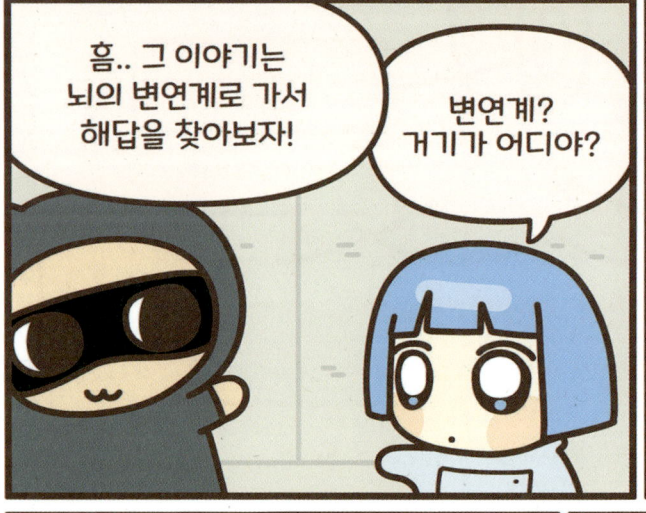
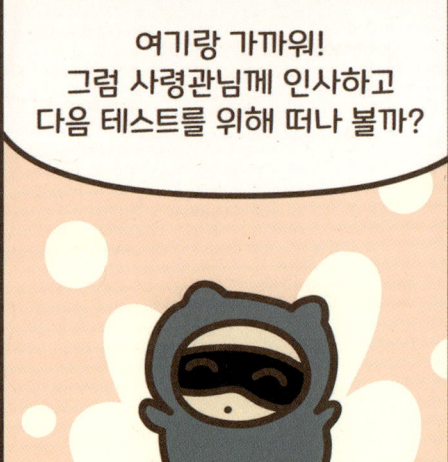
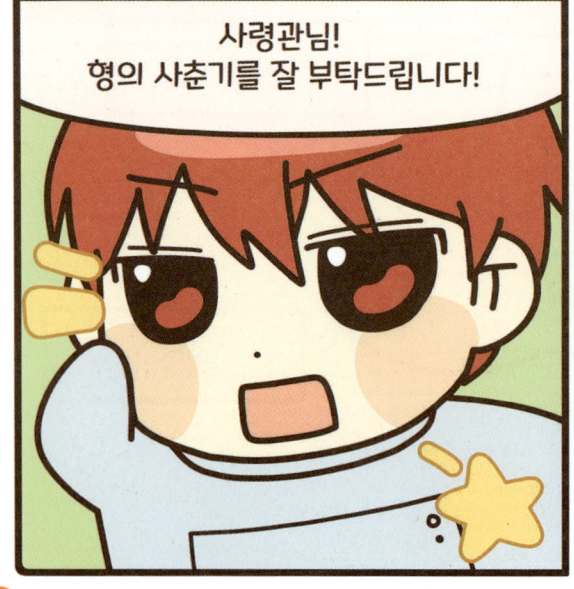
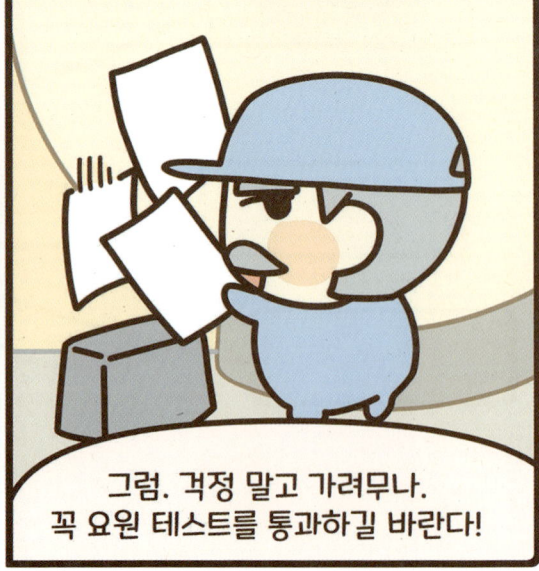

2. 내 탓이 아니라 뇌 탓이라고?

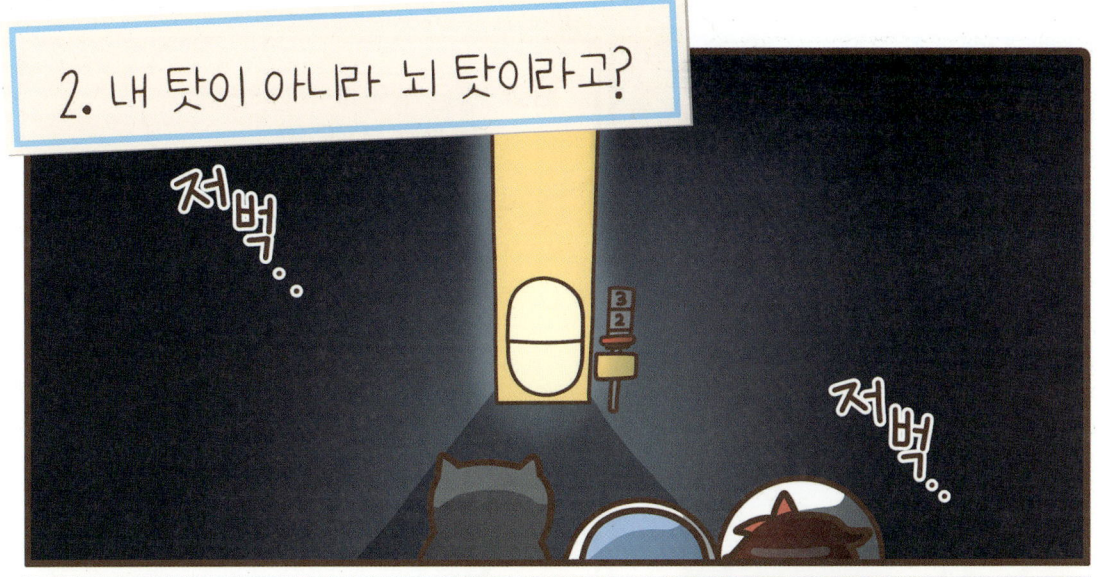

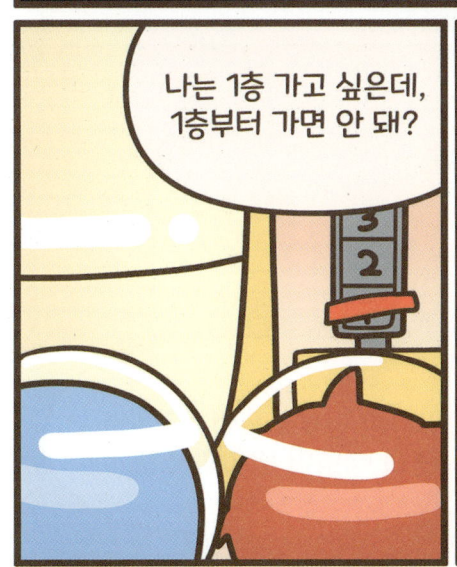

나는 1층 가고 싶은데, 1층부터 가면 안 돼?

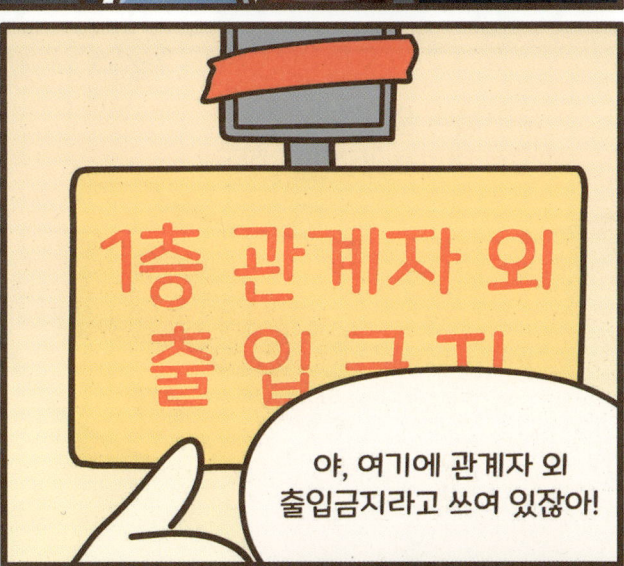

1층 관계자 외 출입금지

야, 여기에 관계자 외 출입금지라고 쓰여 있잖아!

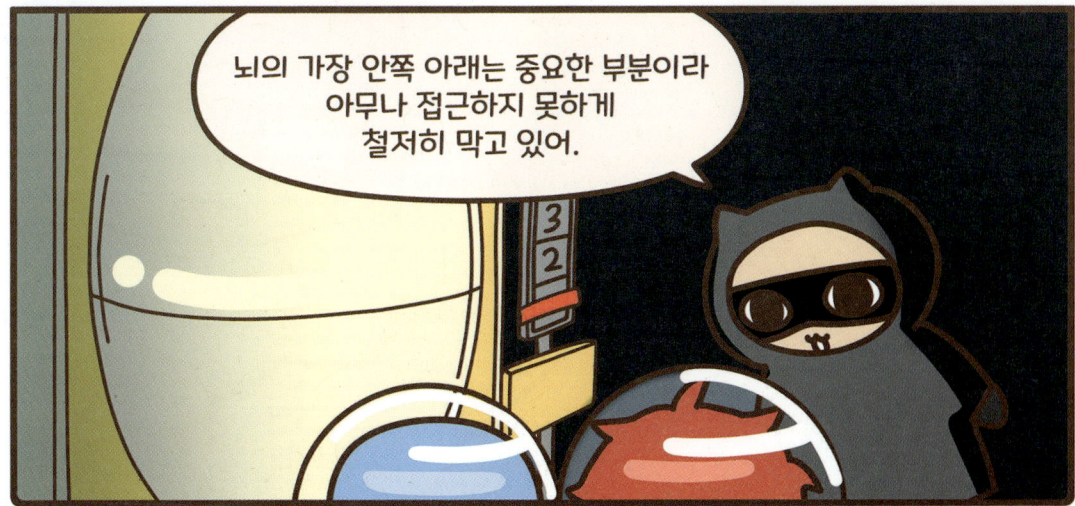

뇌의 가장 안쪽 아래는 중요한 부분이라 아무나 접근하지 못하게 철저히 막고 있어.

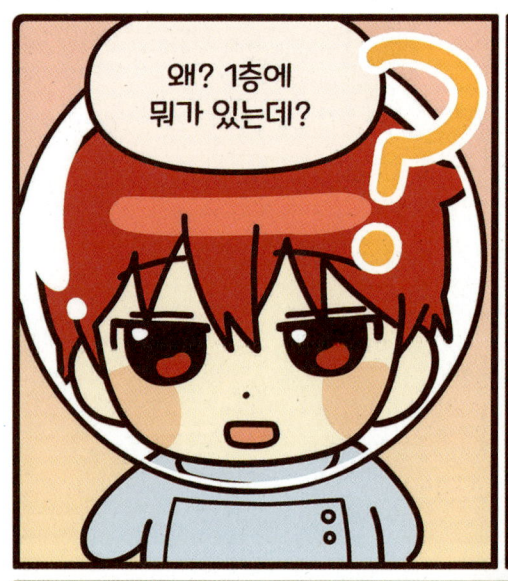
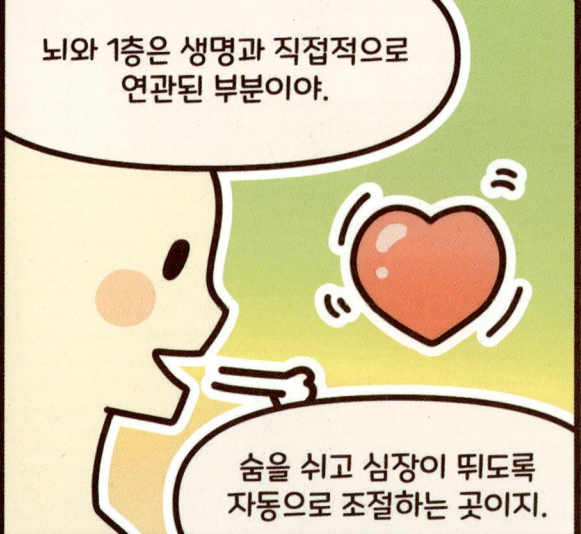
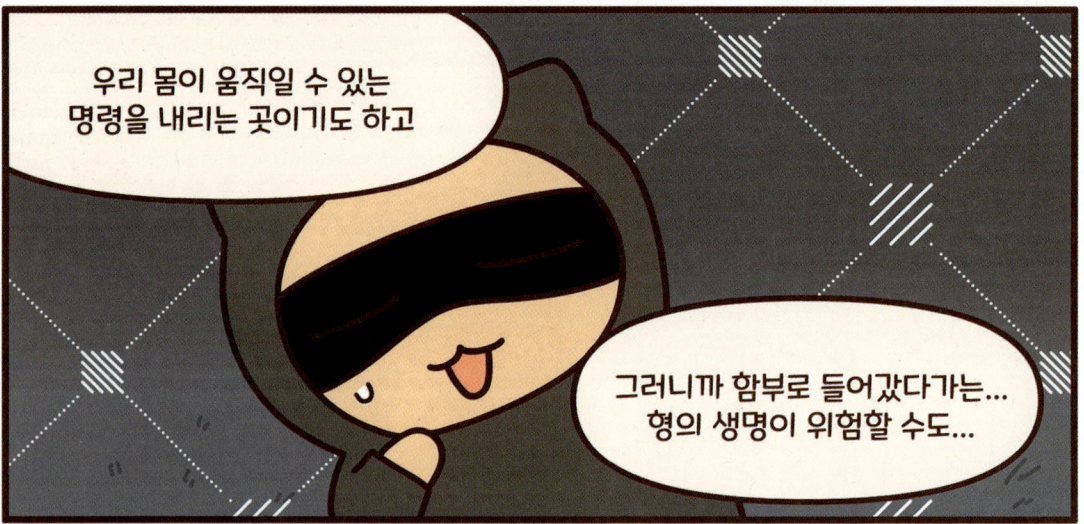
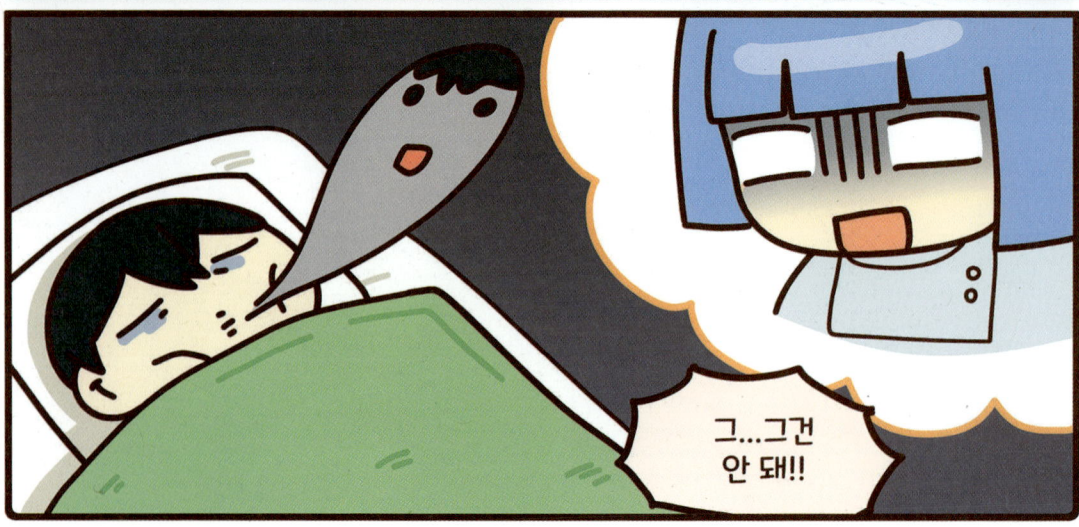

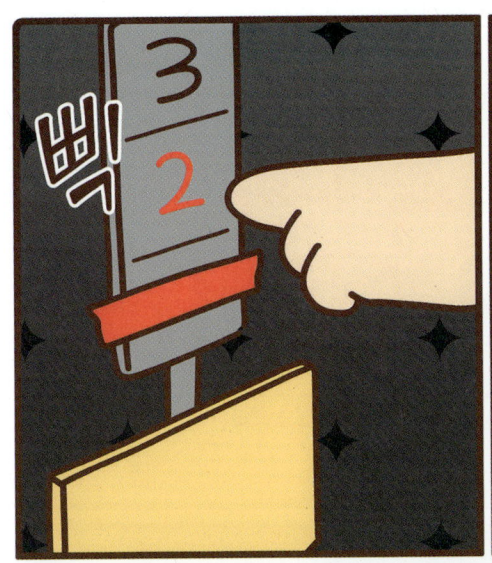
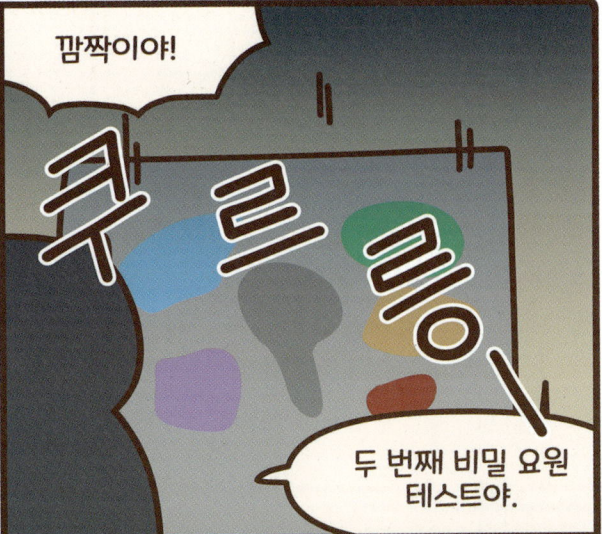
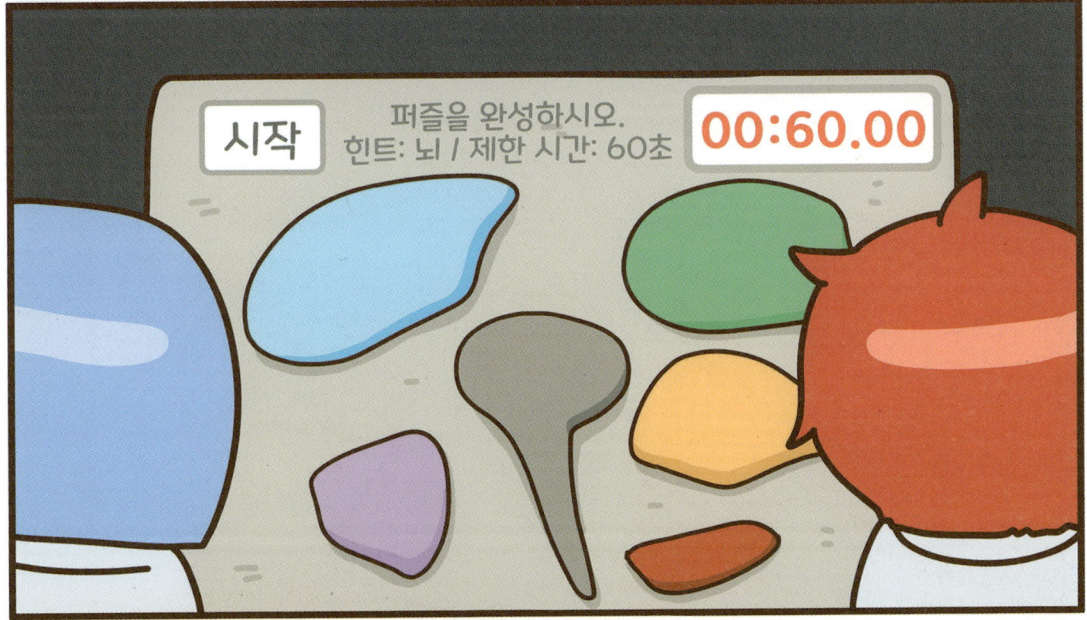
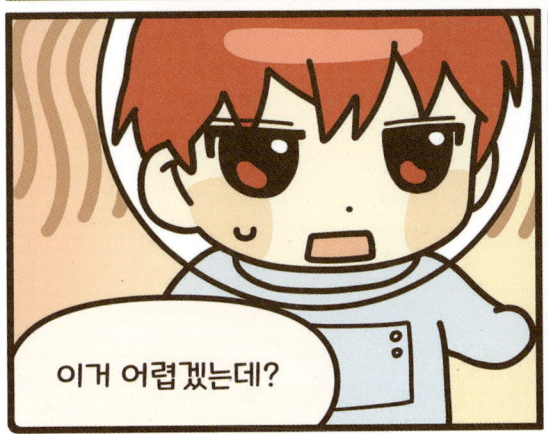
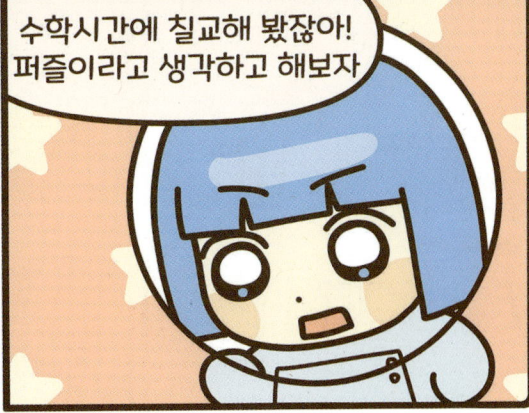

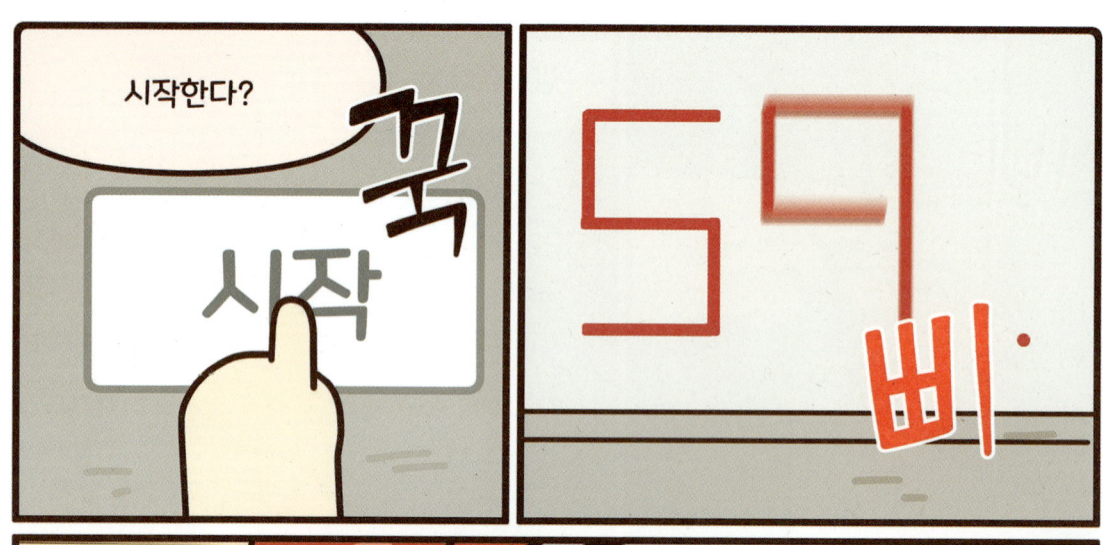
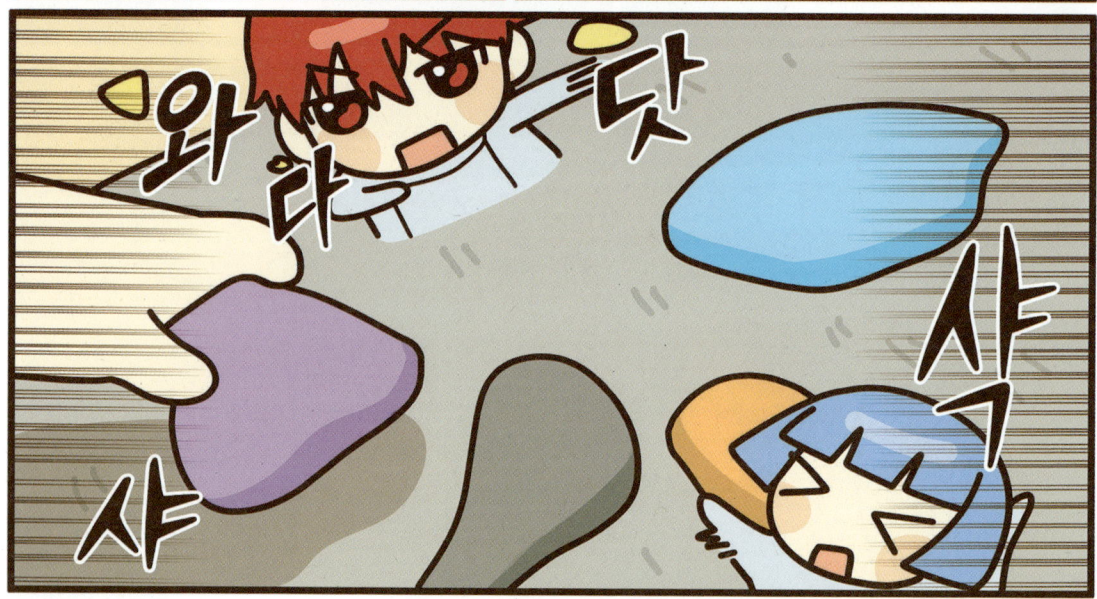
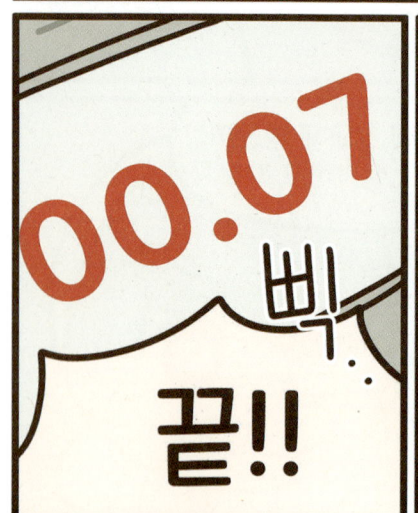
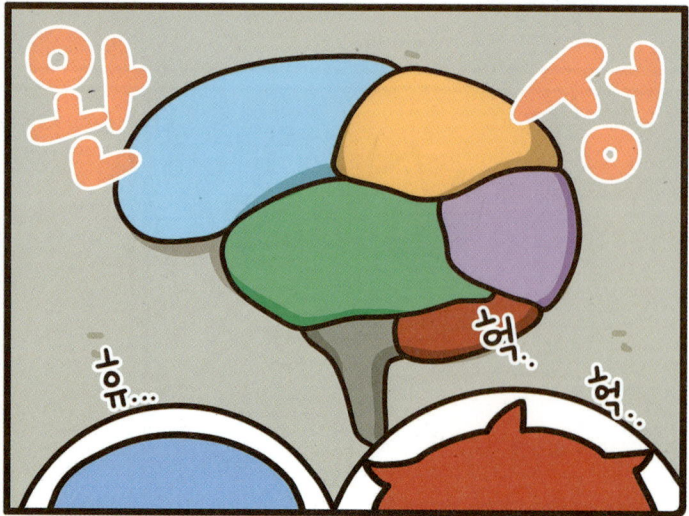

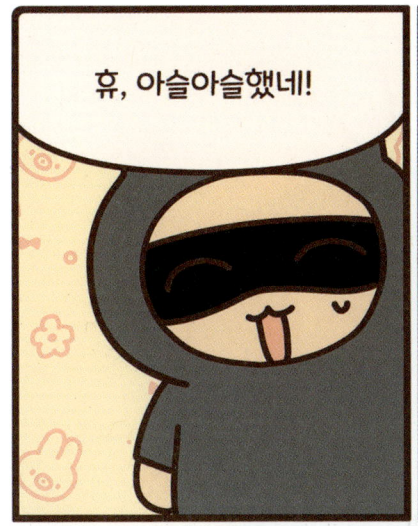
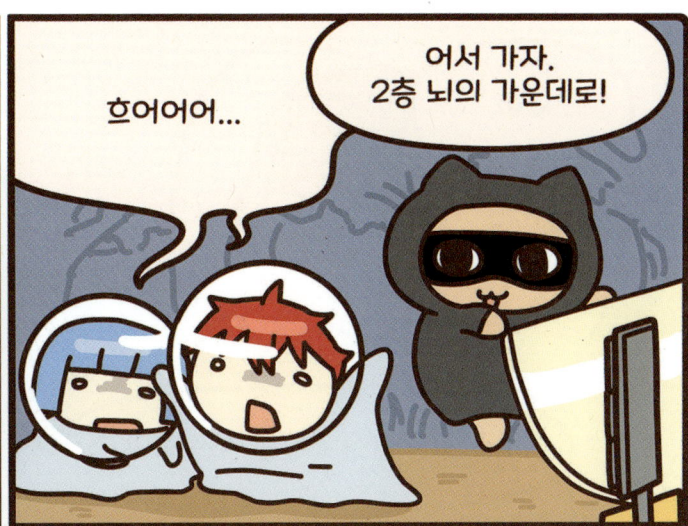
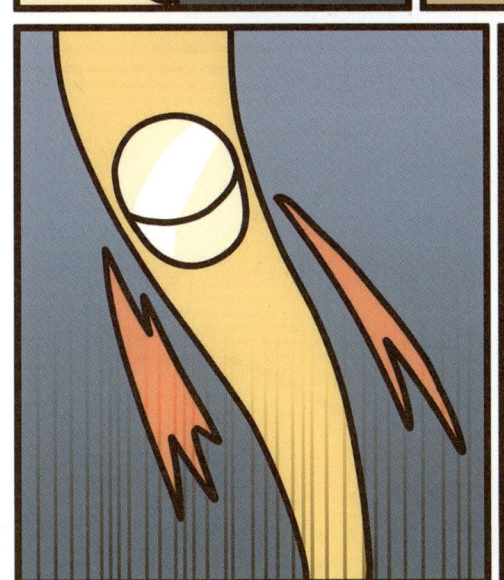
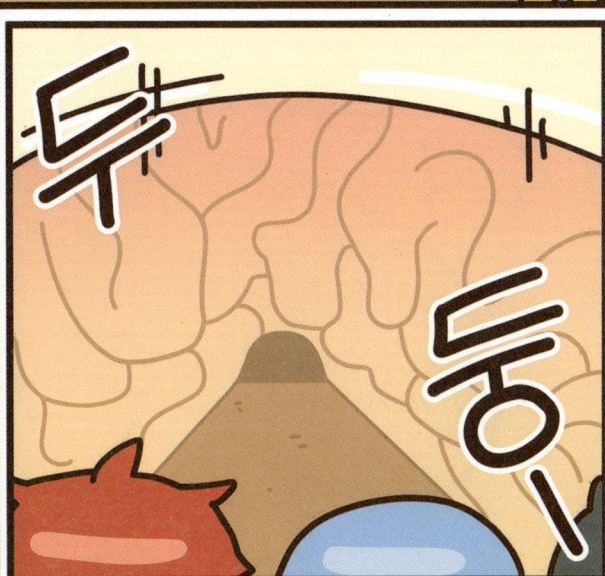
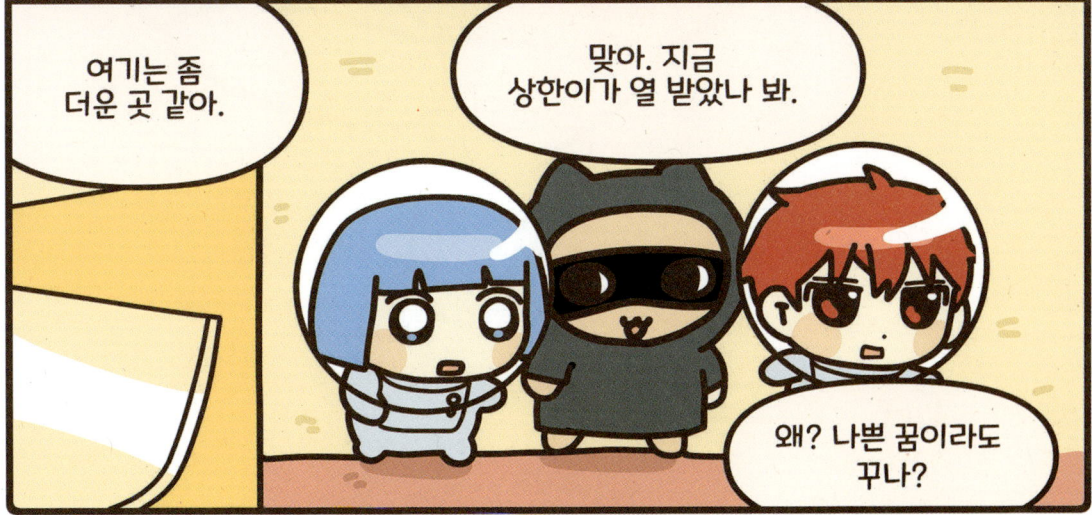

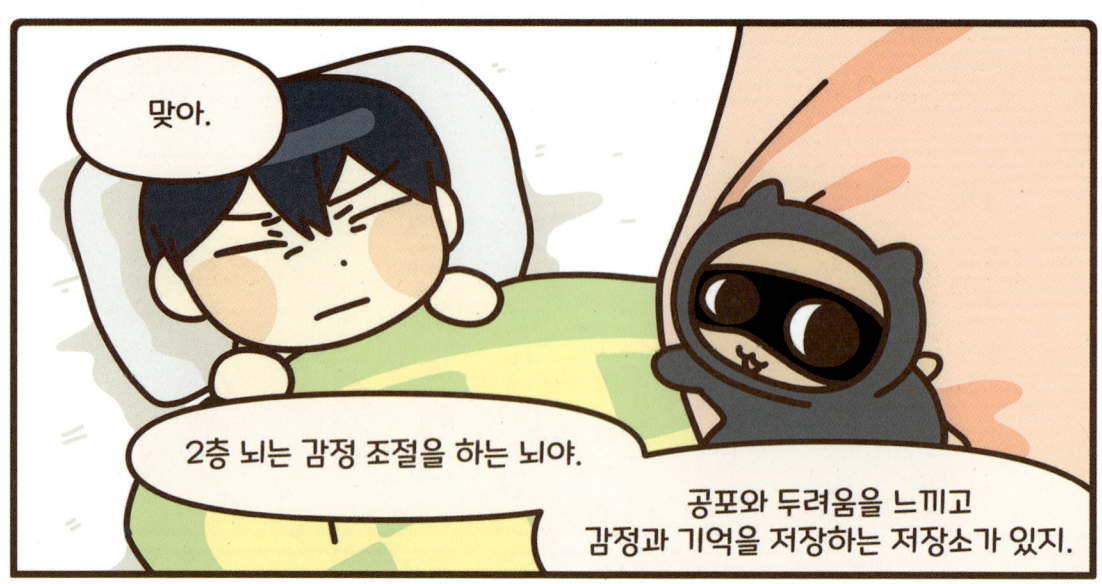

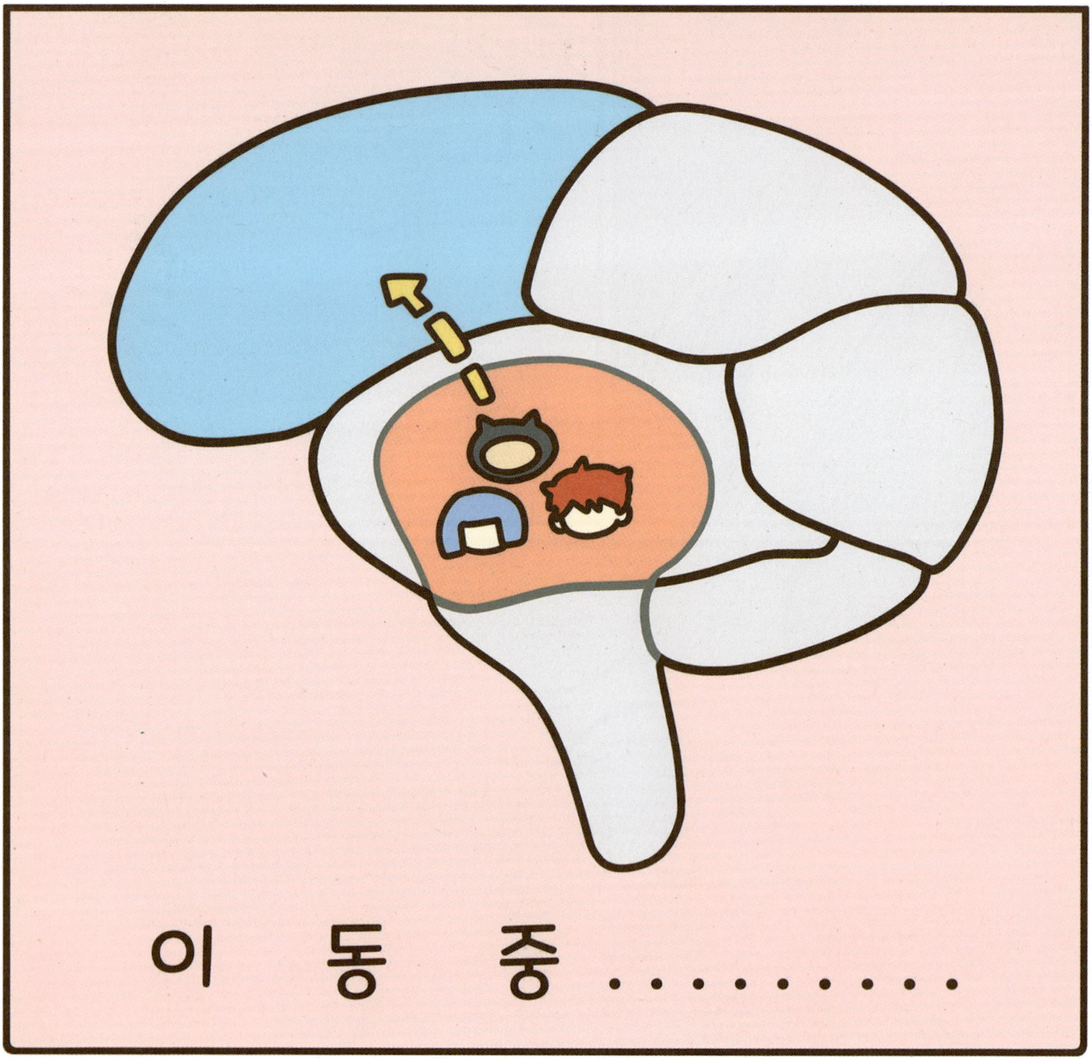

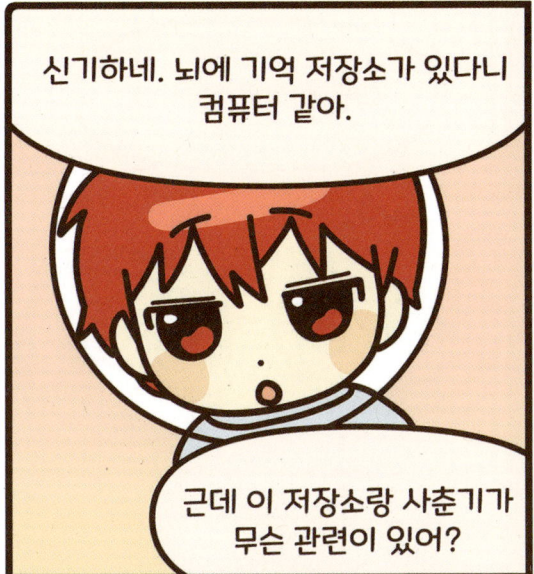
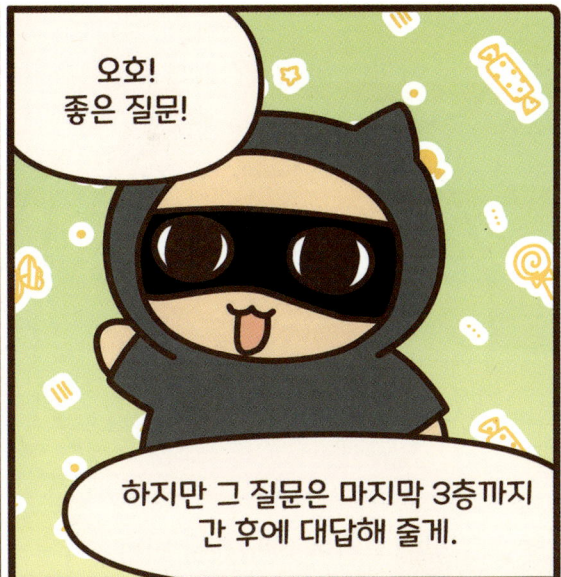
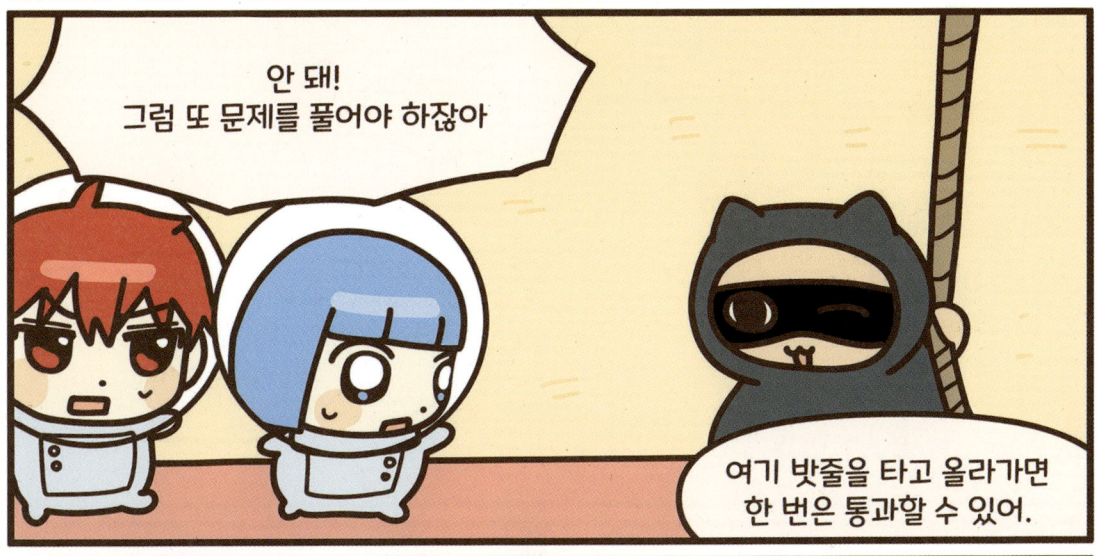
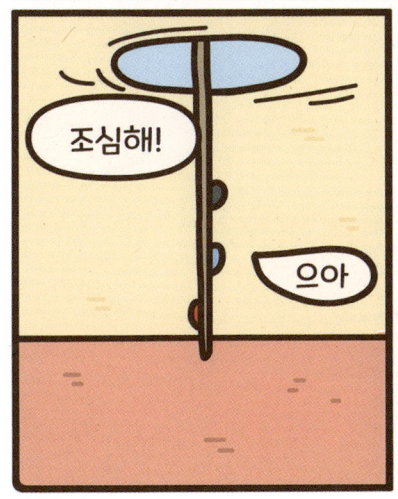
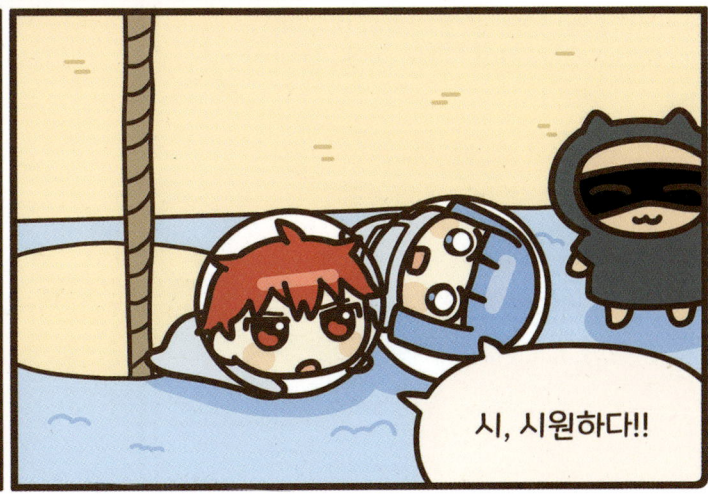

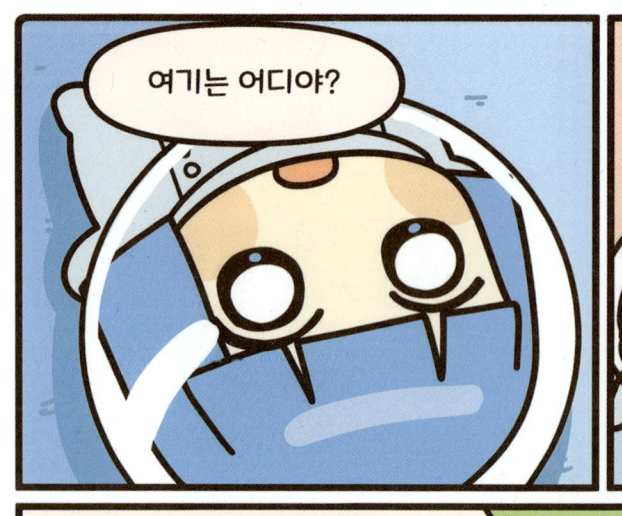
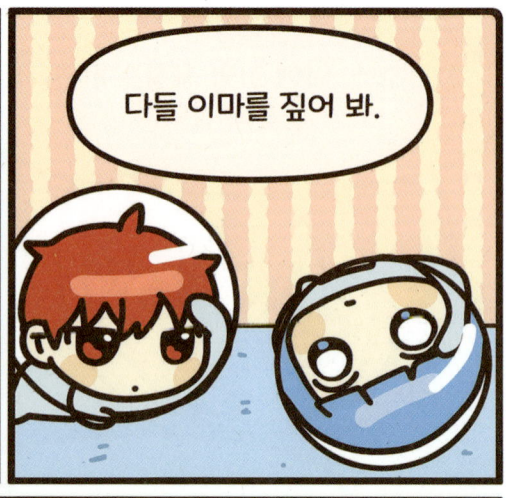
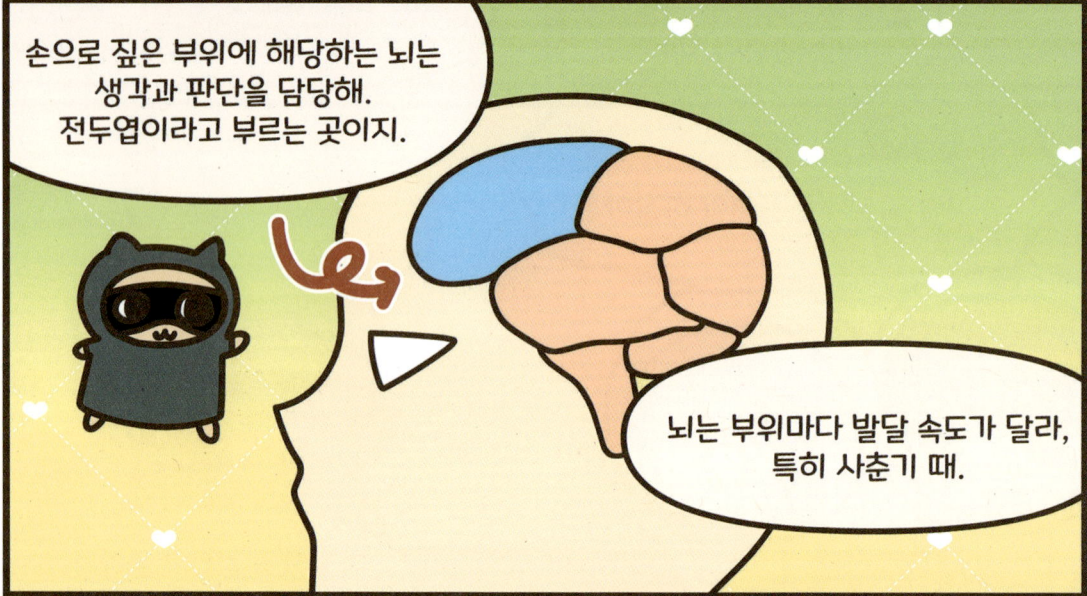
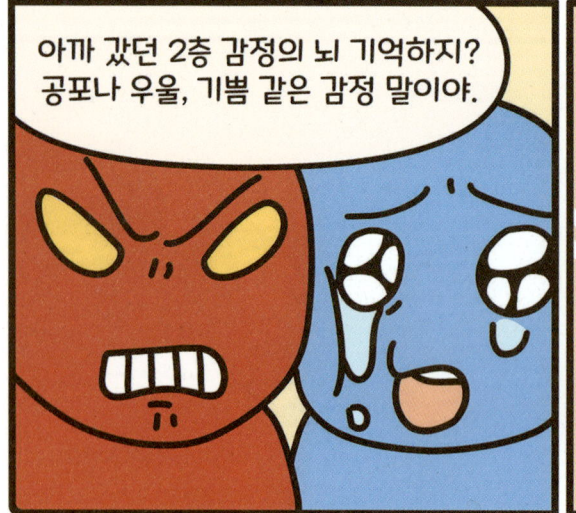

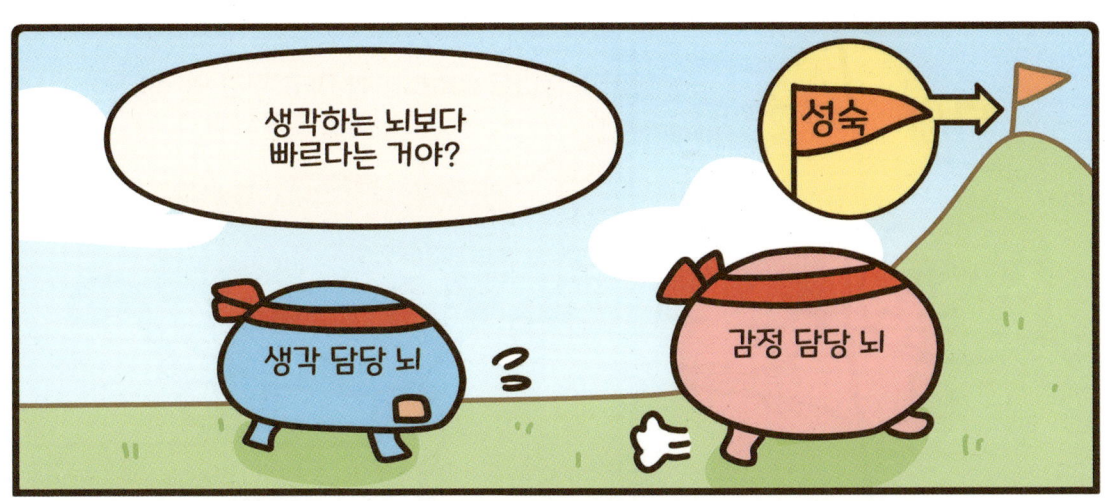
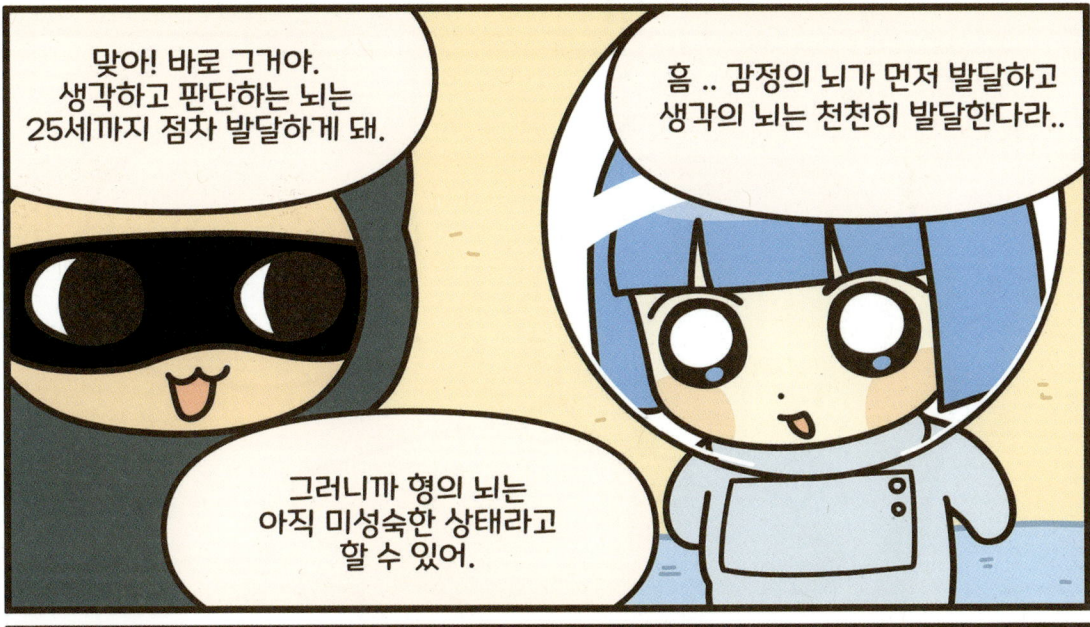
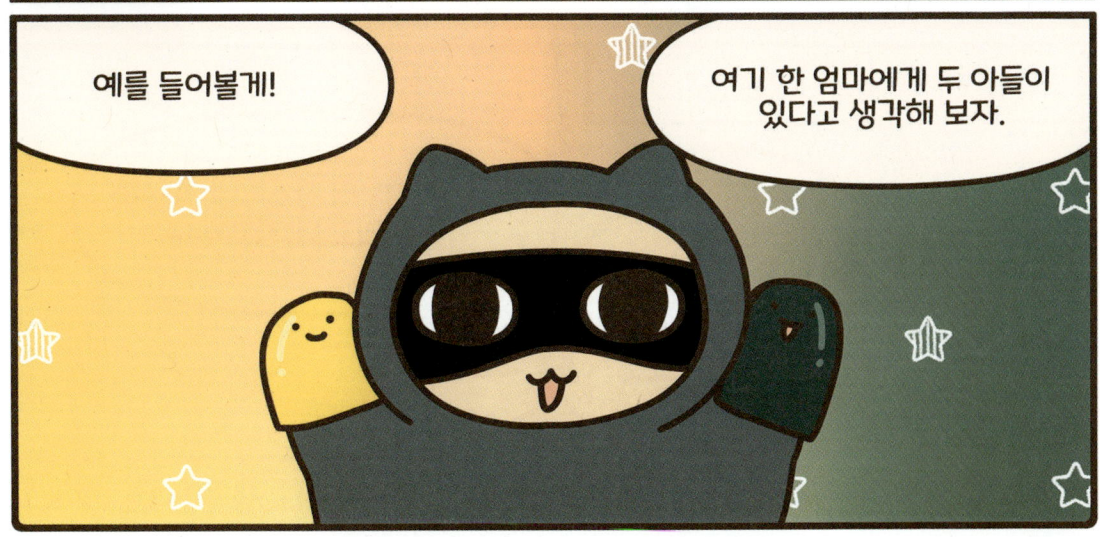

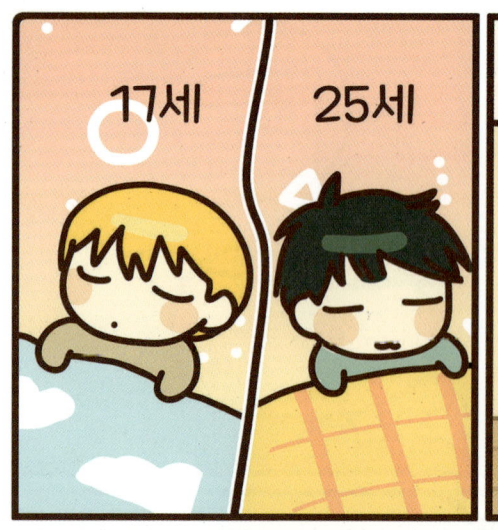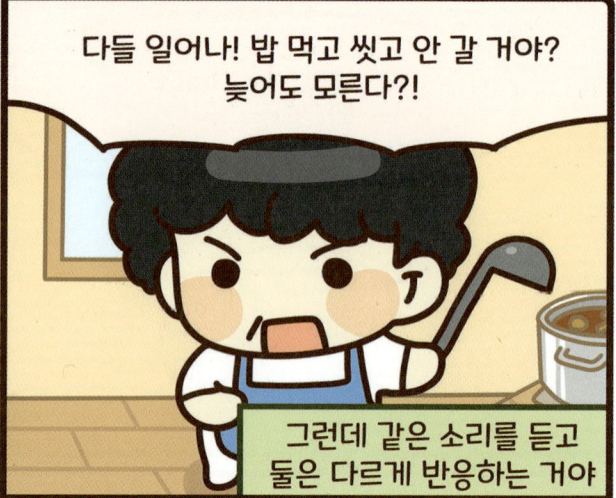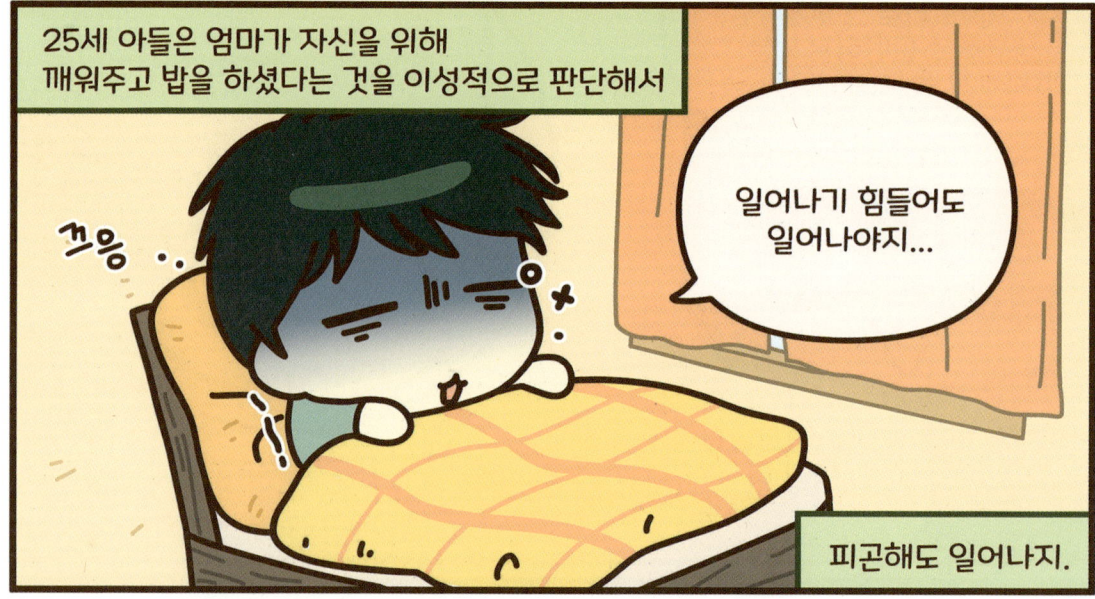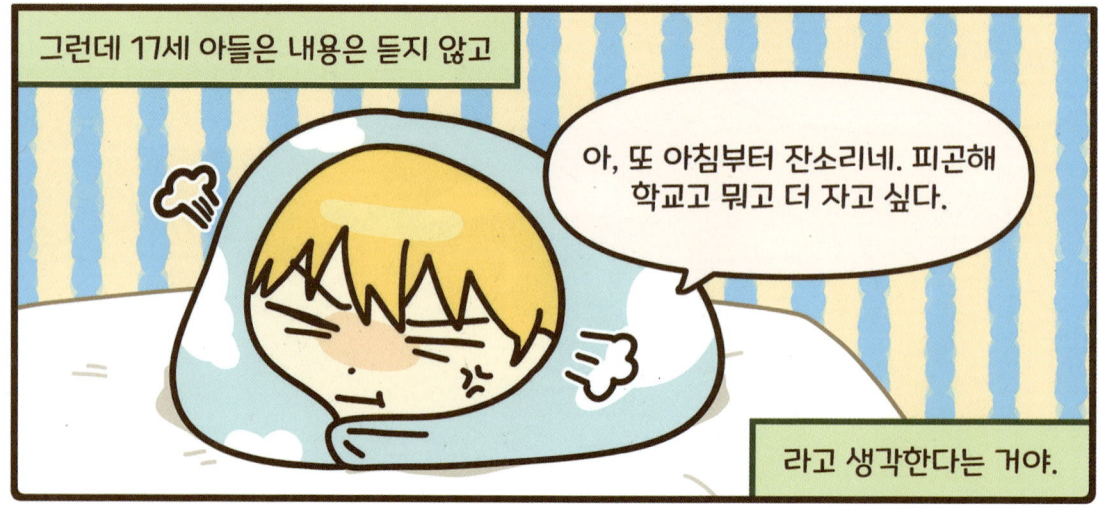

형과 동생의 생각 흐름 차이

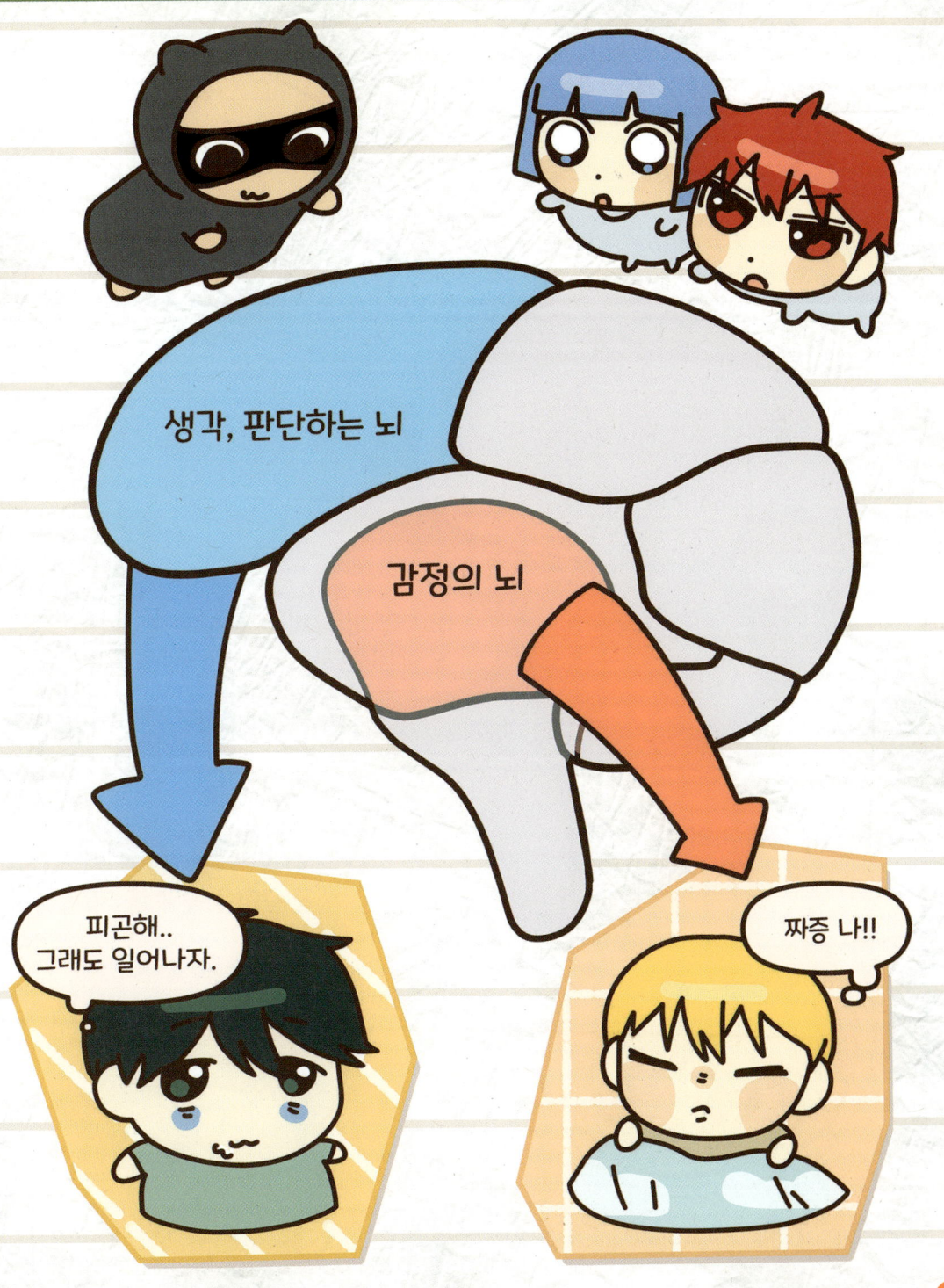

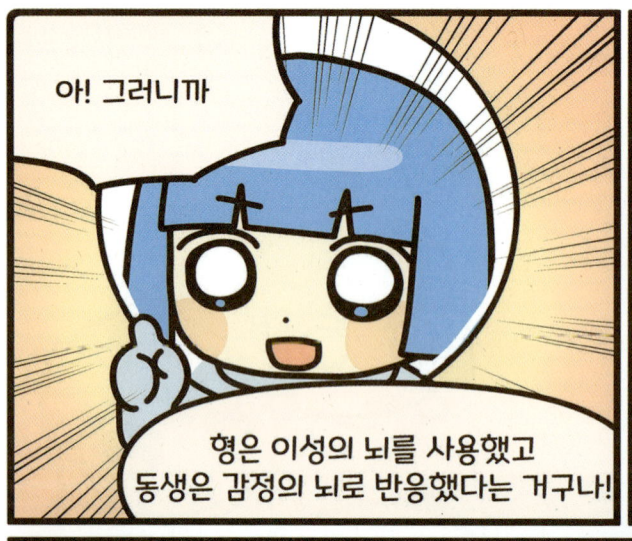
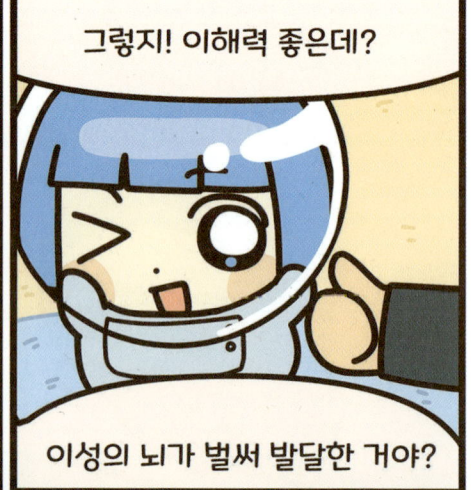
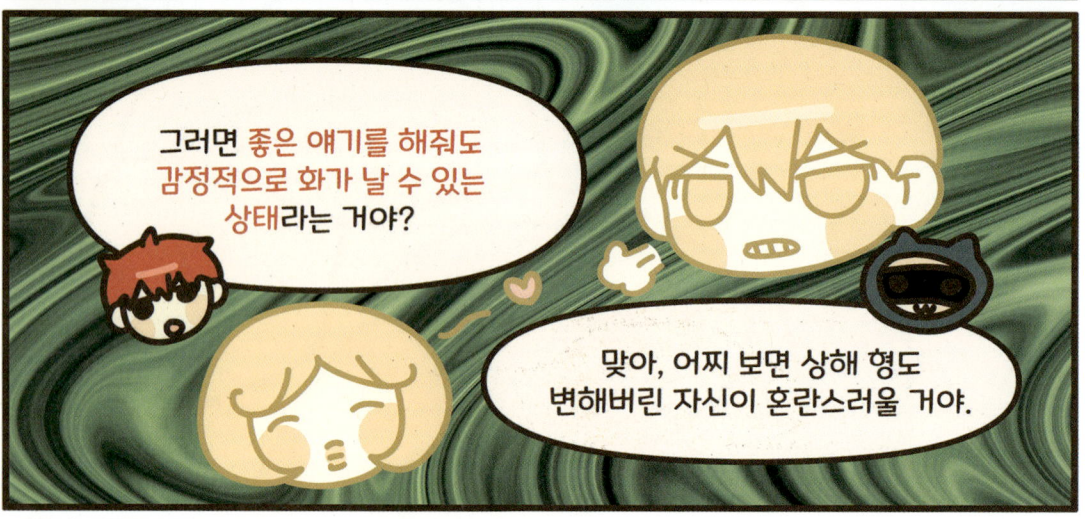
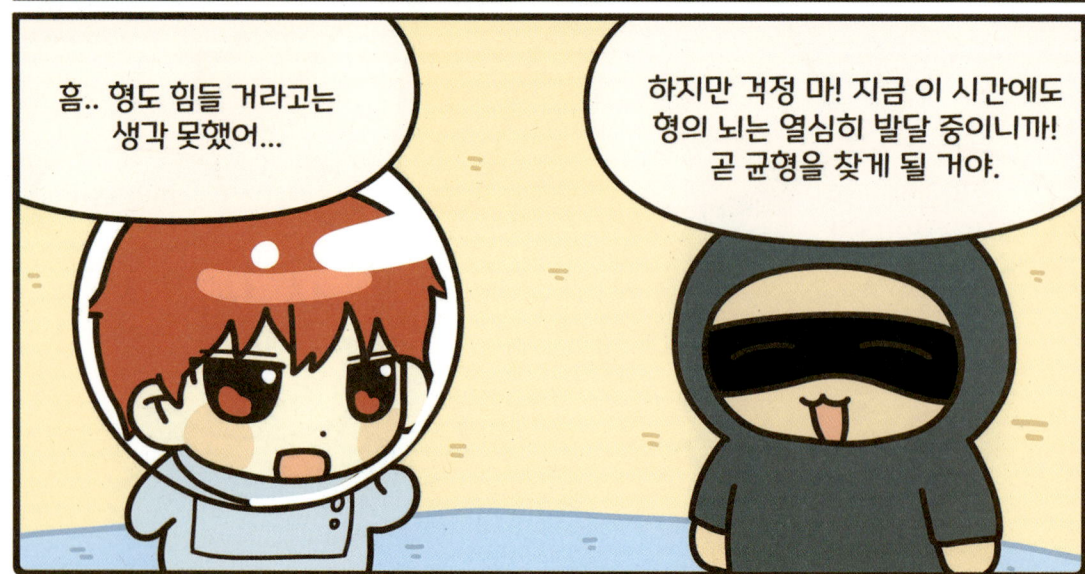

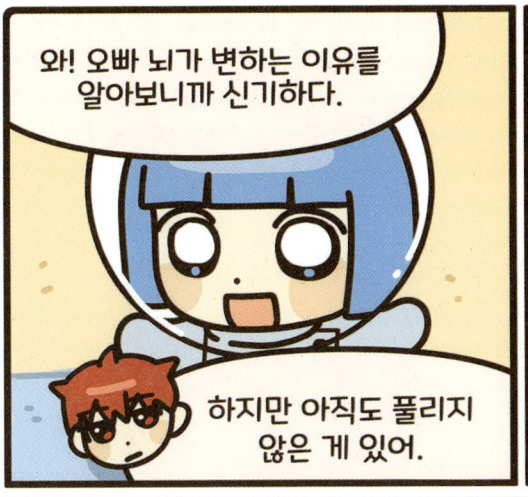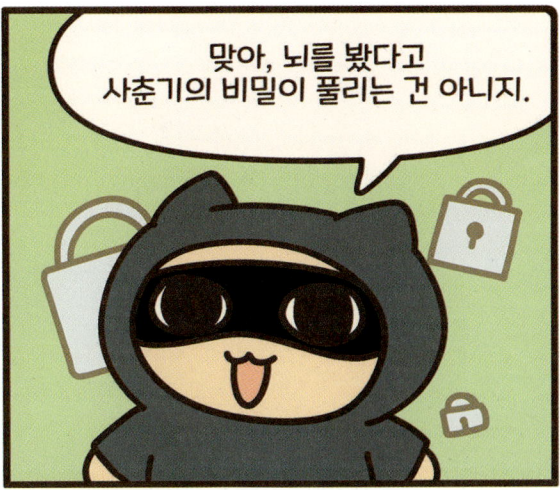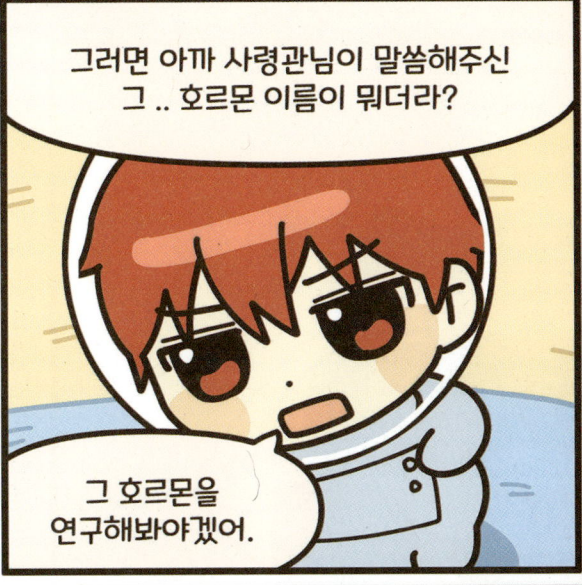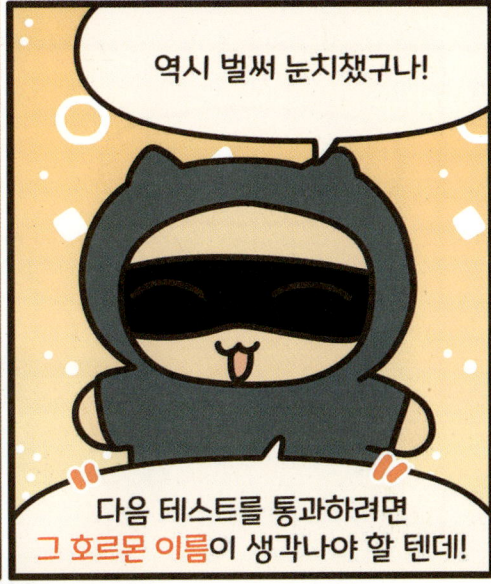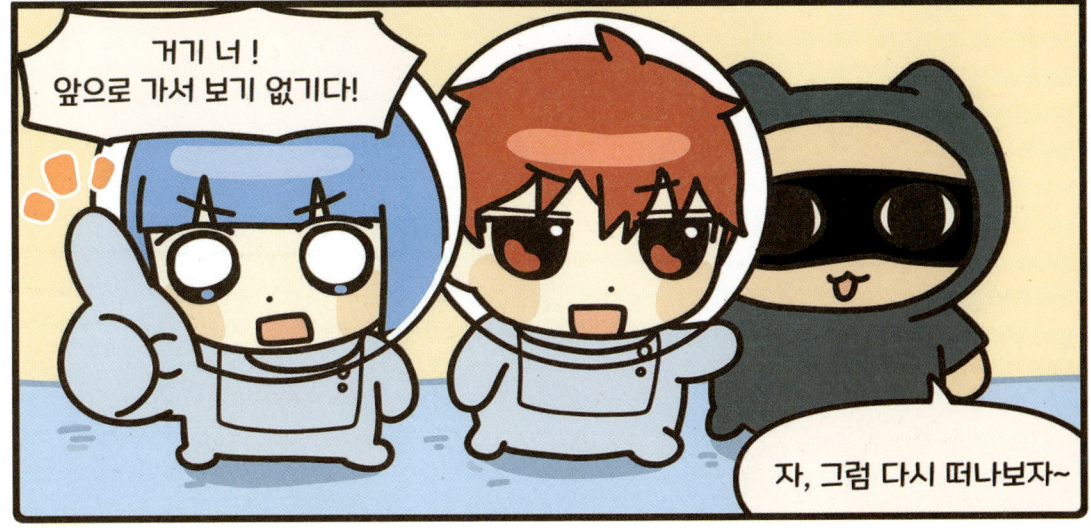

비밀코드 #2

내 마음이 내 마음 같지 않지만 그렇다고 뇌 탓만 하지 말자.

사춘기가 되면 키가 쑥쑥 커집니다. 피부 불청객 여드름도 올라옵니다.
이렇게 몸이 자라고 변하는 것처럼 마음에도 변화가 찾아옵니다.

친구들~ 마음은 어디에 있다고 생각하나요? 내 마음 말이에요.
심장 근처 어딘가에 마음이 있을 것 같나요?

바로 우리의 뇌!

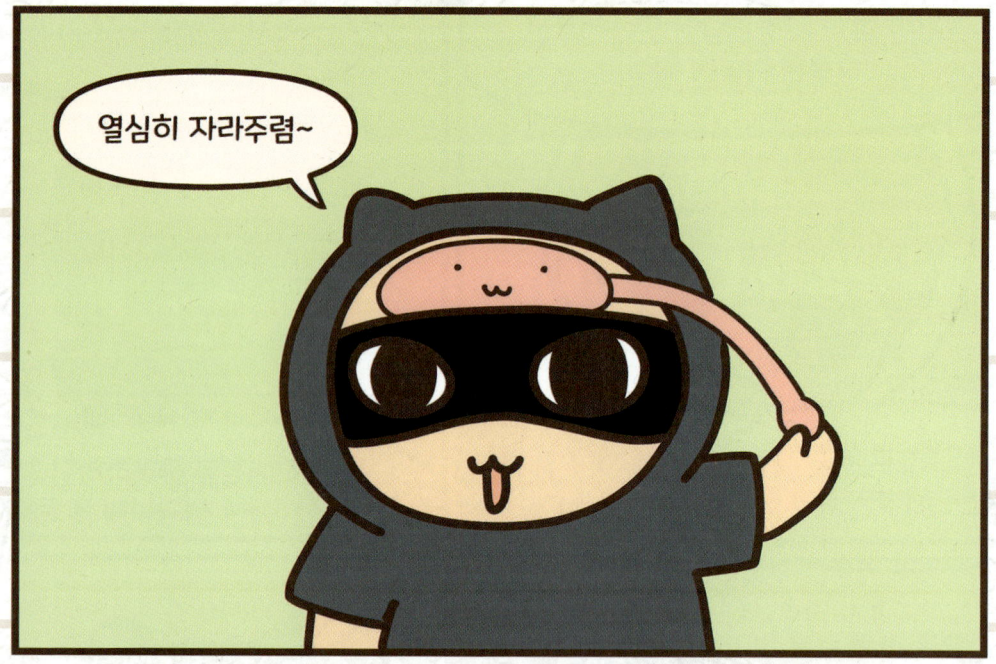

슬픔, 기쁨, 화남, 무서움 같은 마음의 감정은 뇌에서 만들어주는 신호랍니다.
그 신호에 반응해서 가슴이 두근거리거나 벅차오르는 것이구요.
사춘기에는 몸과 마음의 변화만 있는 것이 아니에요.

비록 눈에 보이지 않아 티는 안 나지만 뇌도 쑥쑥 발달하고 있답니다.

이 순간에도 1000억 개의 뇌세포가 1000조 개의 연결을 만들어 내고 있어요.
그리고 사춘기의 뇌는 잘 쓰지 않는 뇌의 연결고리를 끊어내는 가지치기를 합니다.
어른의 뇌가 되기 위해 효율성을 높이는 작업이지요.

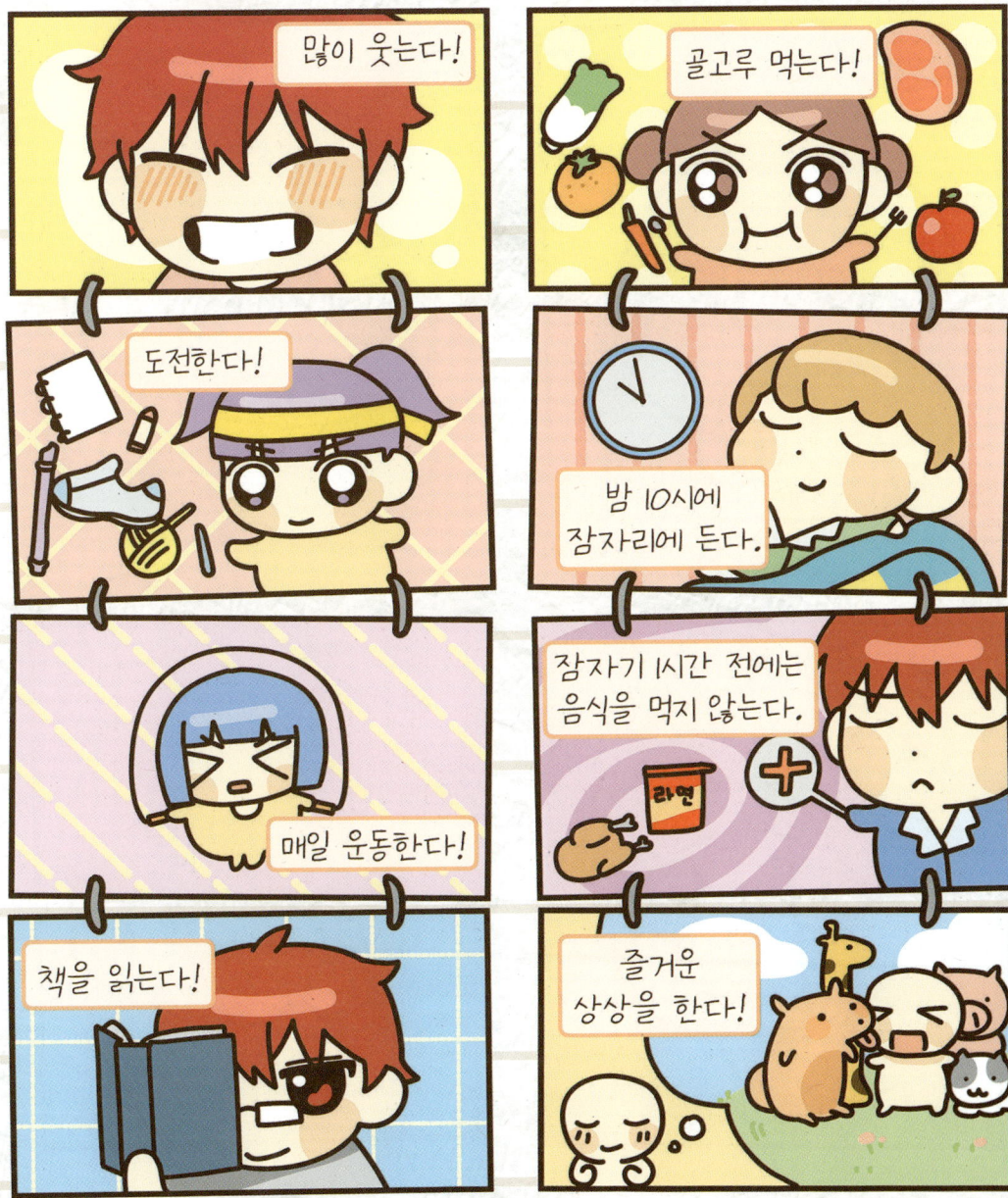

친구들과 배꼽 잡고 웃으며 놀다가도 뒤돌아 헤어질 때 찾아오는 허탈한 감정,
가족들과 재미있는 영화를 보다가
순간 울컥 서러워지기도 하고, 외로움을 느끼기도 하지요.
때로는 내가 영화 속 비련의 주인공이 된 것처럼 불쌍하게 생각됐다가
어떨 때는 악당을 물리친 영웅처럼 의기양양한 마음이 들기도 해요.
사춘기를 겪는 청소년들에게 ==흔히 있는 감정 변화==지요.

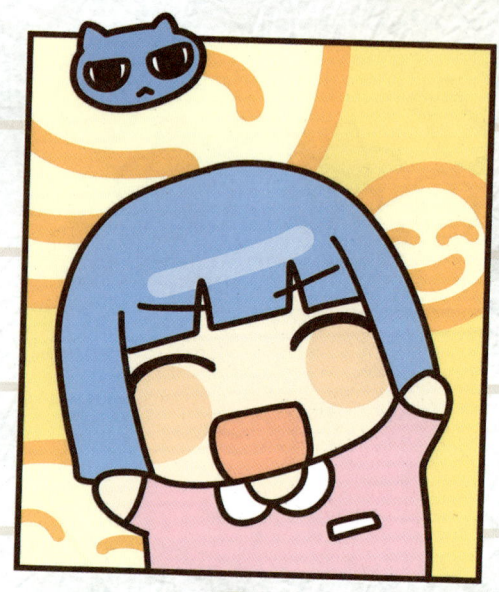
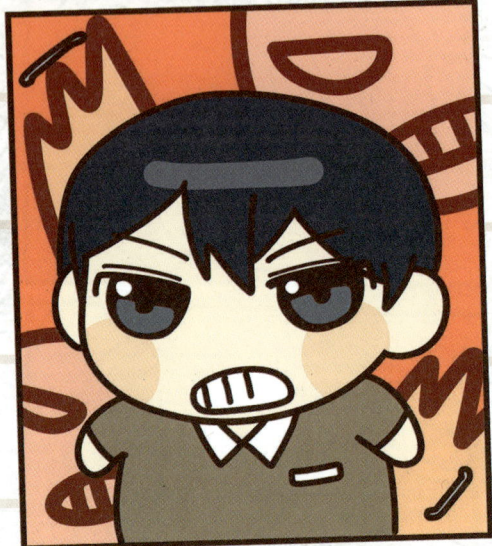
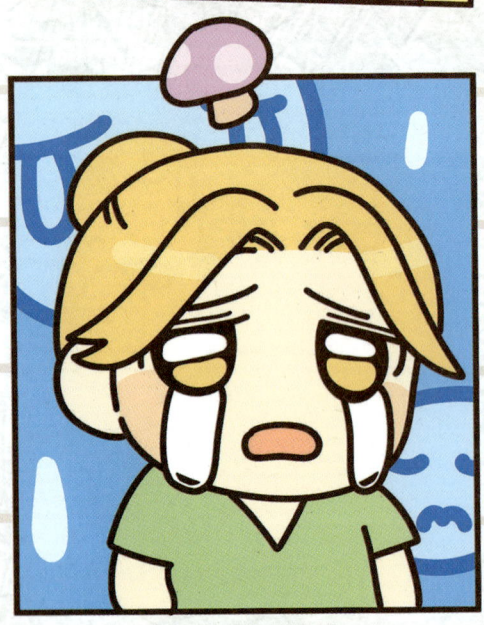
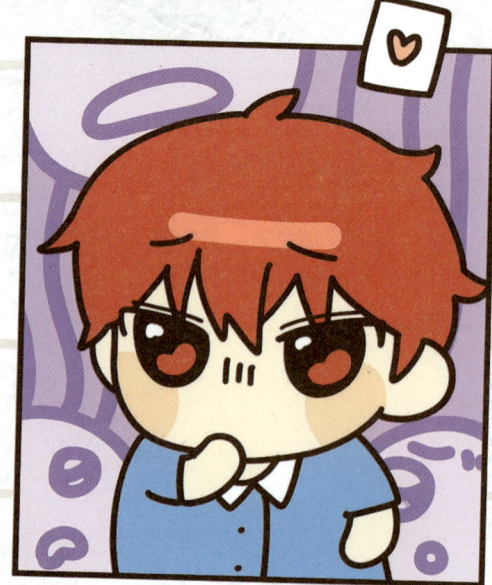

생각의 뇌가 점점 발달해서 감정의 뇌와 협력하게 되면
우리의 삶은 훨씬 풍성해질 거예요.
느끼고, 생각하고, 감사하고, 도전하는 내가 되는 상상을 해 보세요~
대신, 내가 화내 놓고 뇌 탓만 하지는 맙시다.

화가 났다면 잠시 생각해 보는 것이 어떨까요?
화를 낼 일인지, 아니면 뇌에서 부정적인 마음이 들도록
신호를 보내고 있는 것은 아닌지 말이에요.

앗!! 엄마가 밥 먹으라고 부르는 소리가 들리네요!
당신의 뇌는 어떤 길을 따르고 싶나요?
1번? 혹은 2번?

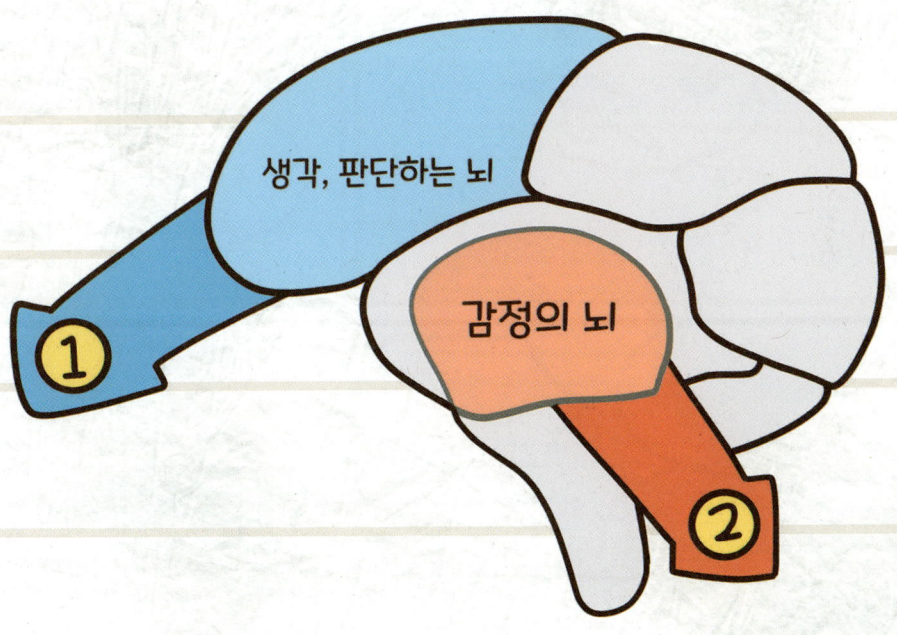

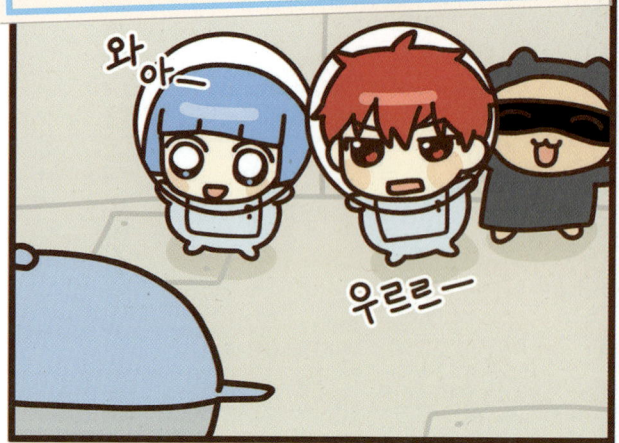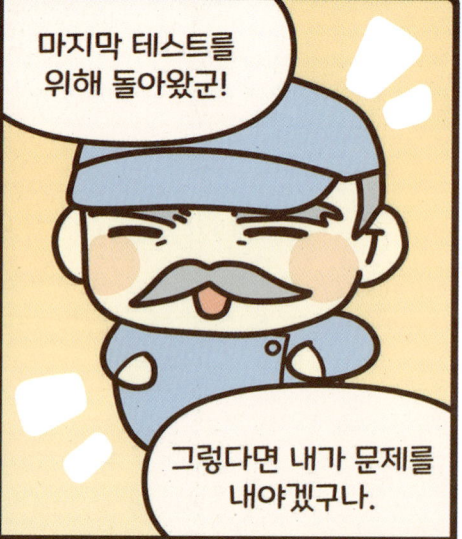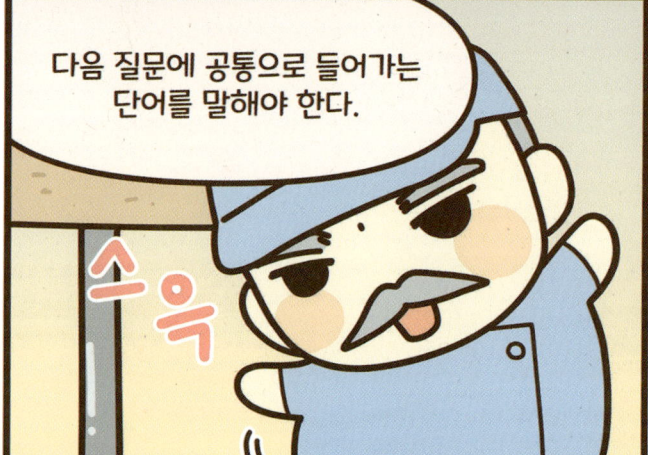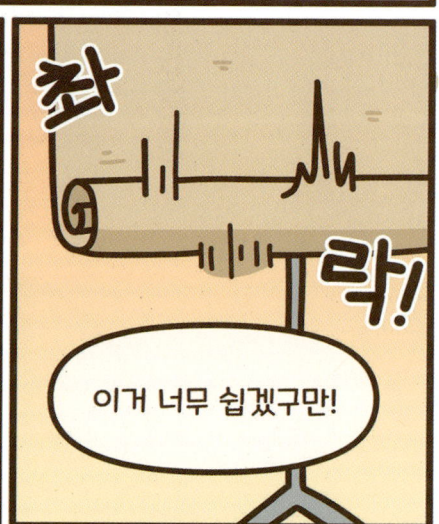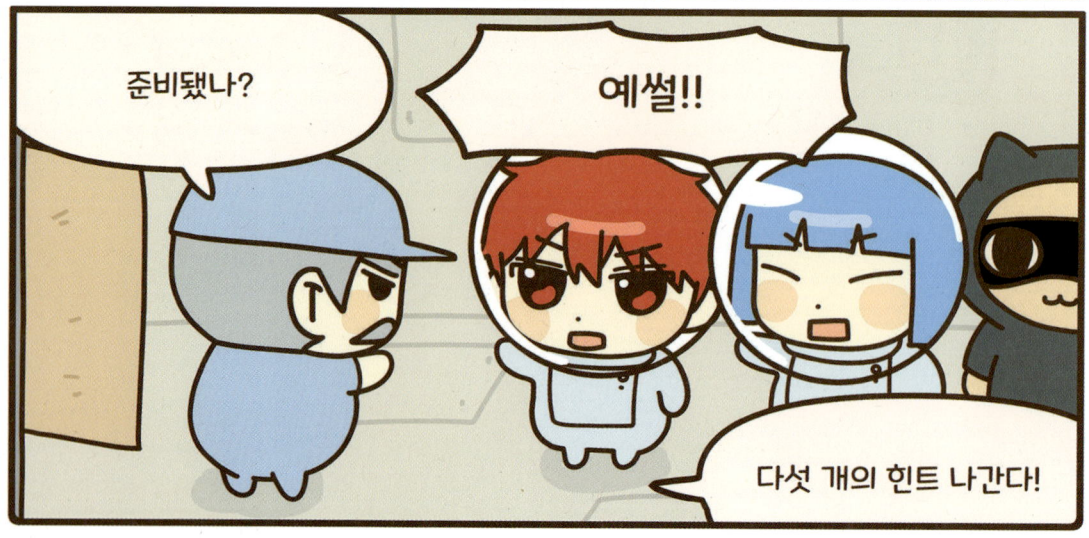

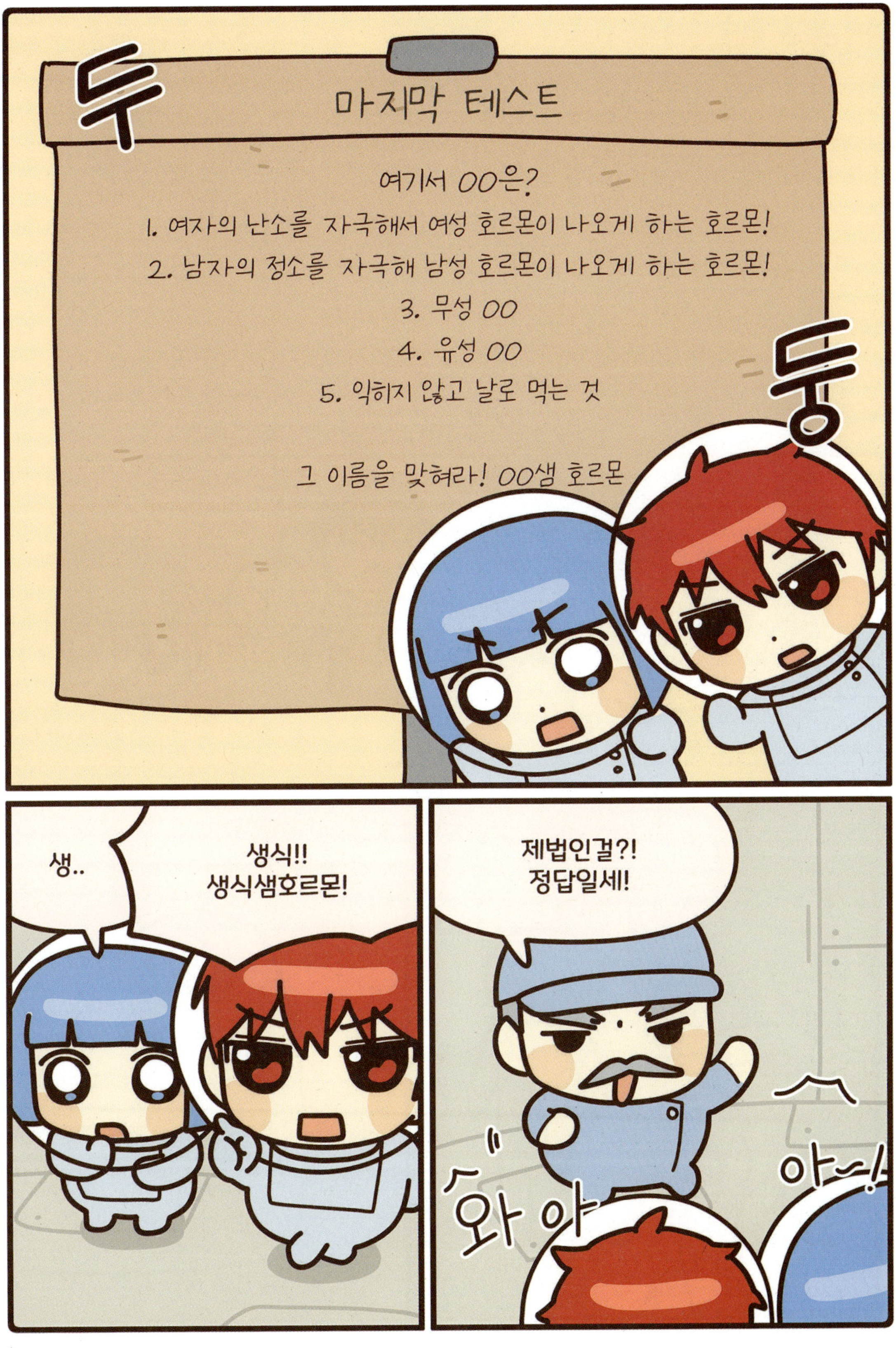

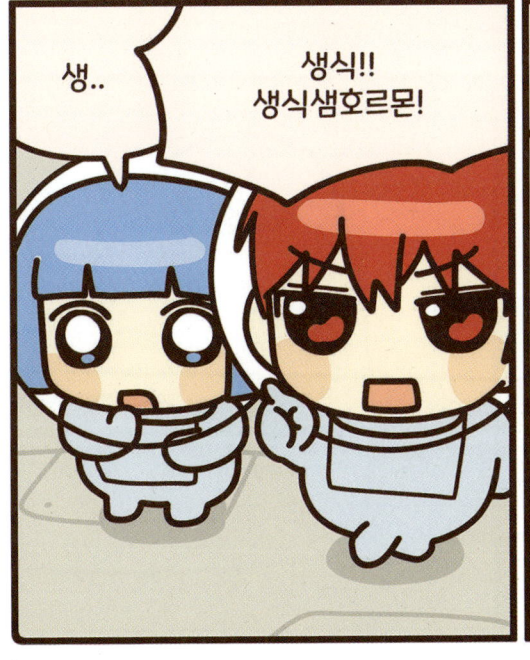
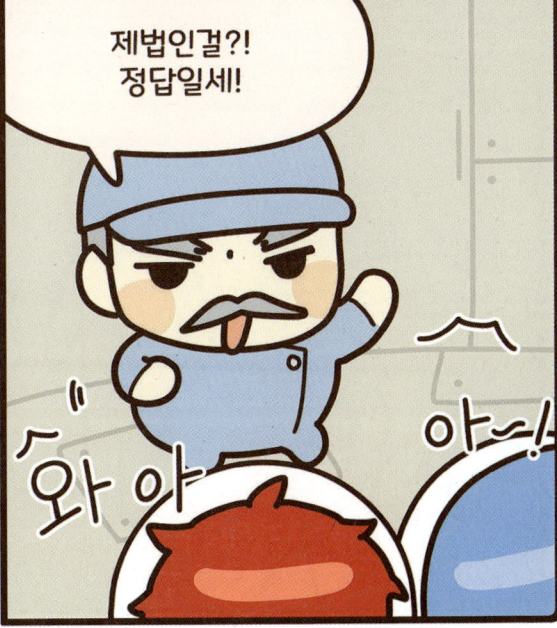

비밀코드 #3

생식샘호르몬이 도착한 곳은 어디? (남자의 2차 성징)

남자인 경우 뇌에서 출발한 생식샘호르몬이 도착한 곳은 바로 정소입니다.
고환이라고도 불리지요. 정소는 남성호르몬을 분비합니다.
남성호르몬의 이름은 테스토스테론, 안드로겐이에요.
이 호르몬이 핏속에 떠다니면서 온몸 곳곳에 변화를 일으킵니다.

먼저 목소리를 내는 성대가 발달하면서 변성기가 옵니다.
어느 순간 내 목소리가 우스꽝스럽게 느껴지는 이유가 이 때문이죠.
변성기가 지나고 나면 중저음의 목소리가 완성됩니다.

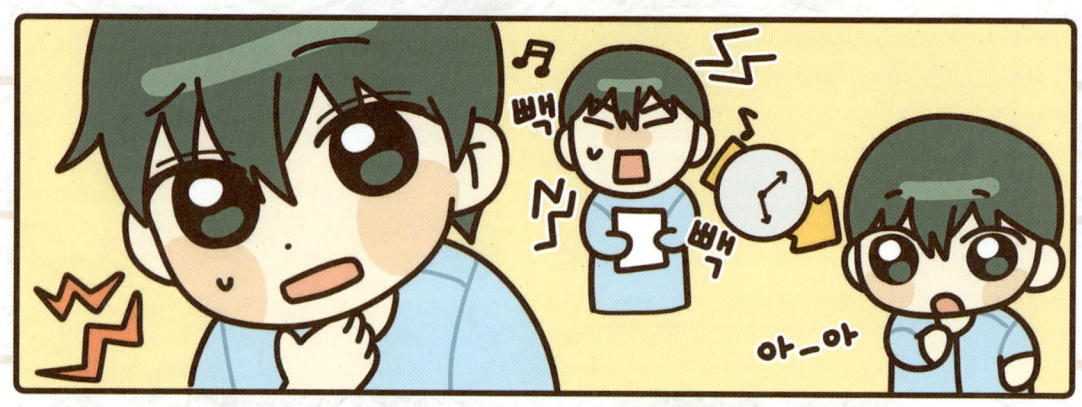

몸 곳곳엔 털이 나고 근육이 발달하게 됩니다.

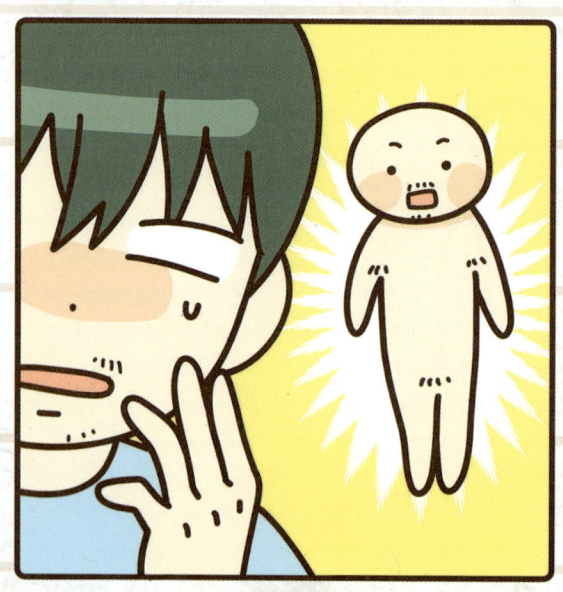 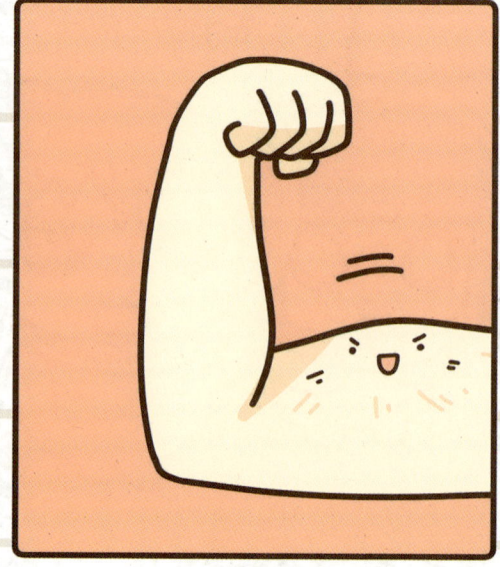

얼굴에 여드름이 올라옵니다.
사춘기가 되면 피지 분비가 왕성해지는데 이 피지는 기름 덩어리랍니다.
각질이나 먼지 때문에 피지가 나오는 입구가 막히면
속에서 염증이 되어 붉고 누런 여드름이 되지요.

평소에 각질 제거를 위해 꼼꼼히 비누 세안하는 것을 추천하지만
호르몬 분비 때문에 올라오는 여드름을 완전히 막아내긴 어렵습니다.

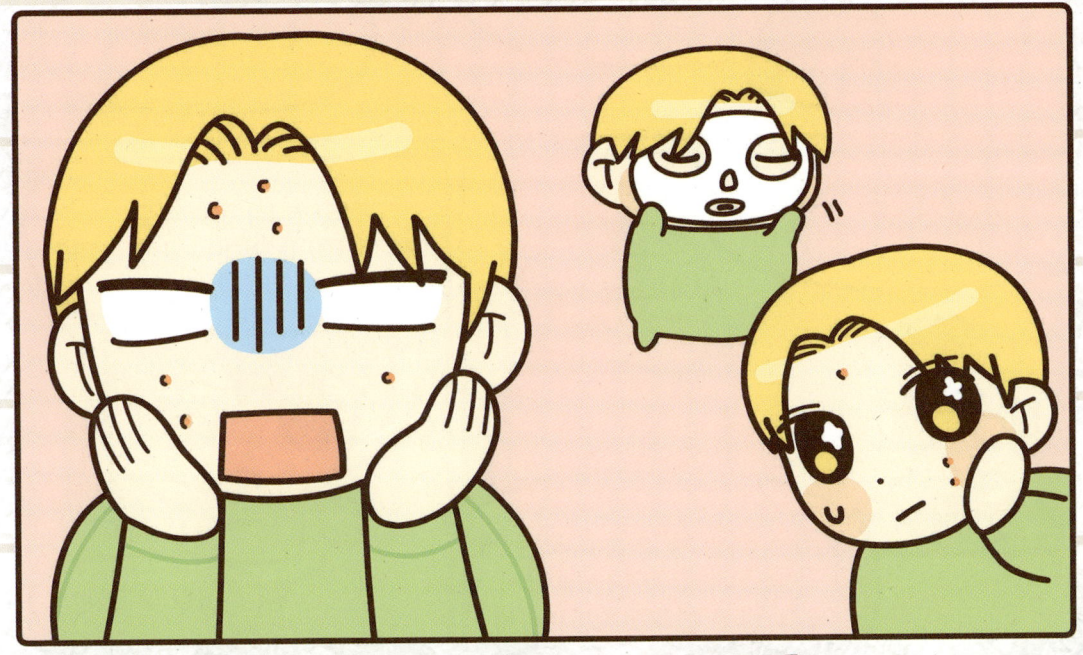

가장 큰 변화는 고환이 커지고 발달하면서 정자가 만들어지는 것입니다.
아빠가 될 준비를 하는 것이지요.
이 모든 변화는 내가 모르는 사이에 어느샌가 시작됩니다.

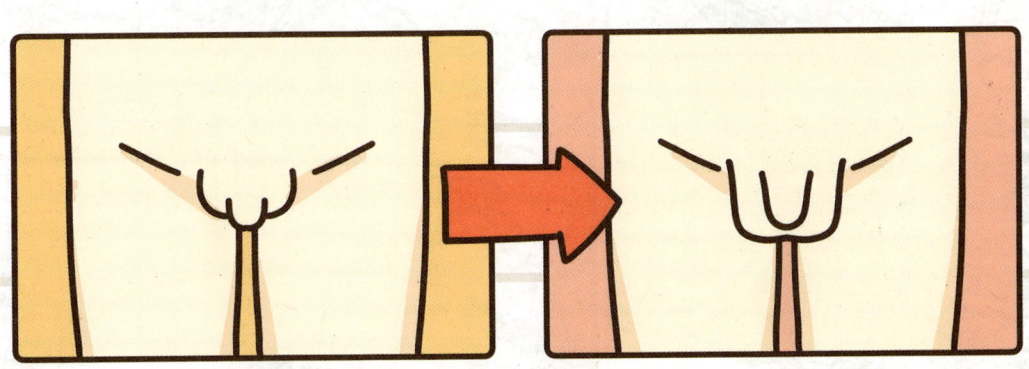

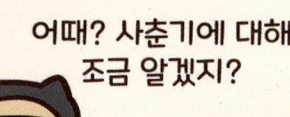
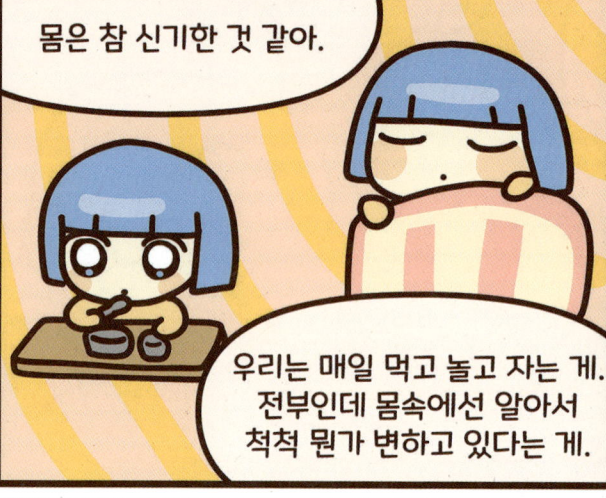
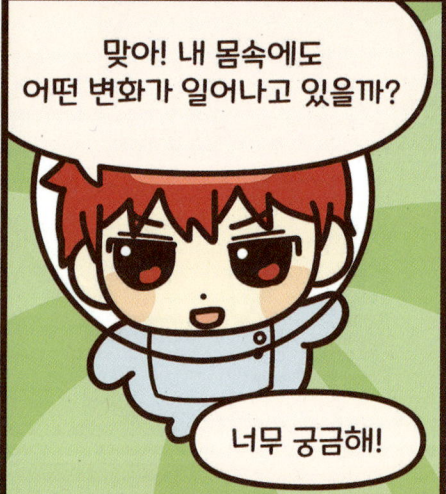
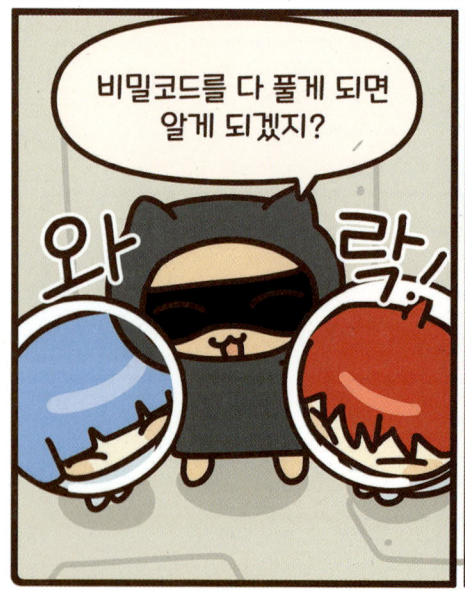
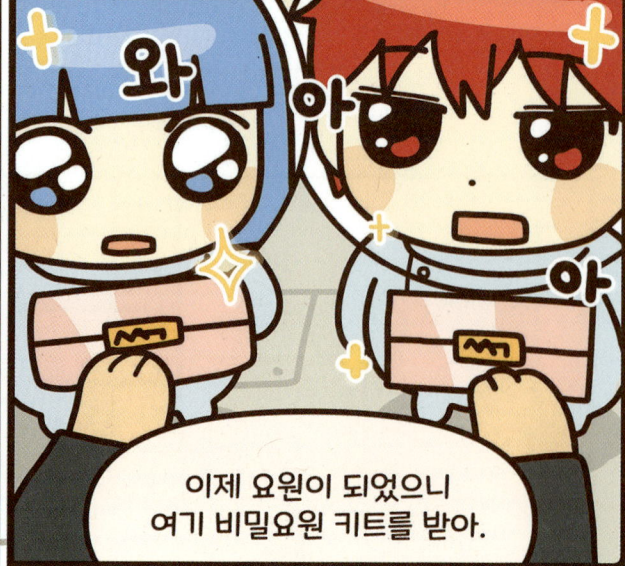

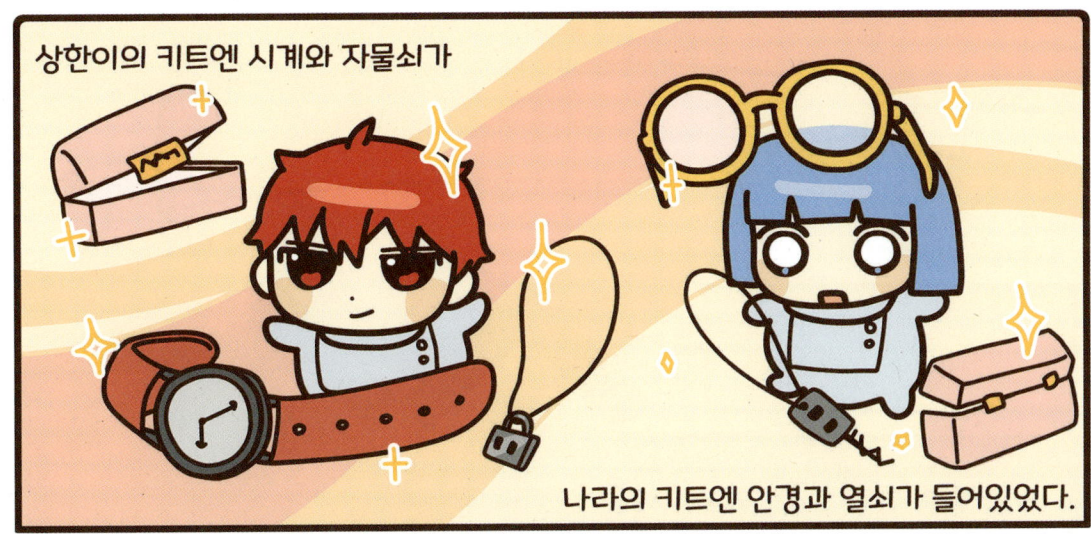

상한이의 키트엔 시계와 자물쇠가

나라의 키트엔 안경과 열쇠가 들어있었다.

이렇게 우리는 비밀요원이 되었다.
우리가 획득해야 할 코드가 생성되면 상한이의 시계에 신호가 잡힌다.
그러면 나라가 안경을 쓰고 코드가 생성된 위치를 확인할 수 있다.
그리고 그 코드를 획득하면 된다.

코드 하나를 획득할 때마다 목걸이의 빈칸이 채워지고
네 개의 빈칸이 모두 채워지면 비로소 이 자물쇠와 열쇠를 결합시킬 수 있다.

과연 이 코드를 완성할 수 있을까?

*코드: 글자, 단어 따위의 정보를 일정한 규칙에 맞게
기호나 약호로 바꾸어 나타낸 것 (고려대한국어사전)

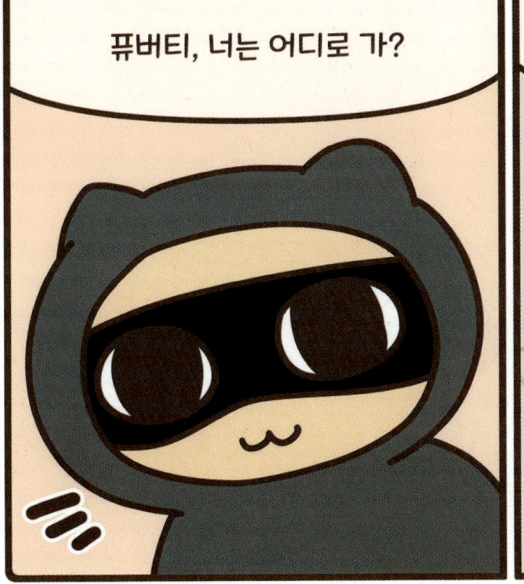

퓨버티, 너는 어디로 가?

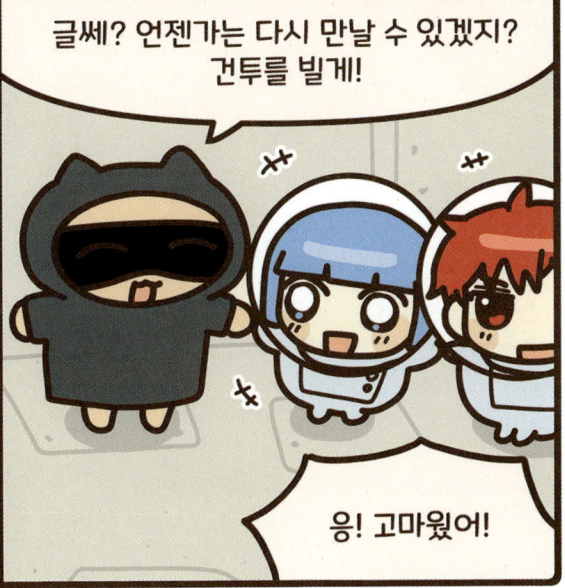

글쎄? 언젠가는 다시 만날 수 있겠지?
건투를 빌게!

응! 고마웠어!

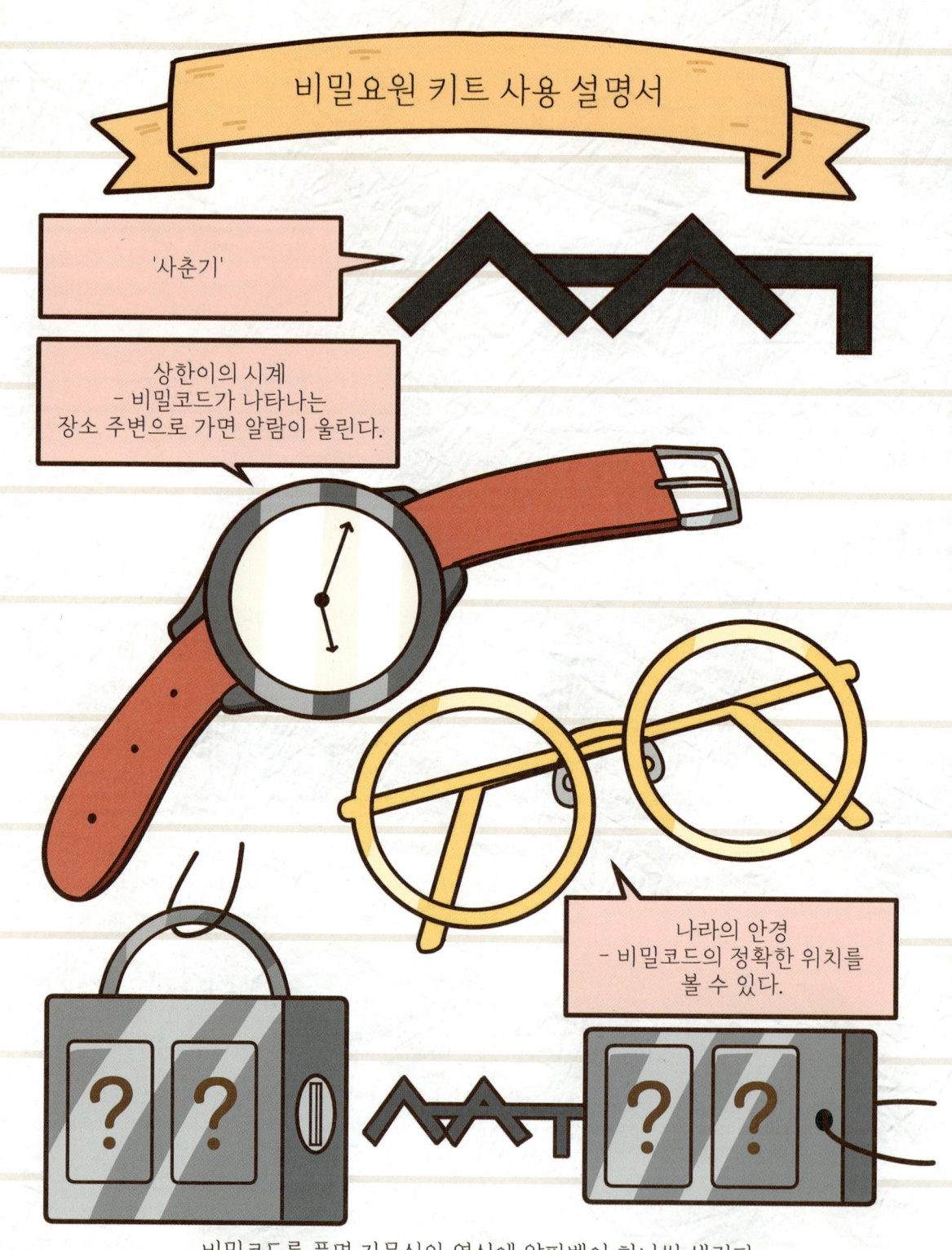

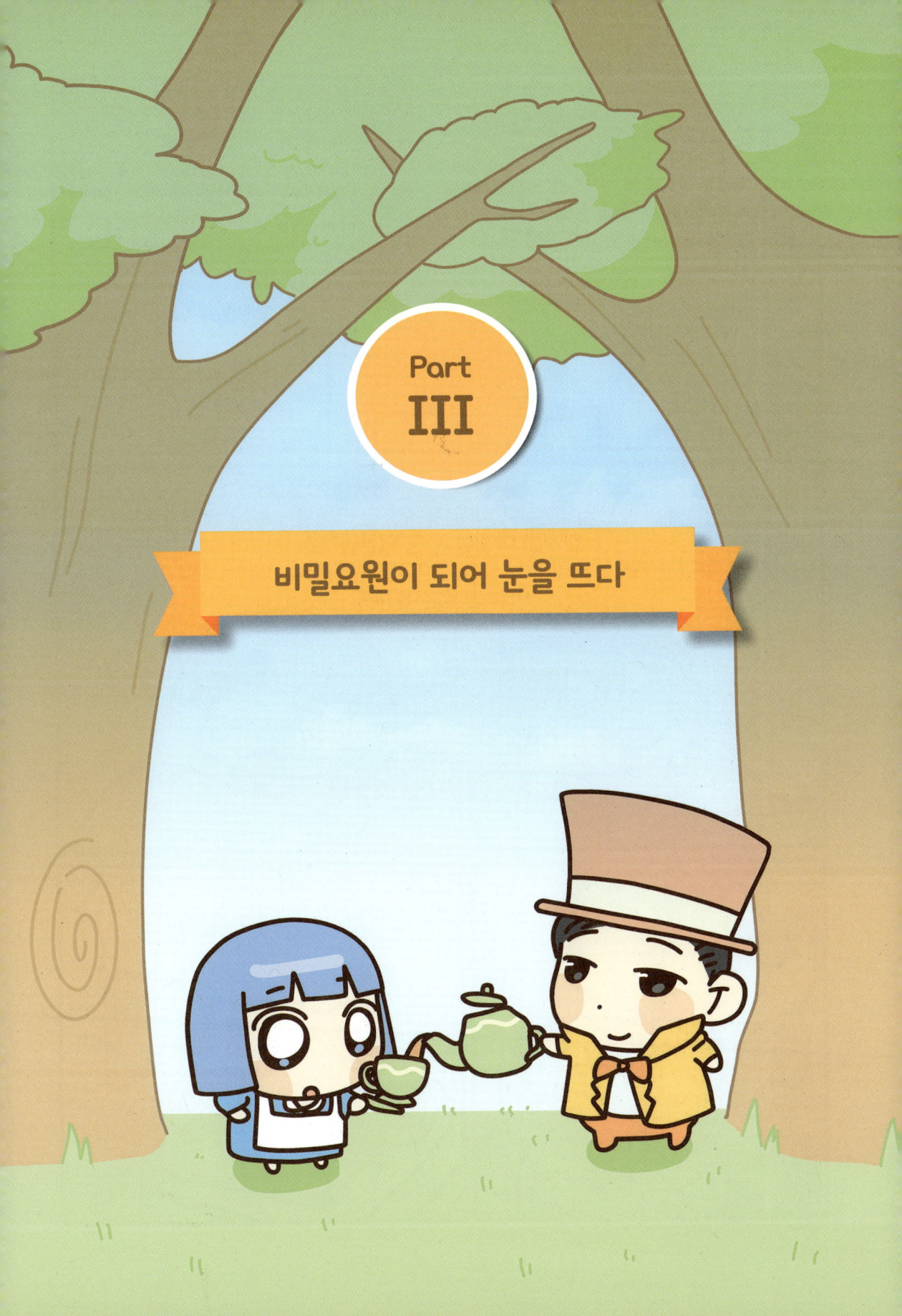

1. 비밀코드를 찾아서!

"어서들 일어나! 밥 먹고 학교 가야지!"

상한과 나라는 다른 날이었으면 짜증이 났을 것이다.
좀 더 꿈속에서 놀고 싶었는데 엄마는 꼭 중요한 타이밍에 깨우기 때문이다.
하지만 어젯밤 꾼 꿈 덕분인가?
엄마가 깨우는 소리가 날 위한 것이라고 생각하니 기분이 좋다.
어제 꾼 꿈은 뭘까?

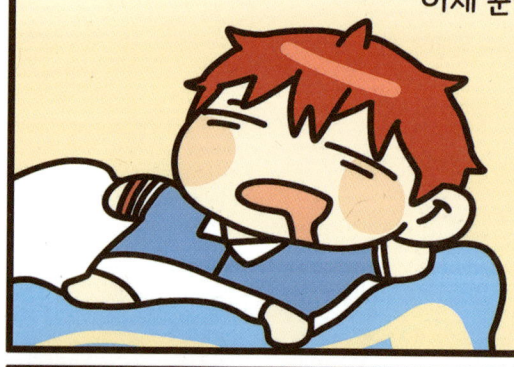
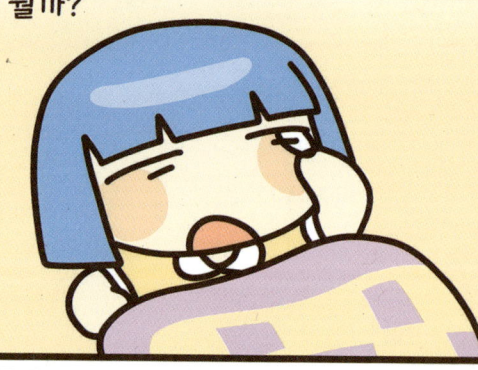

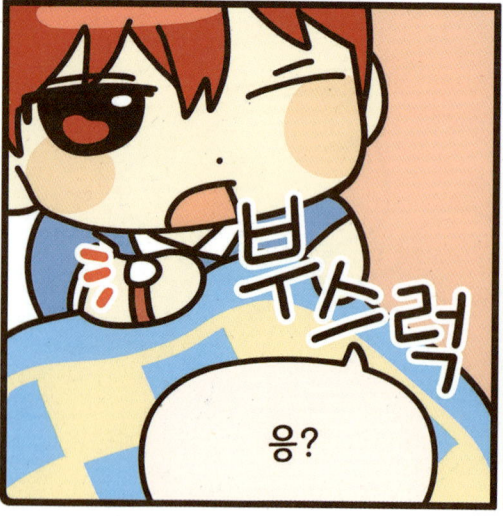

응?

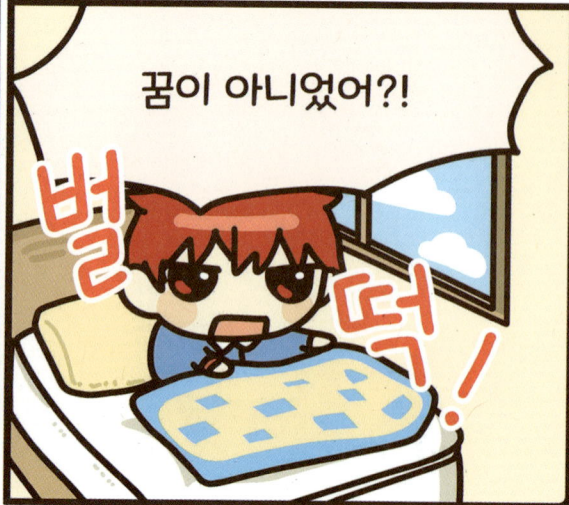

꿈이 아니었어?!

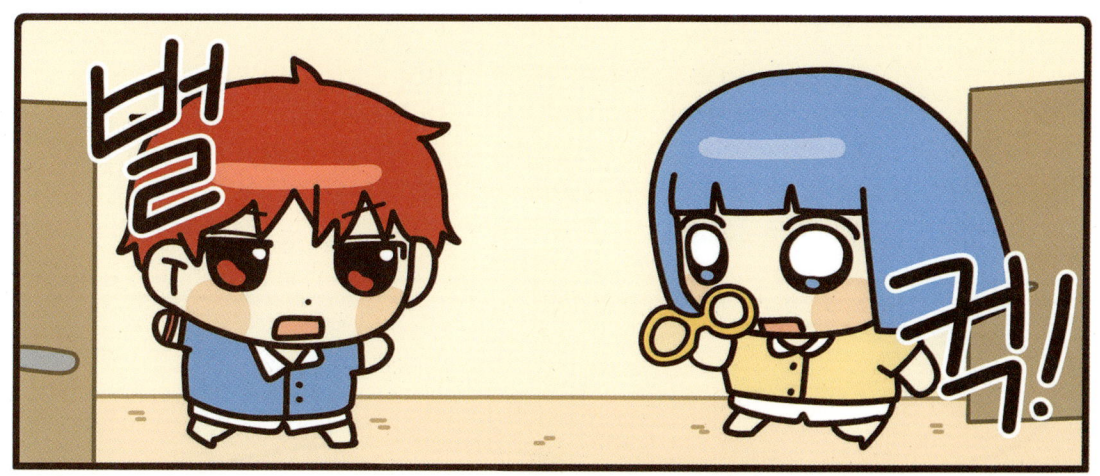

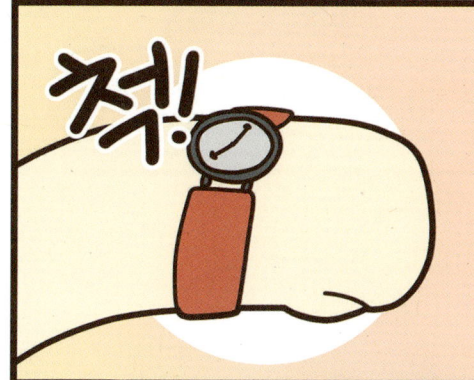

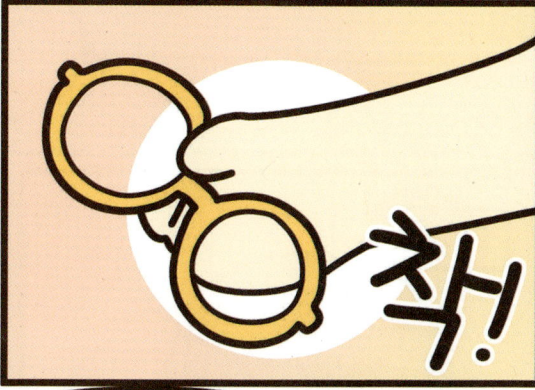

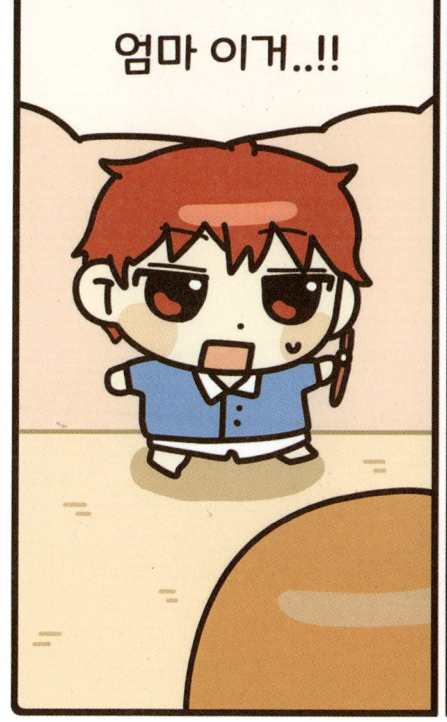

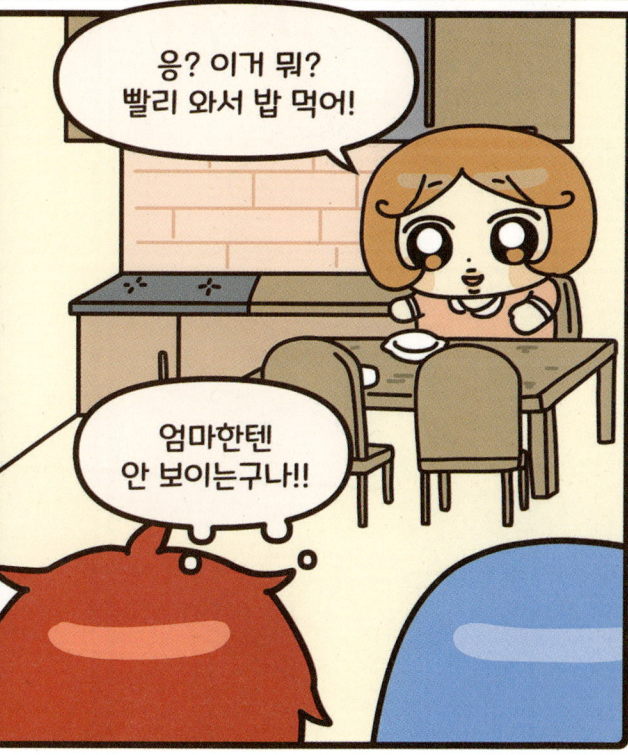

상한과 나라는 앨리중학교를 지나가며 두리번거렸다.
저기 멀리 경비 아저씨와 눈이 마주쳤다.
경비 아저씨는 몰래 '엄지 척'을 해서 신호를 보내셨다.
상한과 나라는 깜짝 놀라서 순식간에 초등학교 교문으로 들어가 버렸다.
우리 진짜 비밀코드를 풀고 있구나! 진짜였어. 이제야 조금 실감이 난다.

형이랑 누나를 꼭 구해야지!

혹시 학교 끝나고 비밀코드 신호가 올 수 있으니까 집에 갈 때 같이 가는거 어때?

그래!

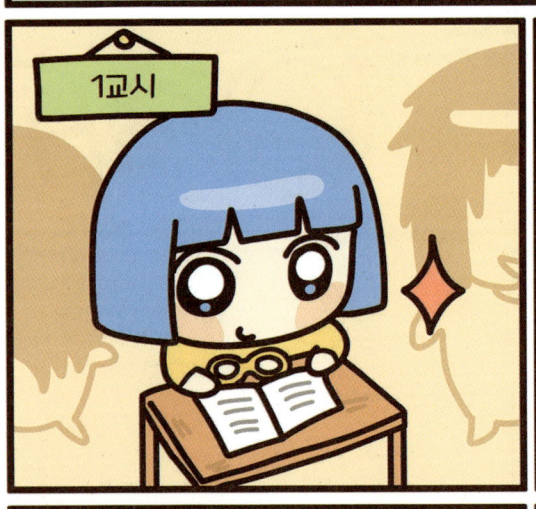

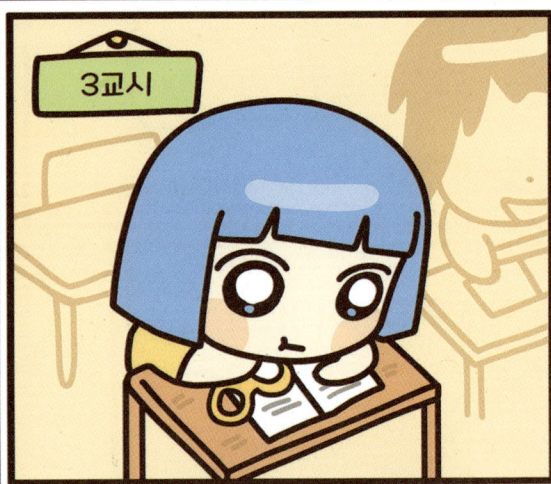

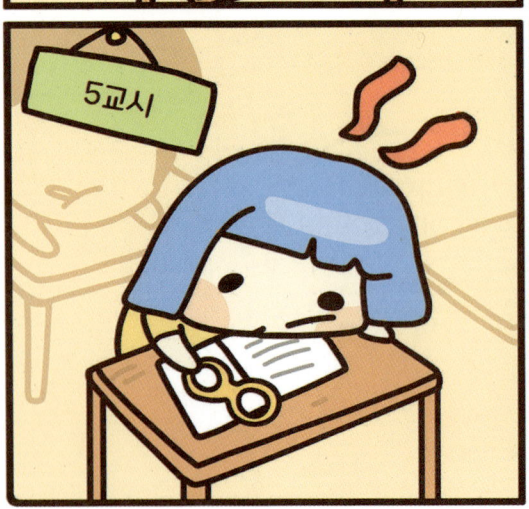

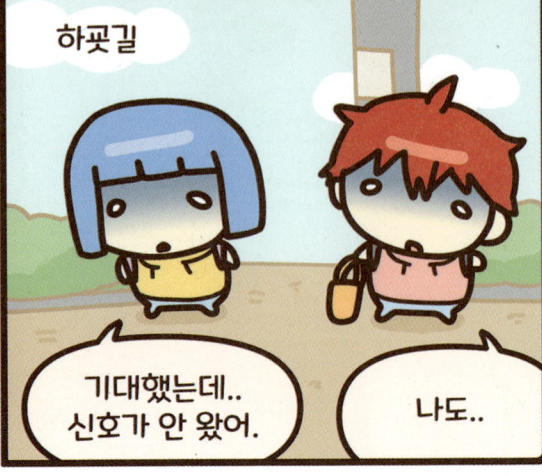

2. 사춘기 내 몸이 건강하게 자라도록 도와줘야 할 때

수요일은 나라가 k-pop댄스학원에 가는 날이다.
가장 인기 있는 BlackT.S 그룹의 "다이나믹" 노래로 댄스 연습 중이다.
지난번 센터 뽑기에서 밀린 나라는 시무룩했다.
이번 춤만큼은 잘할 자신 있는데.. 아쉽지만 어쩔 수 없다.

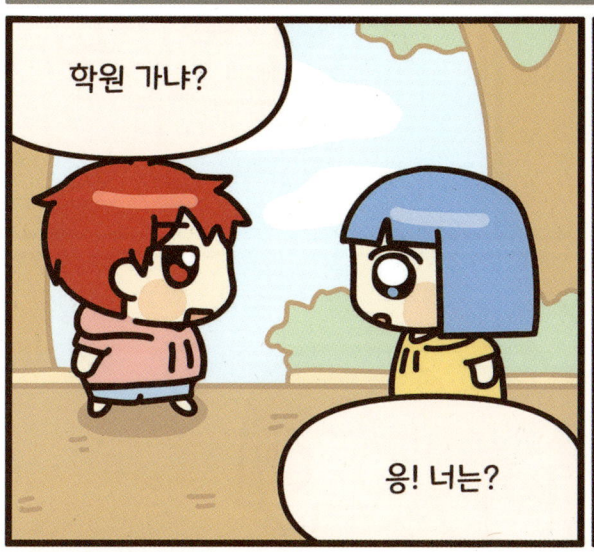
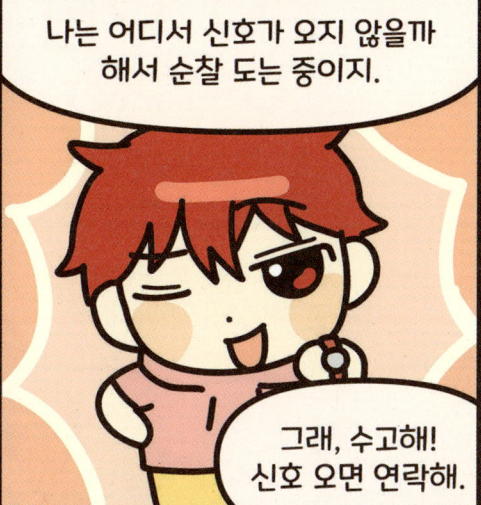
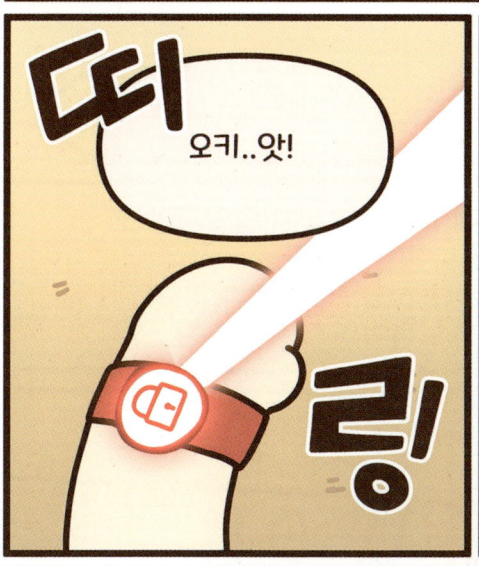
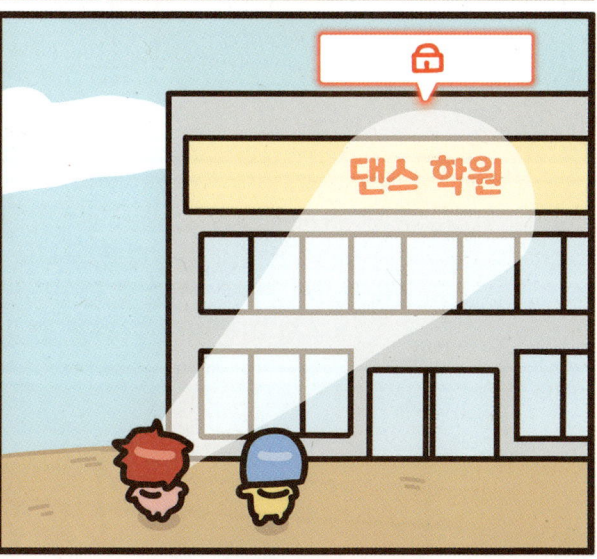
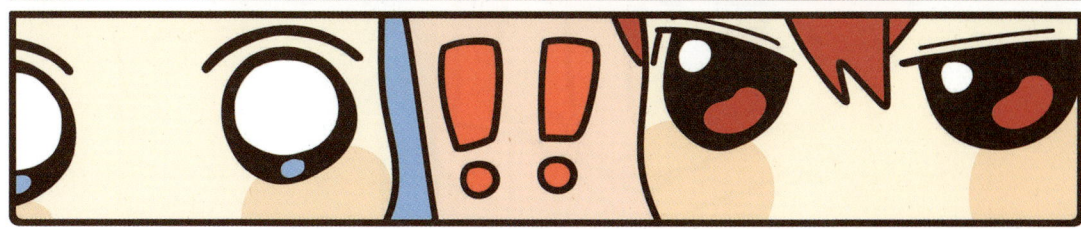

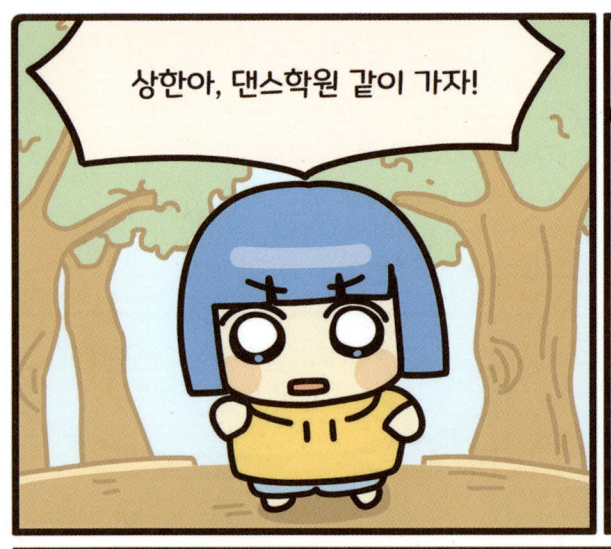
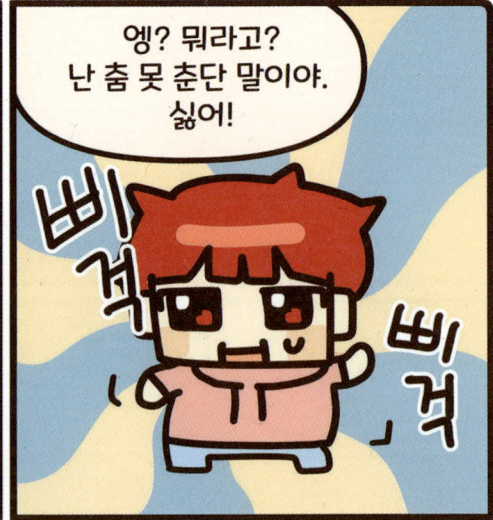
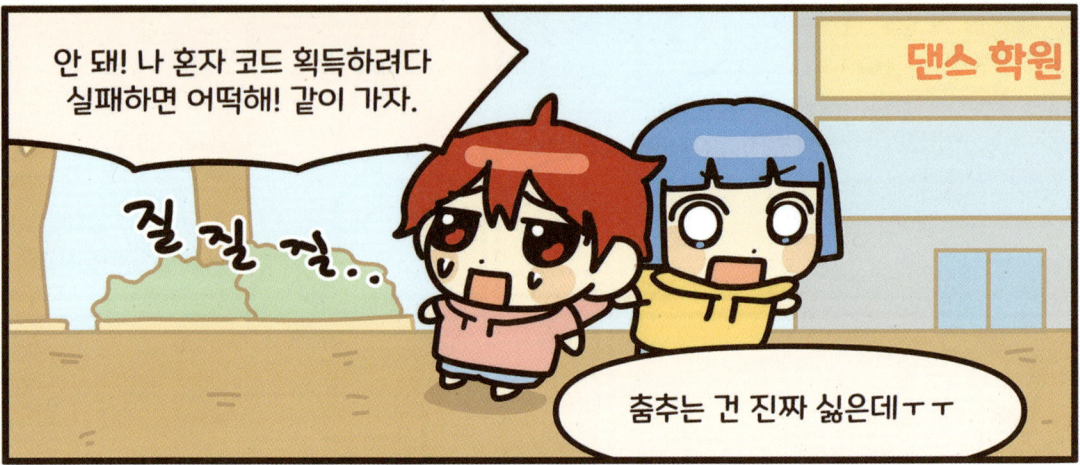

같은 반 여자애들까지 있는 댄스학원에 들어가고 싶지 않았지만
그렇다고 신호를 무시할 수도 없는 노릇.
지금까지 1시간이나 신호를 찾아다녔는데 하필 댄스학원이라니!
첫 미션부터 어려울 것 같은 느낌이 든다.

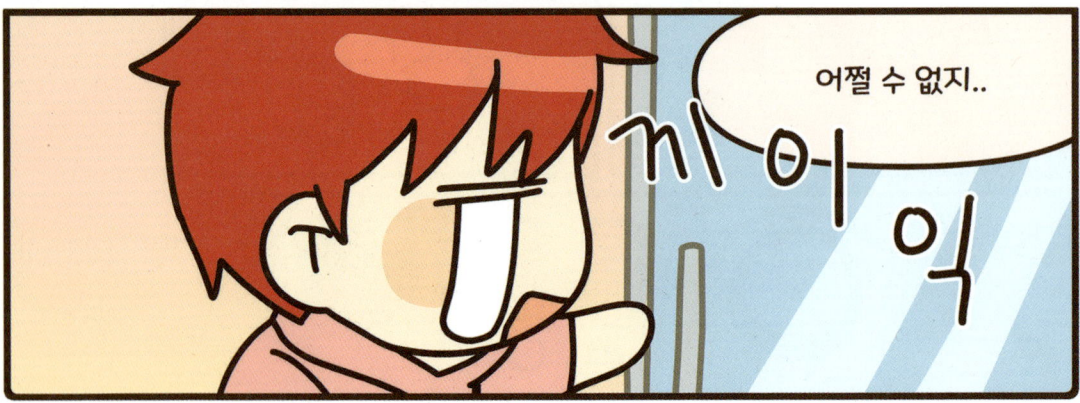

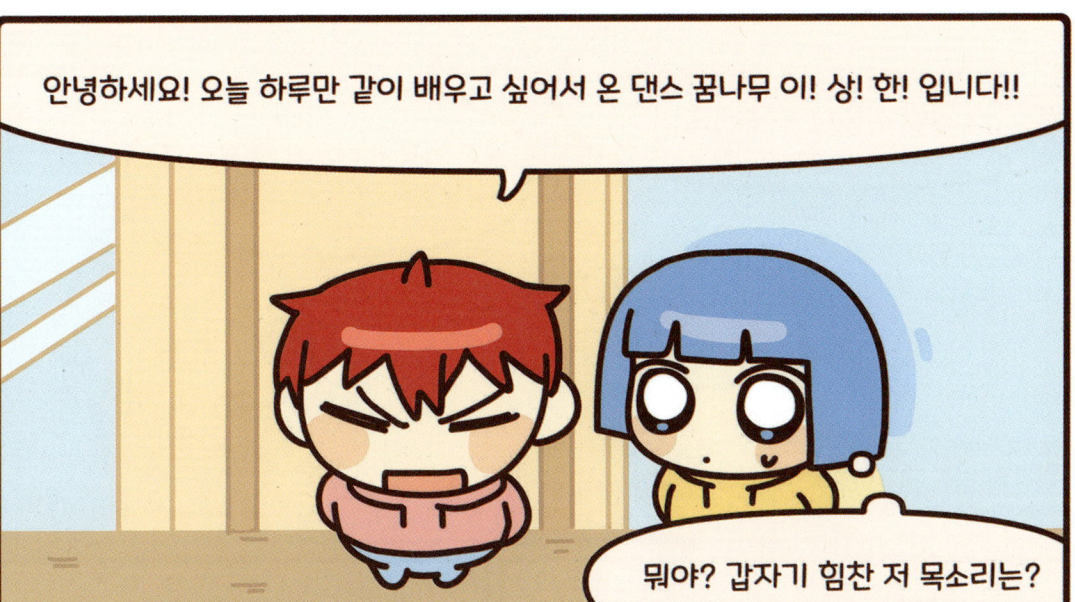

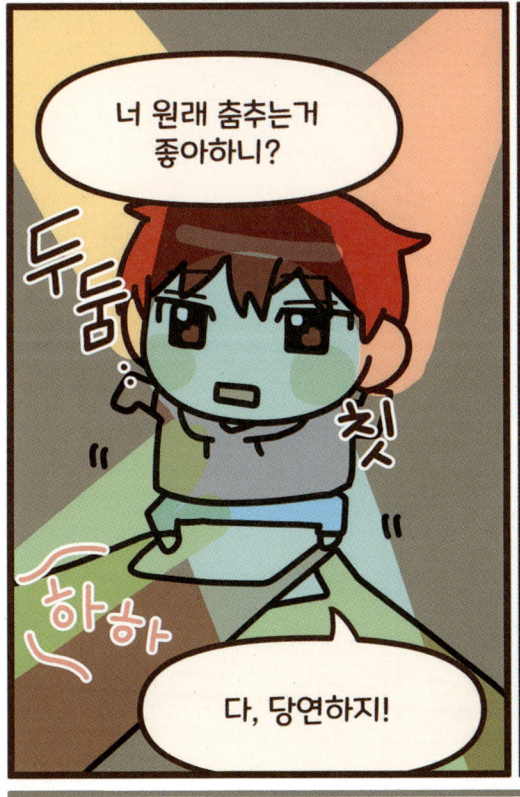 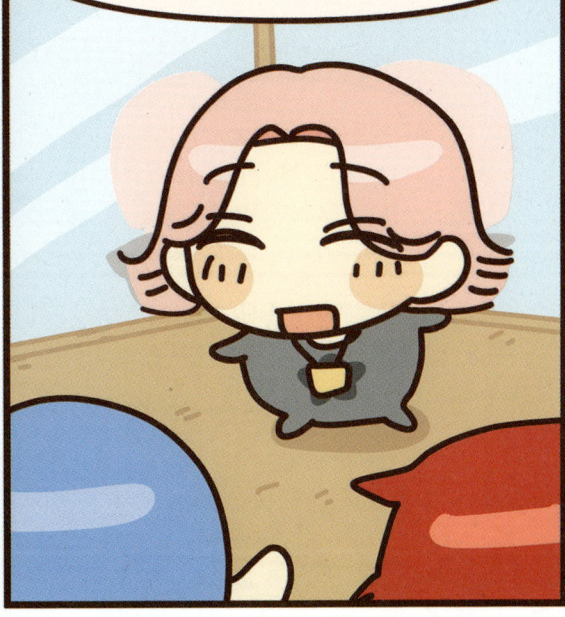

음악이 흐르고 모두 댄스 연습이 한창이다.
물론 처음 온 상한이는 허둥지둥 갈팡질팡 이다.
나라는 비밀코드가 신경쓰여
오늘따라 안무 포인트를 계속 놓치는 중이다.

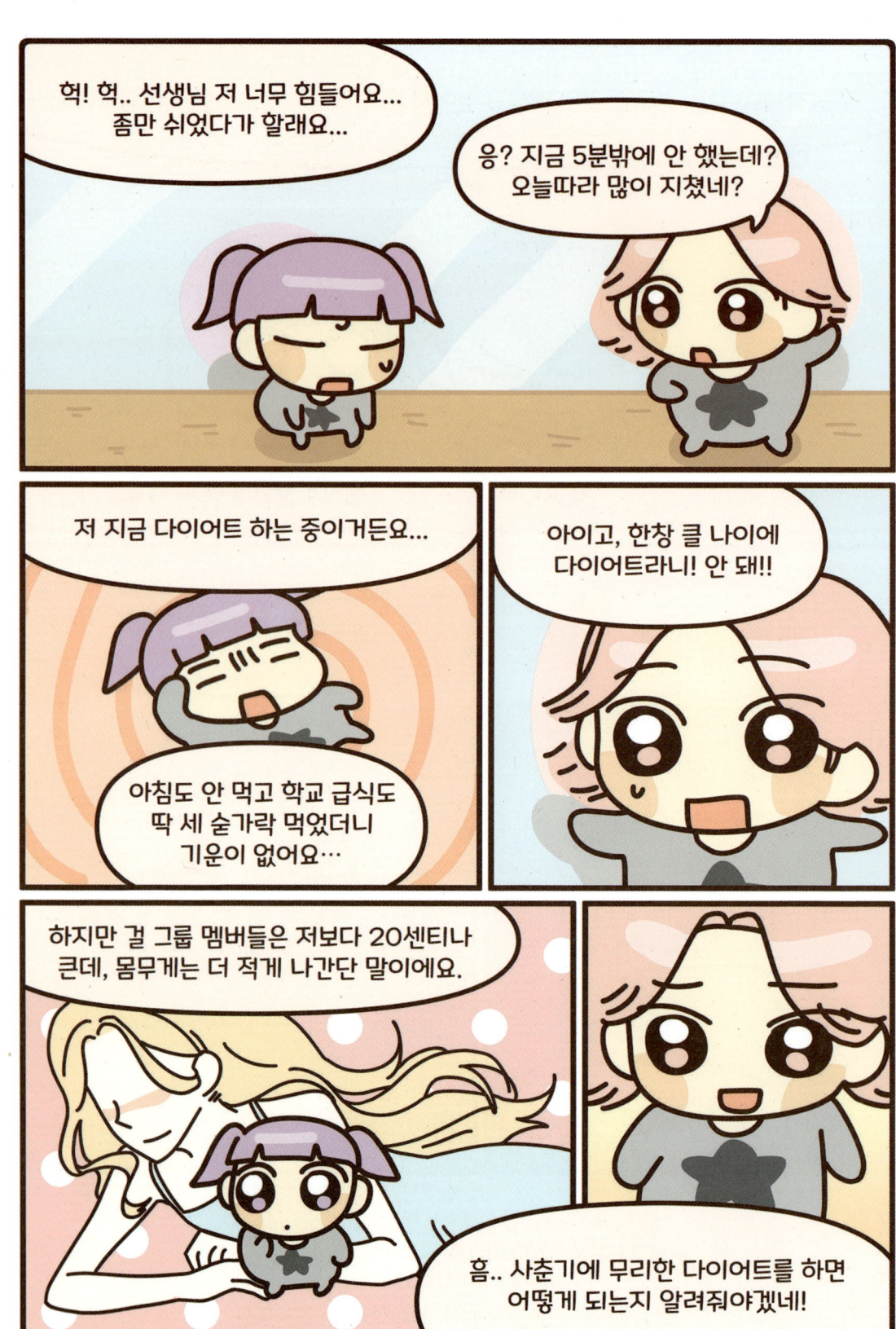

비밀코드 #4

나를 있는 그대로 소중하게 사랑하는 법

거울을 자주 보나요? 내 모습이 어떤가요?
내 눈에 대해 설명해 줄 수 있나요?
눈은 내가 궁금해 하는 모든 것을 볼 수 있게 해주죠.
사랑하는 가족들, 길가에 핀 꽃들,
읽고 싶은 만화를 찾아보는 데에 불편함이 없죠.
나의 눈이 해주는 일들을 생각해 보니 새삼 소중하다고 느껴지나요?
내 몸의 다른 부분들도 마찬가지예요.

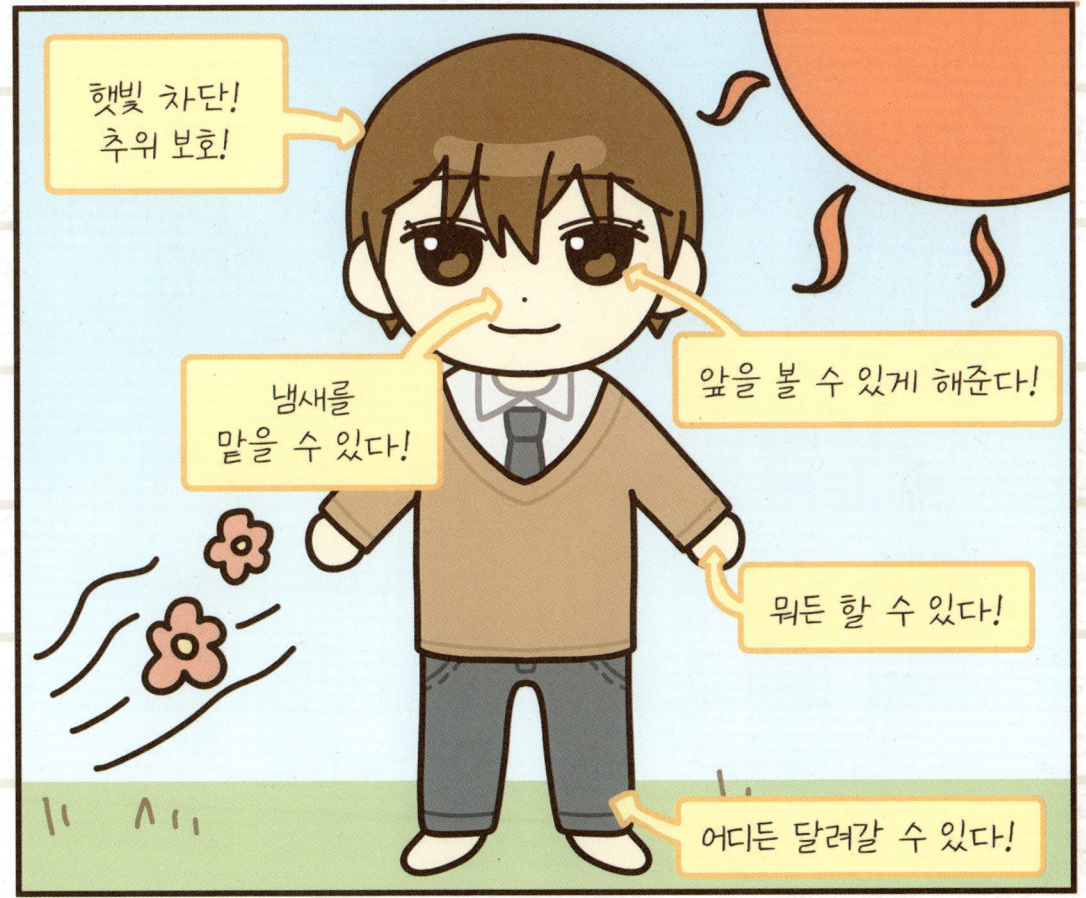

내가 느끼고 먹고 마시고 움직일 수 있도록
나의 몸은 오늘도 최선을 다합니다.
그런데 어떤가요? 키가 마음에 안 들어! 내 눈은 이쁘지 않아! 라는
불평으로 나를 대하고 있지는 않나요?

사춘기 시기는 급성장하는 시기입니다.
키뿐만 아니라 보이지 않는 신체 기관도 함께 성장하는 중이지요.
그래서 사춘기 시기는 어느 때보다 좋은 음식을 잘 먹어야 합니다.
특히 뼈에 대한 얘기를 해 볼게요.
키가 자라려면 뼈가 쭉쭉 성장해야 한다는 것을 알고 있을 거예요.
성장 호르몬의 자극을 받은 뼈는 길게 길게 자라납니다.
그런데 이 몸의 주인이 다이어트를 한다고 성장 재료를 공급해 주지 않네요.
그러면 어떤 일이 일어날까요?

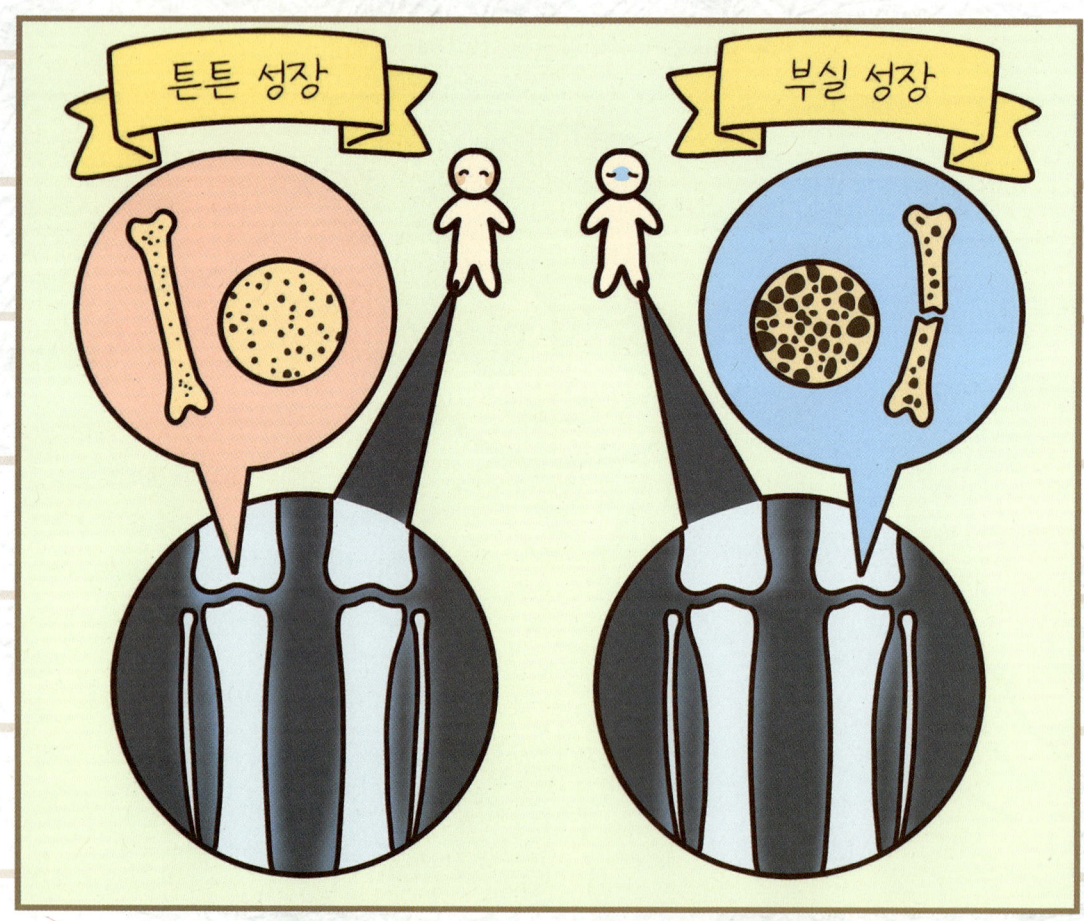

재료도 주지 않고 큰 집을 지으라고 하면
부실 공사를 하게 되는 것처럼 뼈도 부실 성장을 해요.
뼈뿐만이 아니라 우리 몸속 모든 기관이 적절한 영양 공급이 되어야
세포가 만들어질 수 있는데 무리한 다이어트를 하게 되면
2차 성징도 멈출 수 있어요.

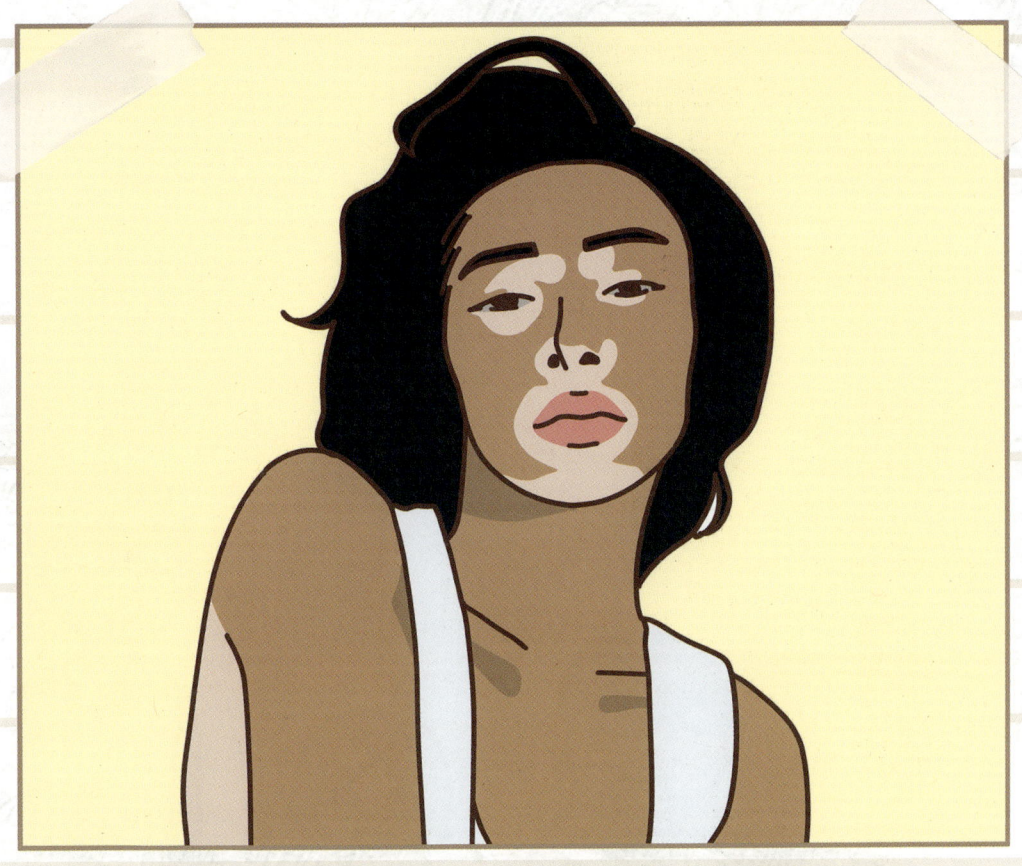

캐나다의 모델인 위니 할로우의 이야기를 아시나요?
흑인인 위니는 백반증이라는 증상을 앓고 있어요.
백반증은 피부의 멜라닌 세포가 파괴돼서 피부색이 없어지는 증상을 말해요.
원래 흑인인 위니의 피부에 군데군데 피부색이 없어서 흰색이 섞여 있어요.
위니도 사춘기 시기에는 이런 얼룩덜룩한 피부색이 싫어서 마음이 많이 힘들었대요.

하지만 자신의 피부를 인정하면서 바꿔기 시작했어요.
물론 쉬운 일은 아니었을 거예요.
"원래 이런 피부인 걸 어쩌라고!"
하는 마음을 먹은 후 달라지기 시작했어요.
백반증에 걸린 것은 위니의 잘못도 누구의 잘못도 아니니까요.
위니는 자신의 약점을 강점으로 만들었습니다.

"그래! 나는 흰 피부와 갈색 피부 둘 다 가졌어!
난 이 세상에 유일한 두 가지 색 피부를 가진 모델이야!"

비밀코드를 풀어라 81

나는 어떤가요? 내 몸은 TV에 나오는 걸 그룹이나
패션 모델들의 몸과 같나요? 다른가요?
다른 사람의 신체가 기준이 될 수 없어요.
우리는 각각 다른 사람, 다른 존재니까요.
나의 있는 모습 그대로를 인정해 주는 것을 '올바른 신체상'이라고 합니다.

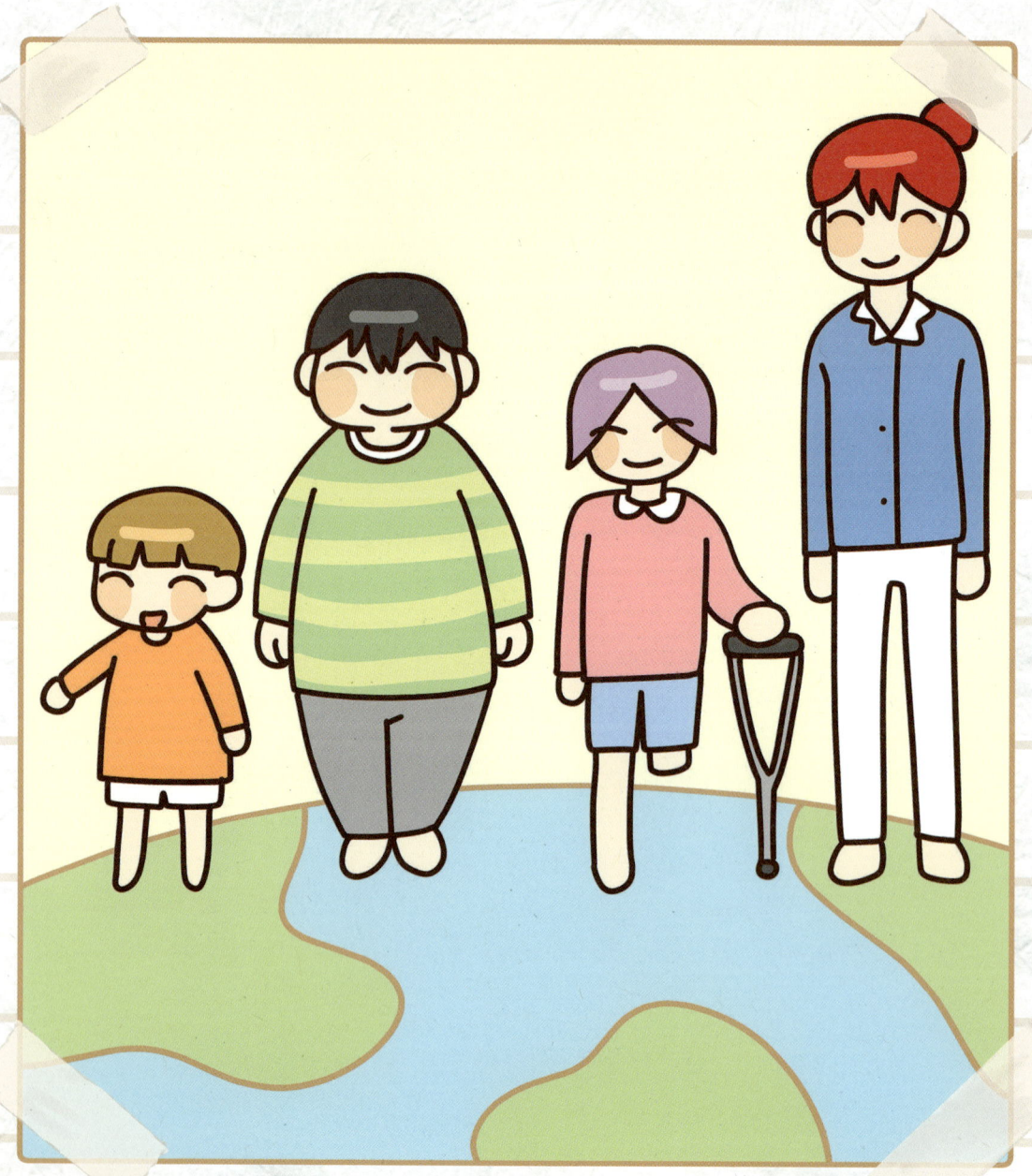

==나를 소중하게 대해 주세요.== 나는 지금 성장 중인 귀한 몸이니까요!

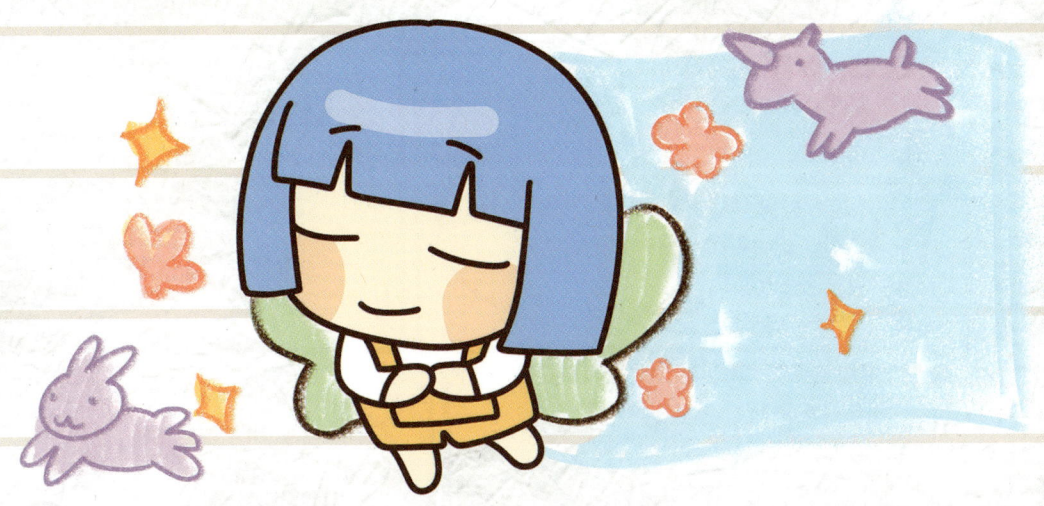

우리는 나를 있는 그대로 소중히 받아들이고 가꿀 수 있어야 해요.
이것이 사춘기 때 해야 할 일 중 하나에요.
나를 받아들이고 다른 사람의 모습도 존중하는 것 말이지요!
지금 거울을 보세요. 이 모습이 바로 '나!'예요. 이 세상 유일한 존재랍니다.

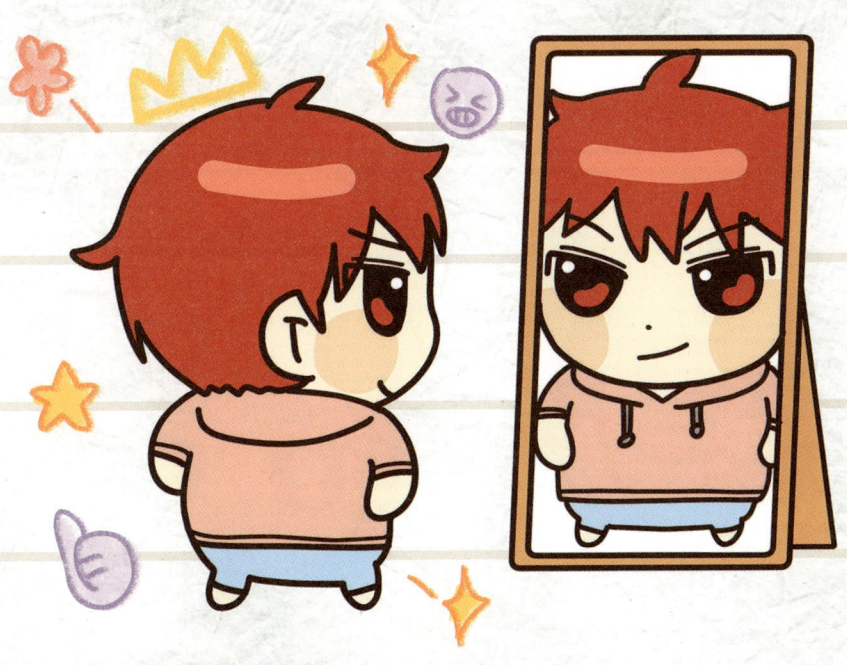

3. 여자들끼리만 아는 "그날"이 있다고?

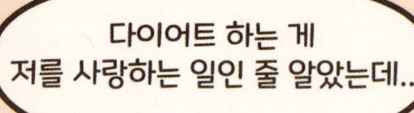
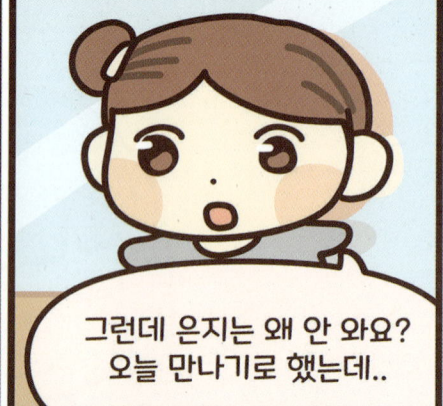
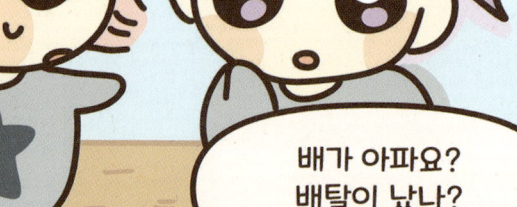
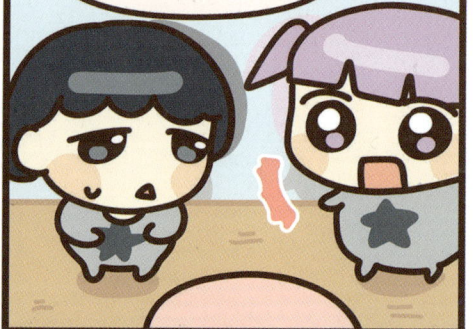
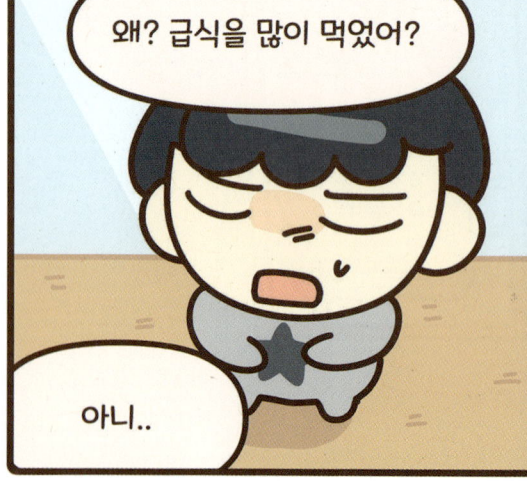
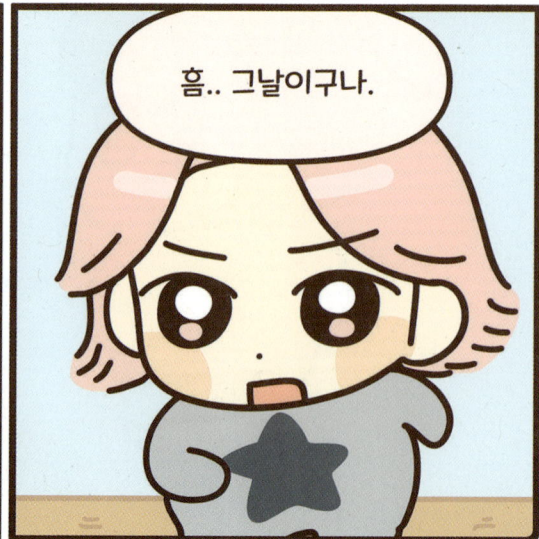

그날? 그날이 뭐지?
상한이는 배 아픈 그 날이 궁금했다.
어떤 날이 되면 자동으로 배가 아파지는 그런 날이 있나?
밸런타인데이도 아니고.. 배탈 데이?

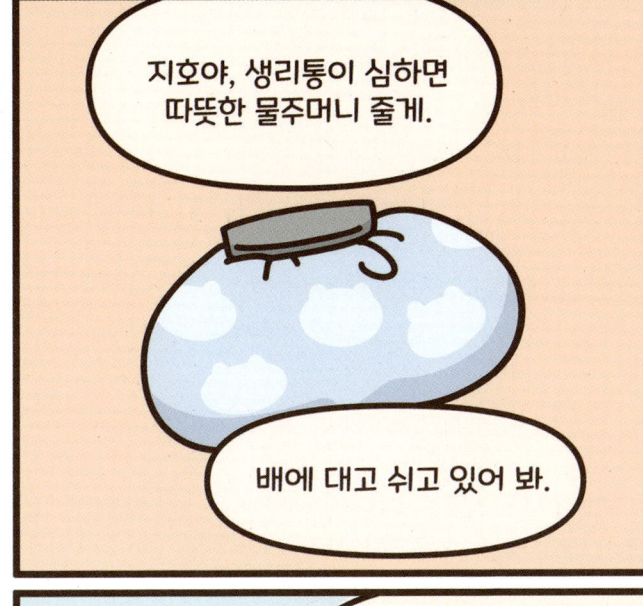

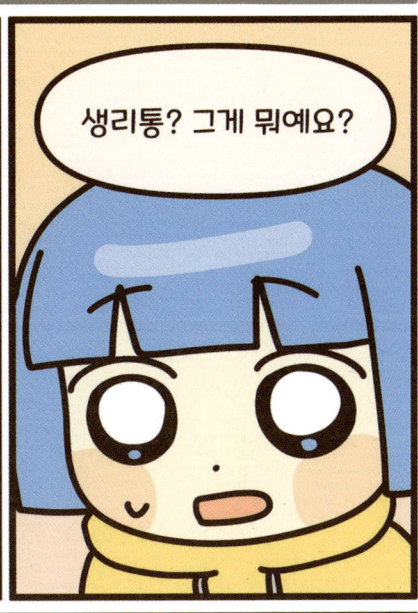

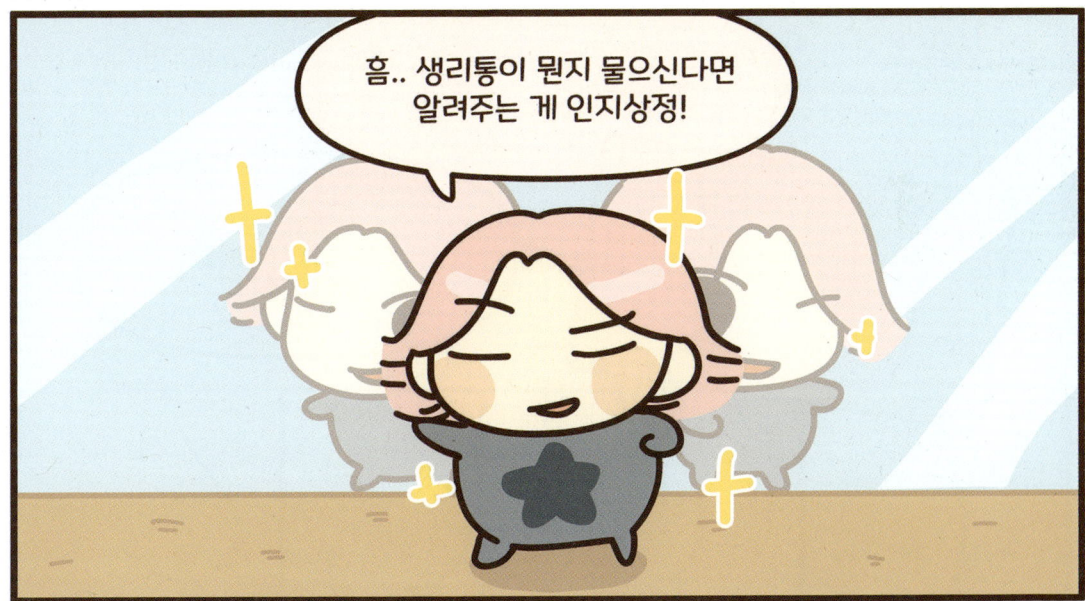

선생님은 갑자기 댄스실 거울에 도표를 붙이셨다.
엥? 이런 도표가 댄스학원에 왜 있는지.. 잘 모르겠지만 댄스도
몸의 기능을 알아야 잘 할 수 있다는 선생님의 말씀에 고개를 끄덕였다.
어쩌면 이것이 첫번째 코드 획득의 기회일 수 있다.

비밀코드 #5

여자들끼리만 아는 그날? 생리는 비밀이 아니야! (여자의 2차 성징)

이번에는 여자의 2차 성징에 대해 알아봅시다.
여자의 뇌하수체에서 보낸 생식샘자극호르몬이 도착한 곳은 난소입니다.
자극을 받은 난소는 여성호르몬인 에스트로겐과
프로게스테론이라는 호르몬을 분비합니다.
이 여성호르몬은 여자 친구들의 몸에 어떤 변화를 일으킬까요?

가장 눈에 띄는 변화는 가슴이 커지는 것이에요.
유두(젖꼭지) 주변과 안쪽에 단단한 멍울이 생기기 시작해요.

아기에게 젖을 줄 수 있는 엄마의 몸 준비를 하는 것이지요.
아직 젖을 만들지는 않지만요.
모두의 키가 똑같지 않듯 가슴의 크기와 모양도 사람마다 다 다르답니다.
성장 속도도 제각각이지요. 조금 더 크다고 혹은 작다고 고민할 필요는 없어요.
가슴이 발달하기 시작하면 브래지어라는 속옷이 필요해요.
면으로 되어 있고 조이지 않는 브래지어를 발달단계에 맞춰 착용하면
유두와 가슴을 보호해 주는 데 도움이 될 거예요.

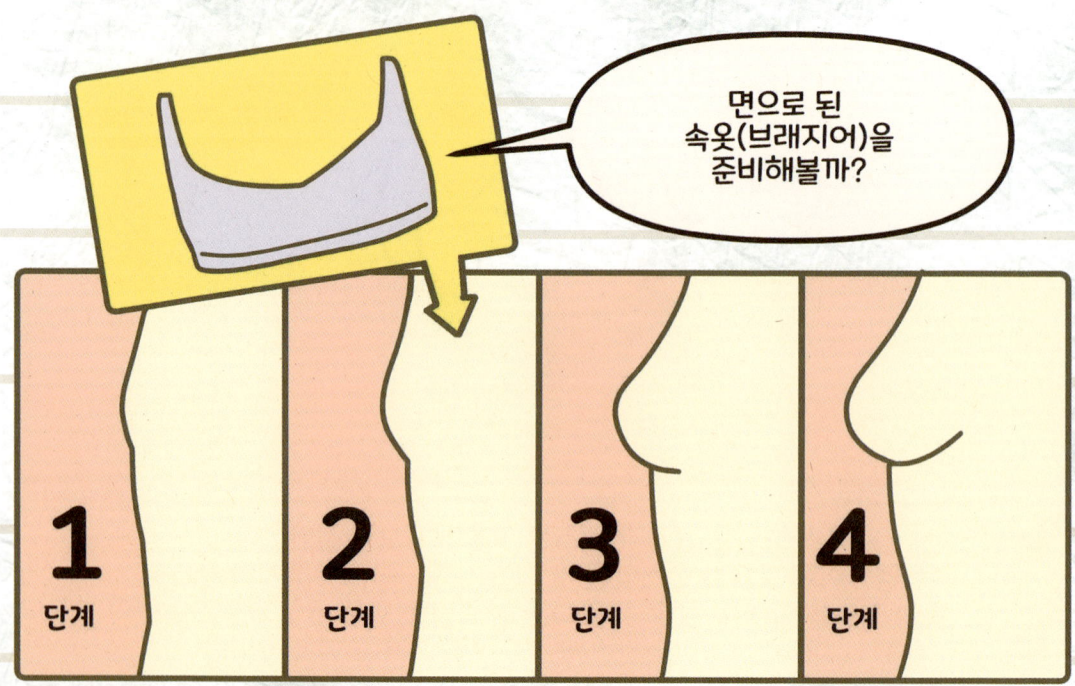

면으로 된 속옷(브래지어)을 준비해볼까?

1단계　2단계　3단계　4단계

또 한 가지 큰 변화는 '월경'을 시작한다는 것이에요.
'월경'은 흔히 '생리'라고 불러요.

자궁은 아기가 자랄 수 있는 준비를 한 달에 한 번씩 합니다. 난소도 한 달에 한 번 씩 난자를 배출합니다.

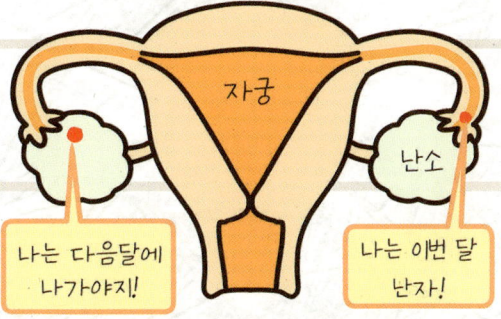

나는 다음달에 나가야지!

나는 이번 달 난자!

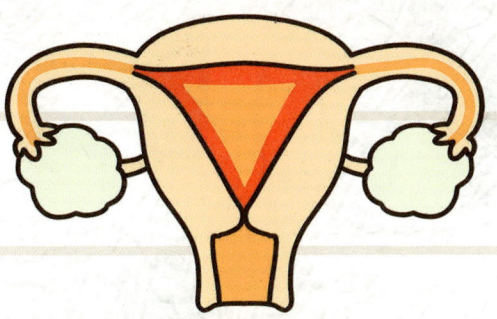

자궁은 이 수정란이 도착했을 때 안전하게 감싸줄 영양성분(점액, 피)을 미리미리 안쪽에 채워 둡니다.

배출된 난자가 정자를 만나면 아기씨(수정란)가 됩니다.

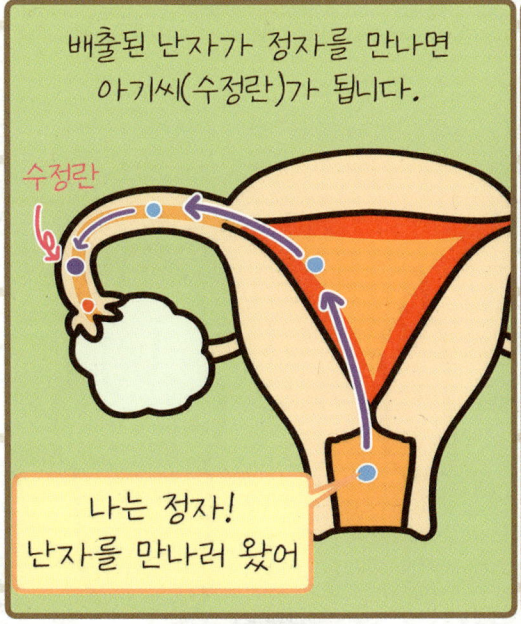

수정란

나는 정자! 난자를 만나러 왔어

하지만 수정란이 오지 않으면 준비해둔 내막을 모두 몸 밖으로 배출시켜요.

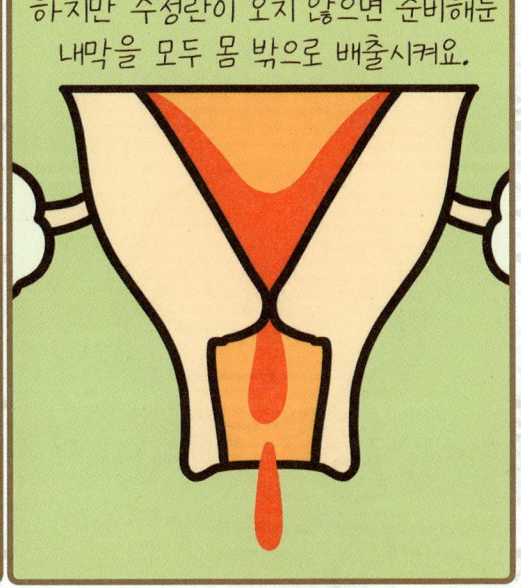

월경은 1달에 1번 하지만 생리혈(점액과 피)이 배출되는 기간은 3일에서 일주일 정도예요.

생리 상식

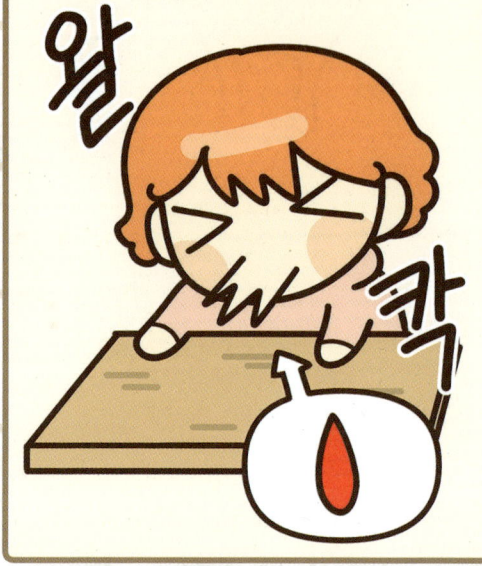

재채기를 하거나 크게 웃을 때 왈칵 쏟아지기도 해요.

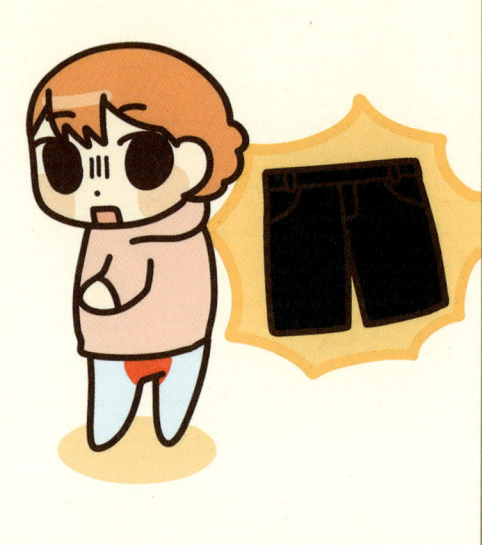

옷 밖으로 새어 나올 때가 종종 있으니 검정 계열 옷을 추천해요.

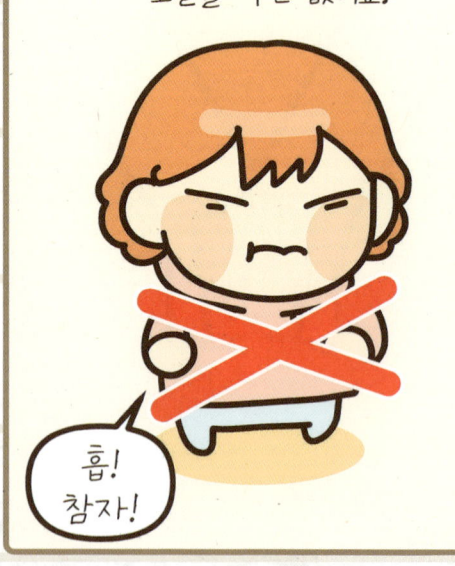

생리혈이 나오는 것을 조절할 수는 없어요.

흡! 참자!

생리대의 크기는 사람의 몸집에 따라 고르는 것이 아닌
==생리혈의 양에 따라 선택해요.==

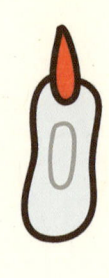
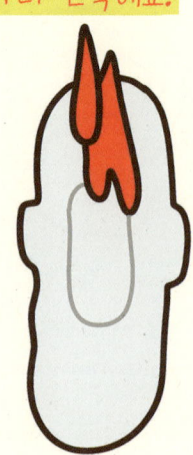

생리가 시작된 첫날부터 다음번 생리가 시작되기
전날까지의 기간을 생리주기라고 해요.
초경을 하고 1~2년은 생리 주기가 불규칙하지만
조금 지나면 어느 정도 규칙이 생겨요.
이렇게 매월 생리를 한다는 것은 엄마가 될 수 있는 몸이 되었다는 것을 의미해요.

생리를 하는 동안 생리통을 겪게 될 수 있어요.
모든 경우는 아니지만 대부분 허리가 아프거나 등, 아랫배의
쥐어짜는 듯한 느낌을 경험하게 돼요. 안타까운 일이지요.
생리혈이 질을 통해 밖으로 배출되는 것을 돕기 위해 자궁이 수축하기 때문이에요
아프지 않고 생리를 하면 좋을 텐데...
만약 생리통 때문에 고통스럽다면 다음처럼 해보세요. 조금은 도움이 될 거예요.
다행히 생리 기간이 끝나면 통증은 사라진답니다.

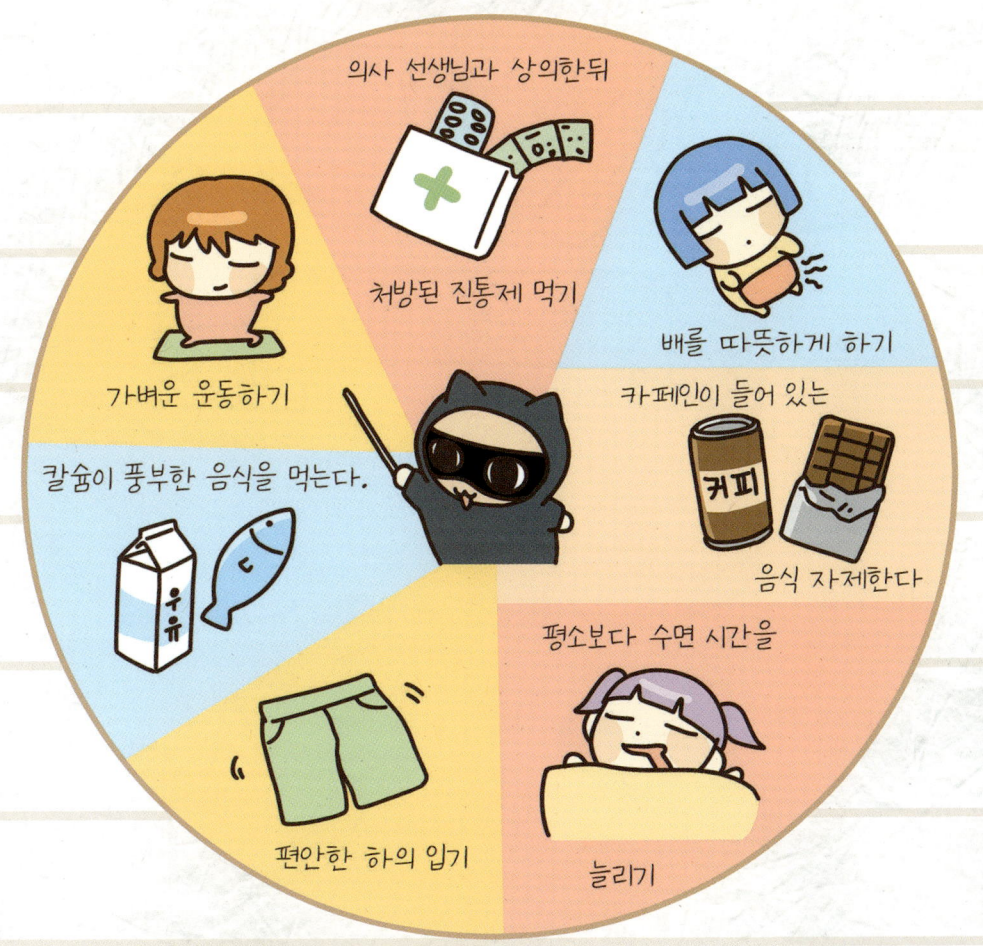

생리혈은 소변이나 대변처럼 참았다가 화장실에 가서
배출할 수 있는 것이 아니에요.
나의 의지와 상관없이 조금씩 혹은 갑자기 질을 통해 흘러나옵니다.
그래서 생리 기간에는 팬티에 생리대를 붙여서 생리혈을 흡수시켜야 해요.
그렇지 않으면 생리혈이 바지에 다 묻어날 테니까요.
생리대뿐 아니라 탐폰, 실리콘컵 등 다양한 제품들이 있으니
시간을 두고 나에게 맞는 생리용품을 알아가는 것도 좋아요.

이 외에도 사춘기 피부 불청객 여드름도 잊지 않고 찾아오네요.
겨드랑이와 생식기 주변에 한 가닥씩 털이 자라납니다. (너무 놀라지 말아요.)
남자들처럼 턱수염은 나지 않아요.

이렇게 여자든 남자든 2차 성징이 나타나는 것은
부끄러운 일도 감춰야 할 비밀도 아니에요.
"그날" 이야" 라고 말하는 대신 "생리 기간이야." 라고 말해도 된답니다.

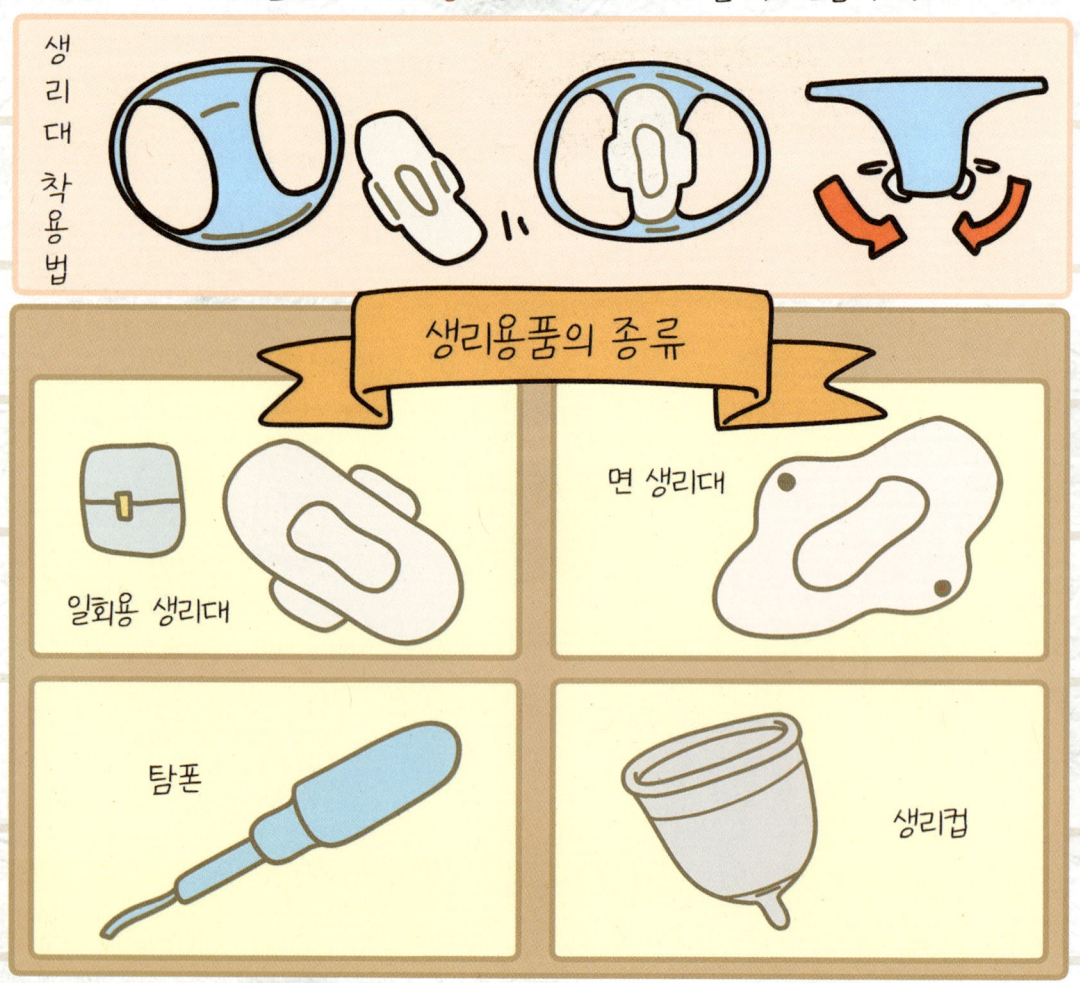

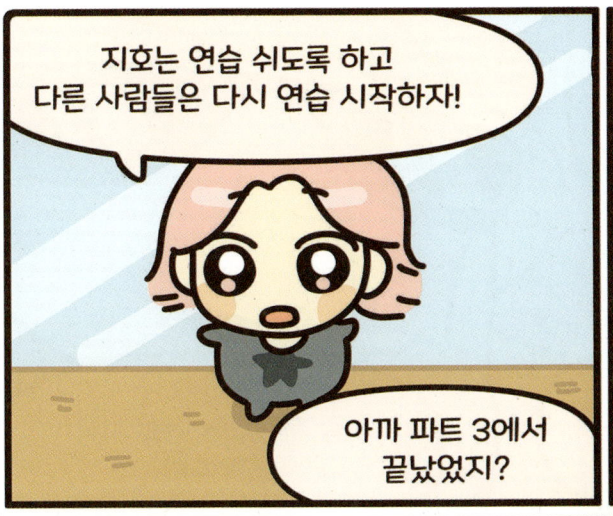
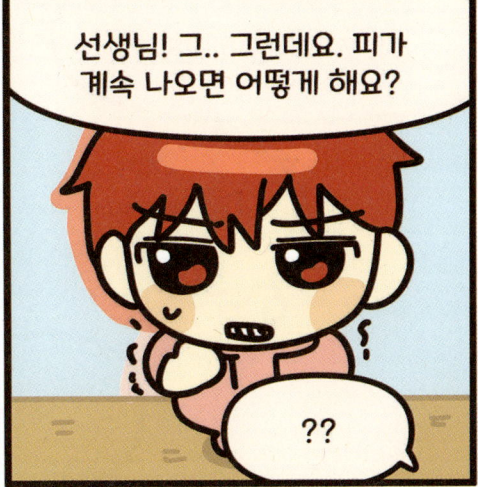
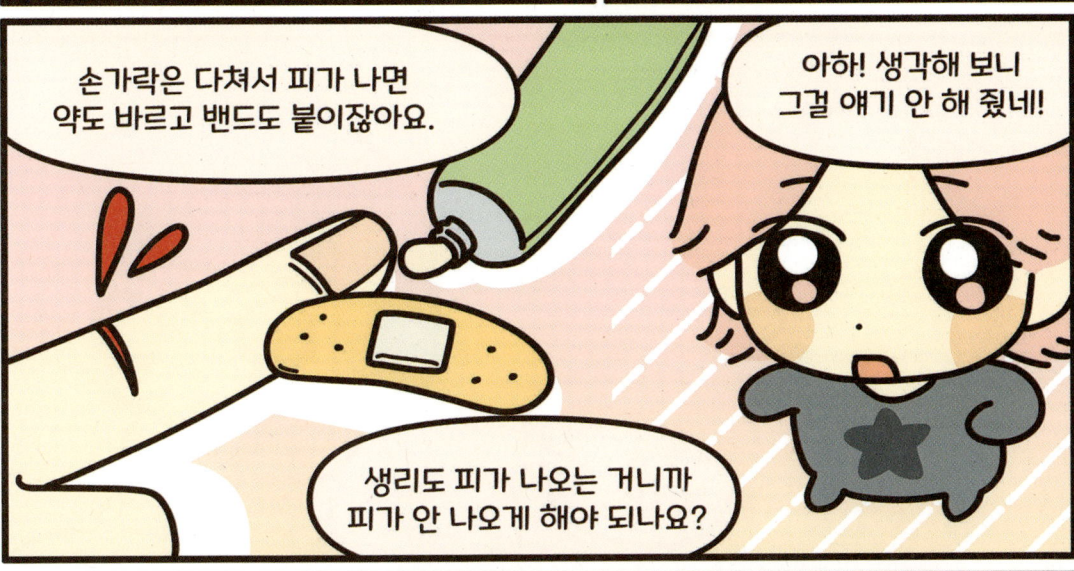
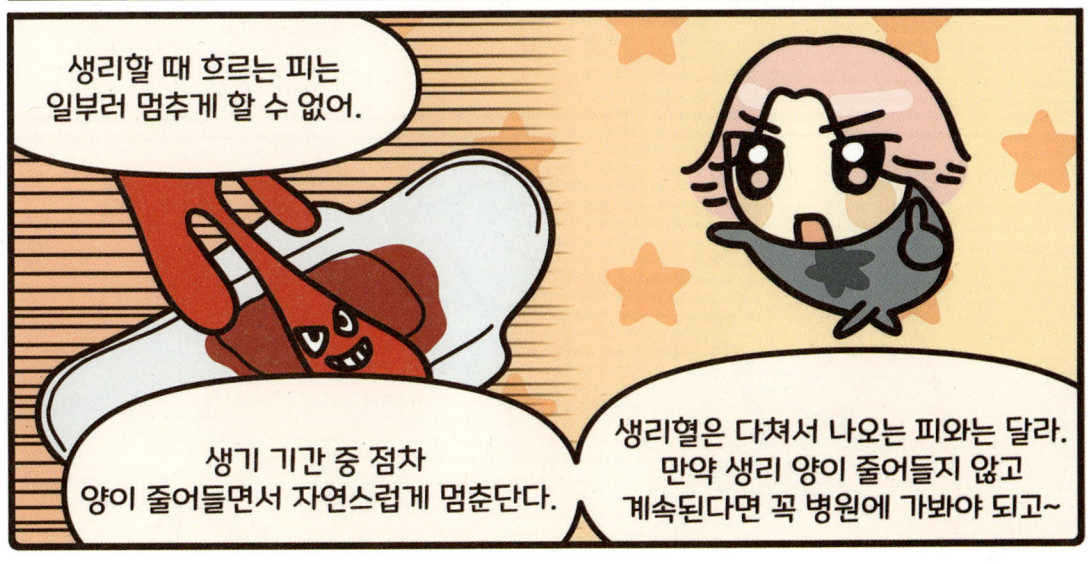

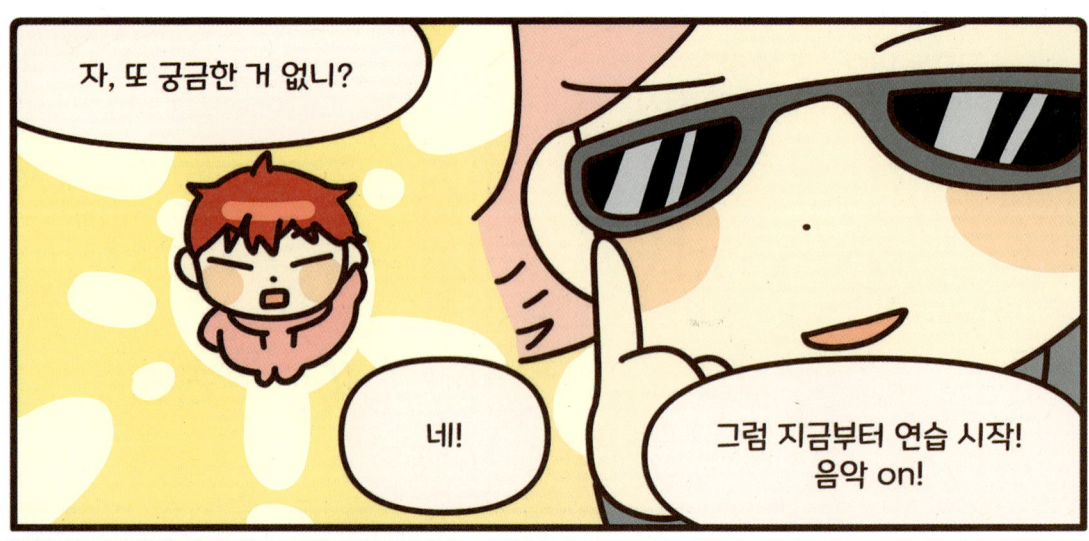
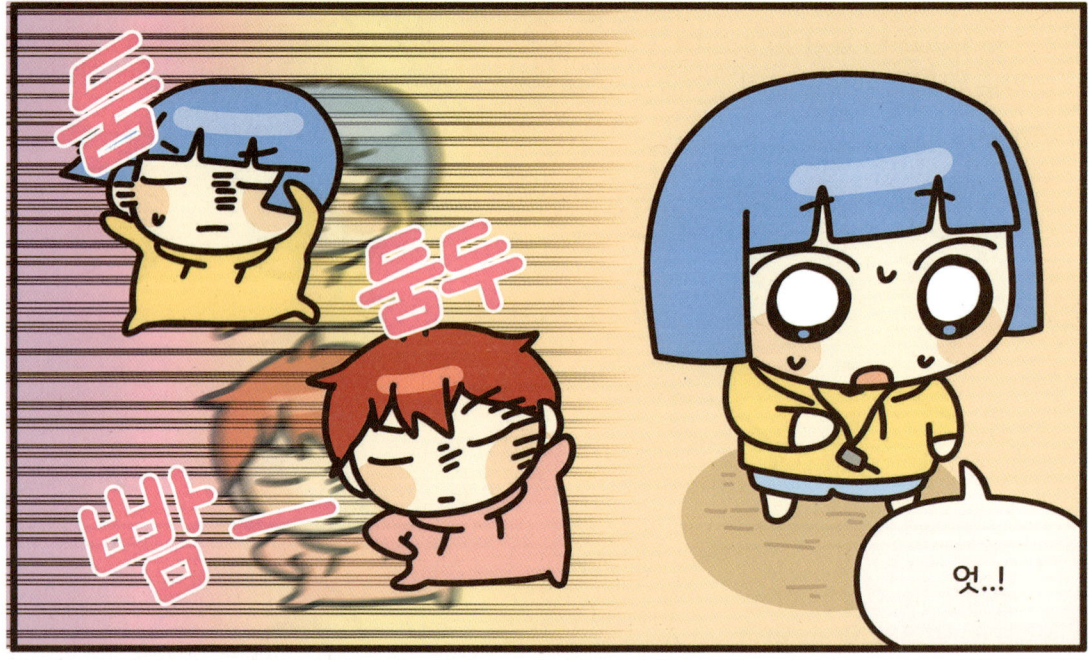
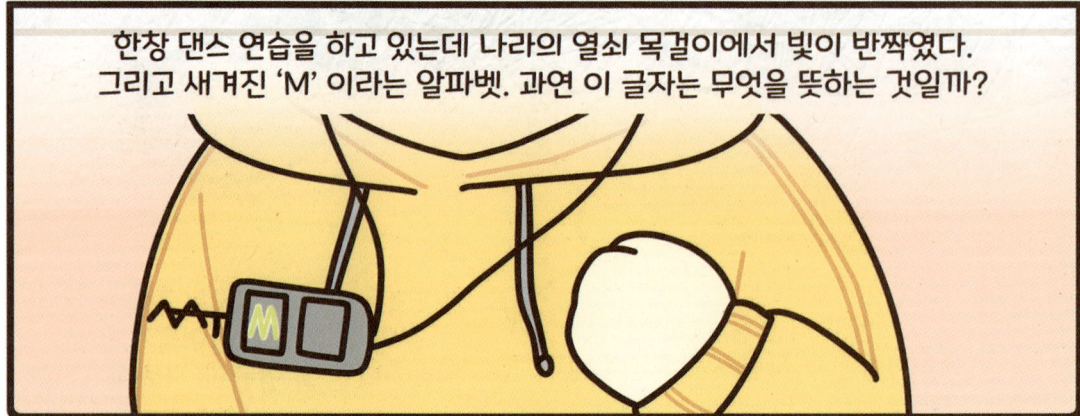

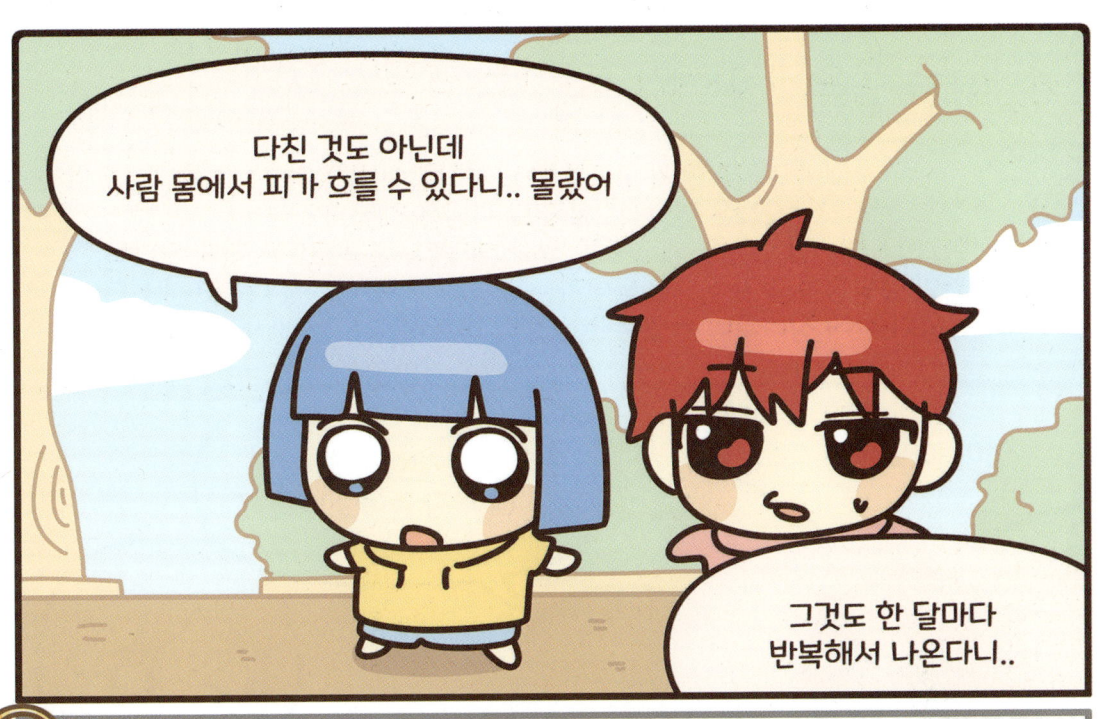

드디어 첫 번째 코드 획득! 하지만 그 대가로 혹독한 댄스 연습을 견뎌야 했다. 온몸이 녹초가 되어 돌아왔지만 그래도 마음만은 뿌듯했다. 비밀을 푸는 데 한 걸음 더 다가간 것이니까!

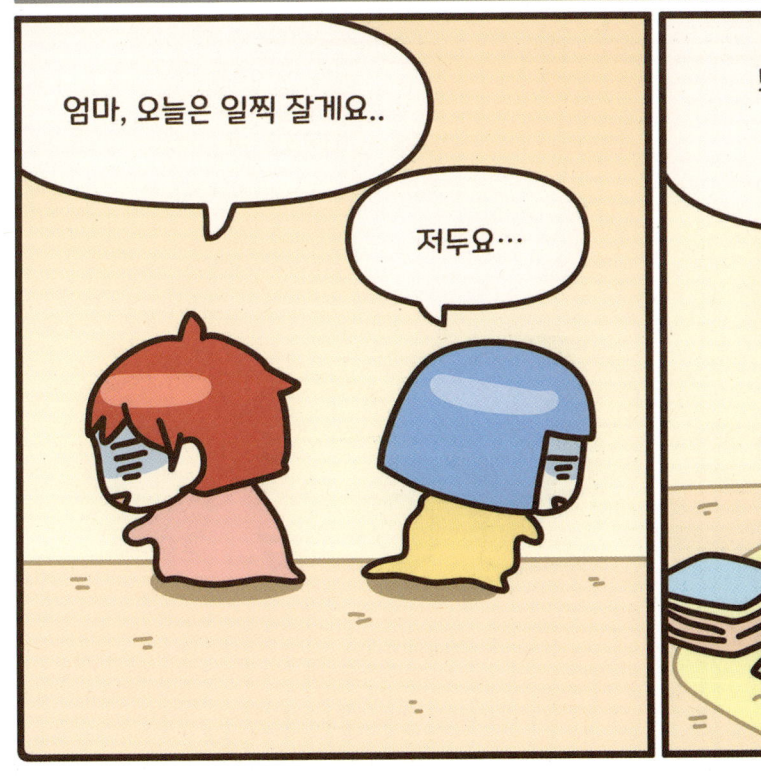

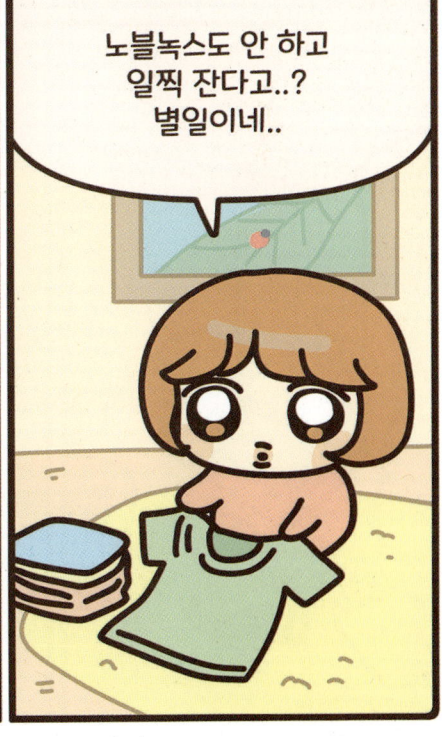

4. 여자 몸속에 아기가 자라는 궁궐이 있대!

어제 첫 번째 코드를 받고 자신감이 생겼다.
오늘은 본격적으로 코드 사냥을 해볼까?
상한과 나라는 집 오는 길에 코드를 찾아 헤맸다. 결국 코드는 찾지 못했다.
약간의 실망감을 갖고 집으로 들어가는데 엄마가 막 현관을 나오고 계셨다.
엄마 손에 장바구니가 있는 것을 보니 마트에 가시는 게 분명하다.

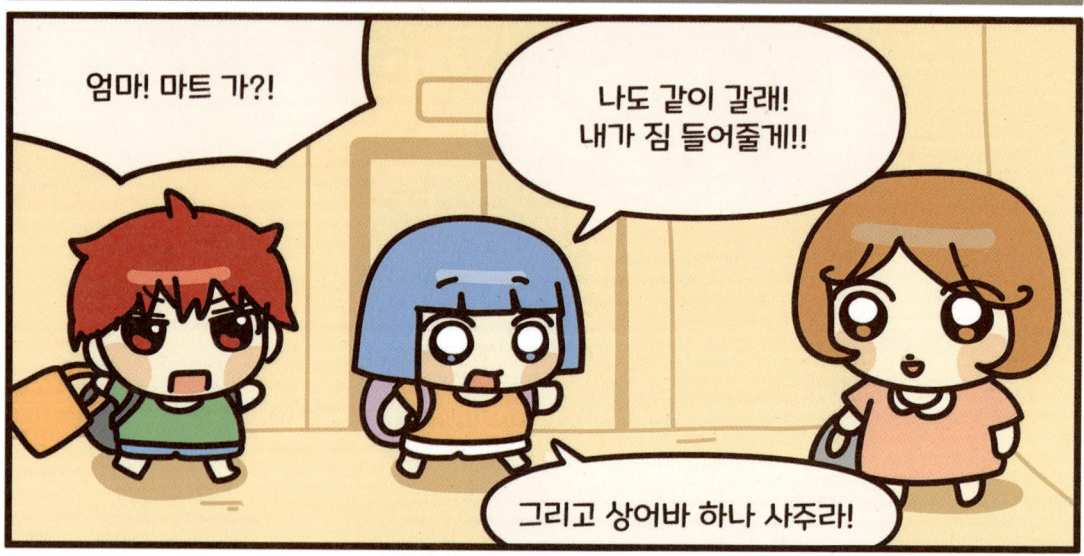

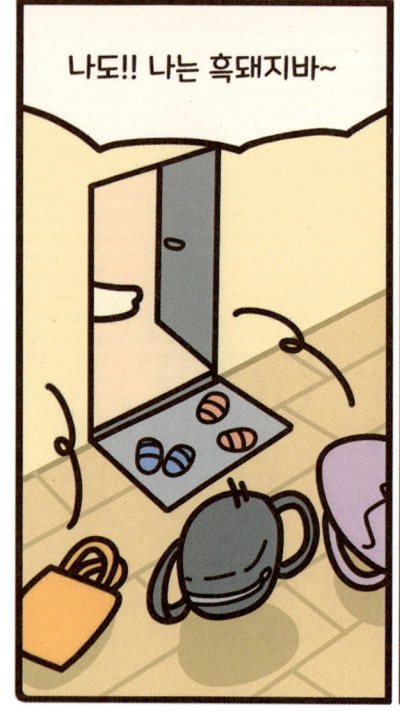

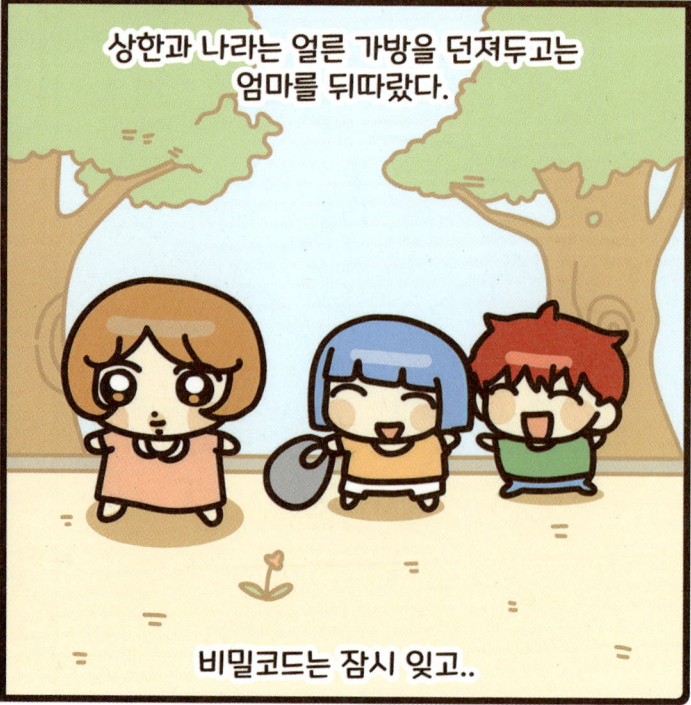

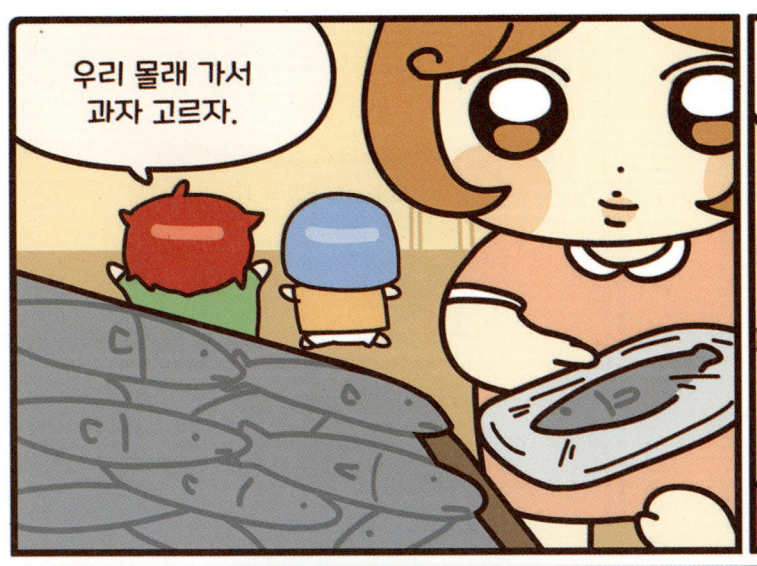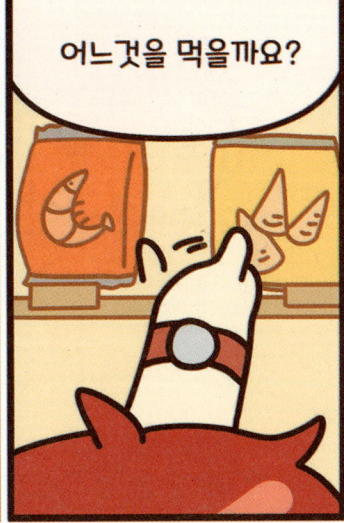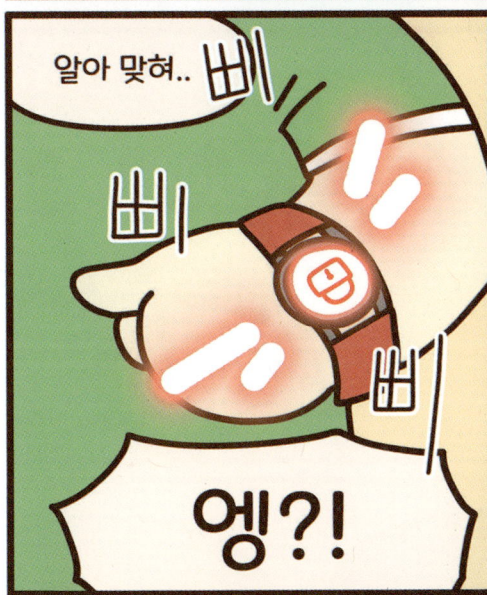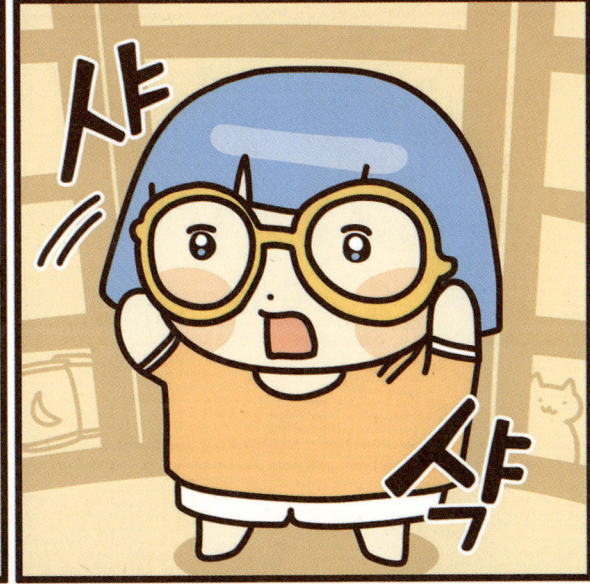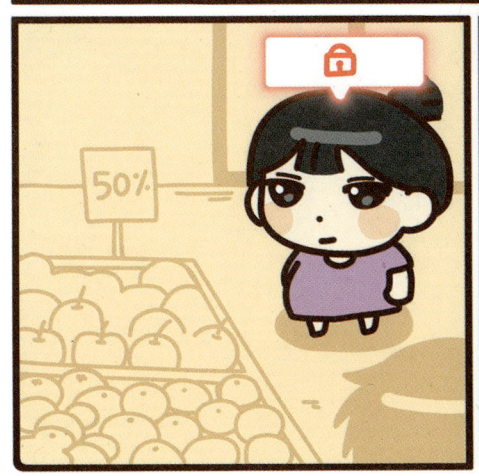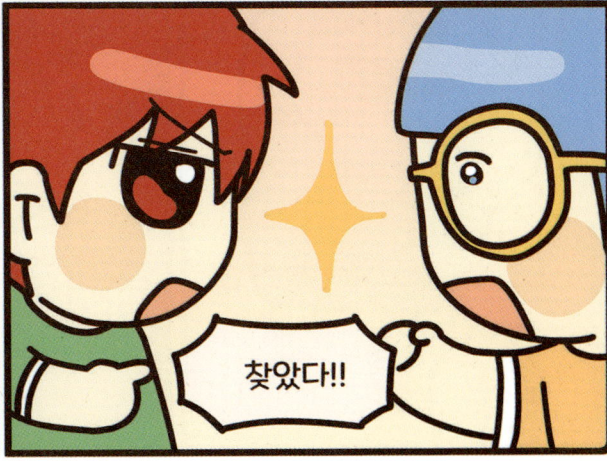

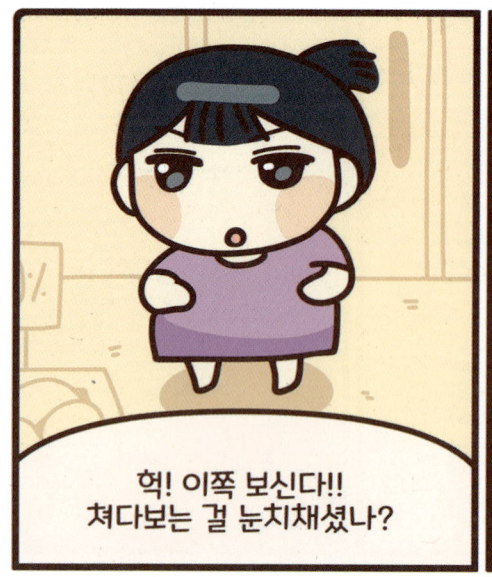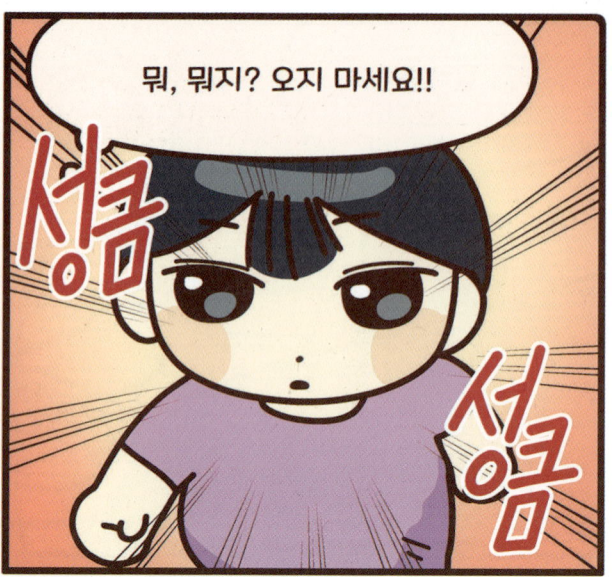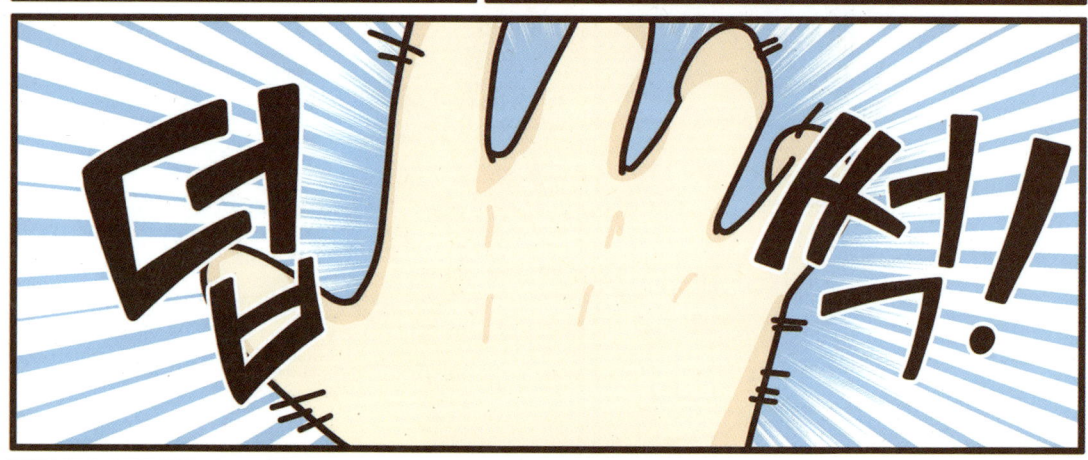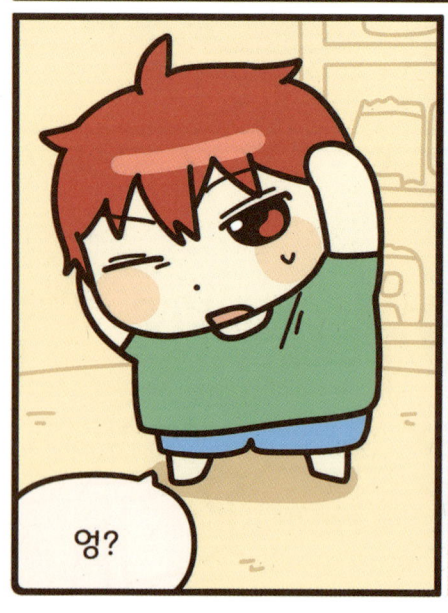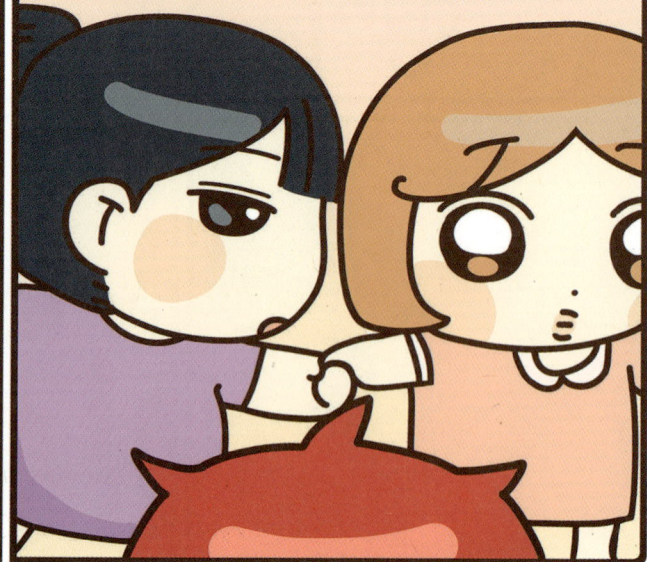

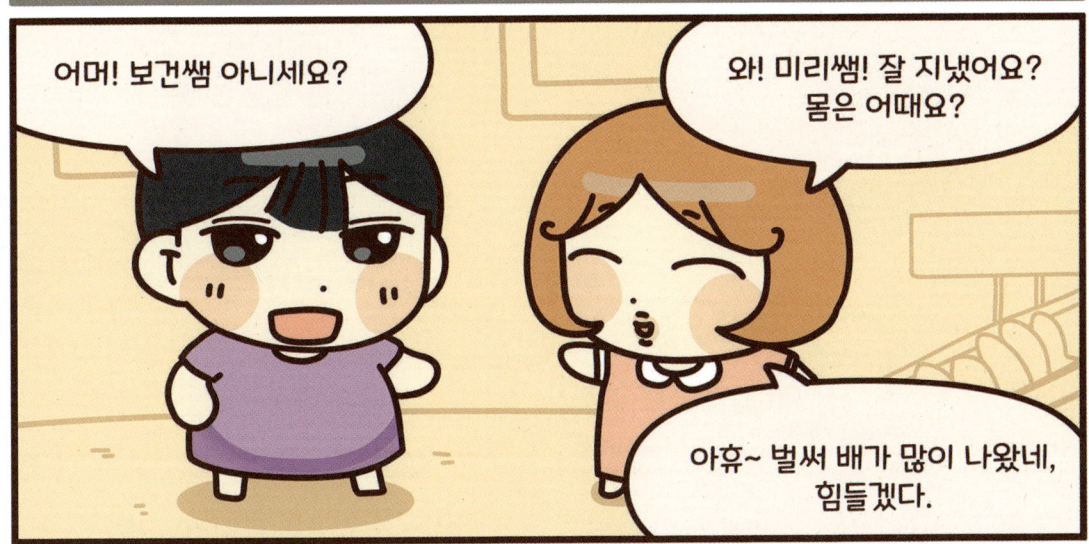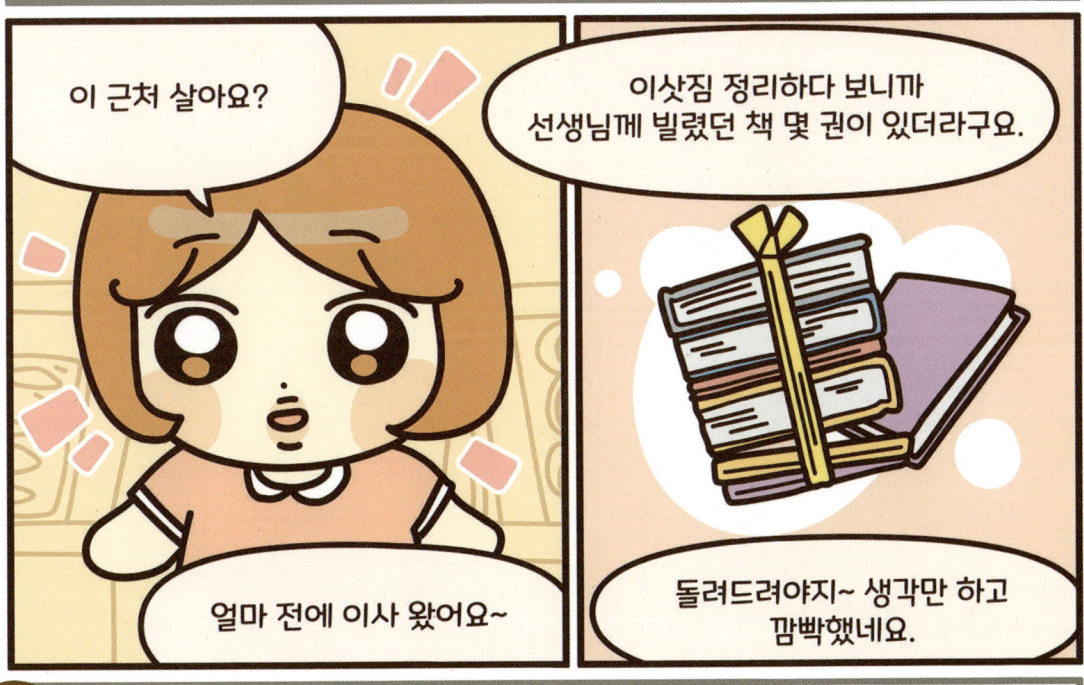

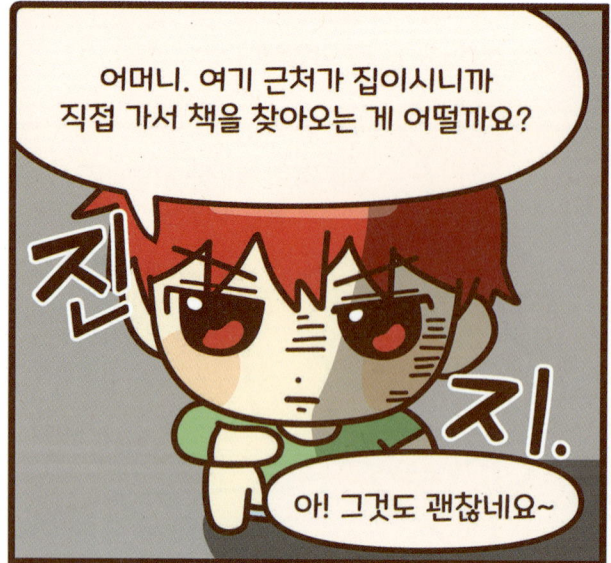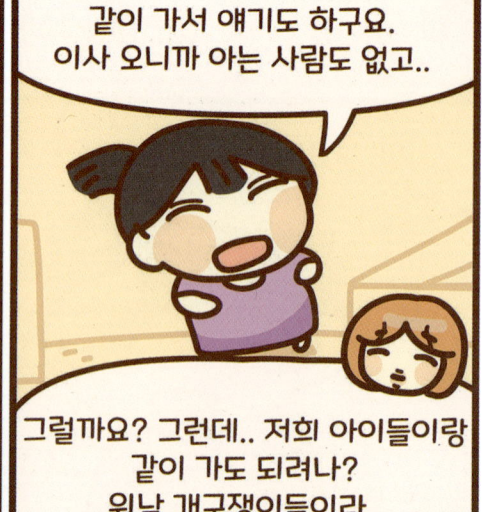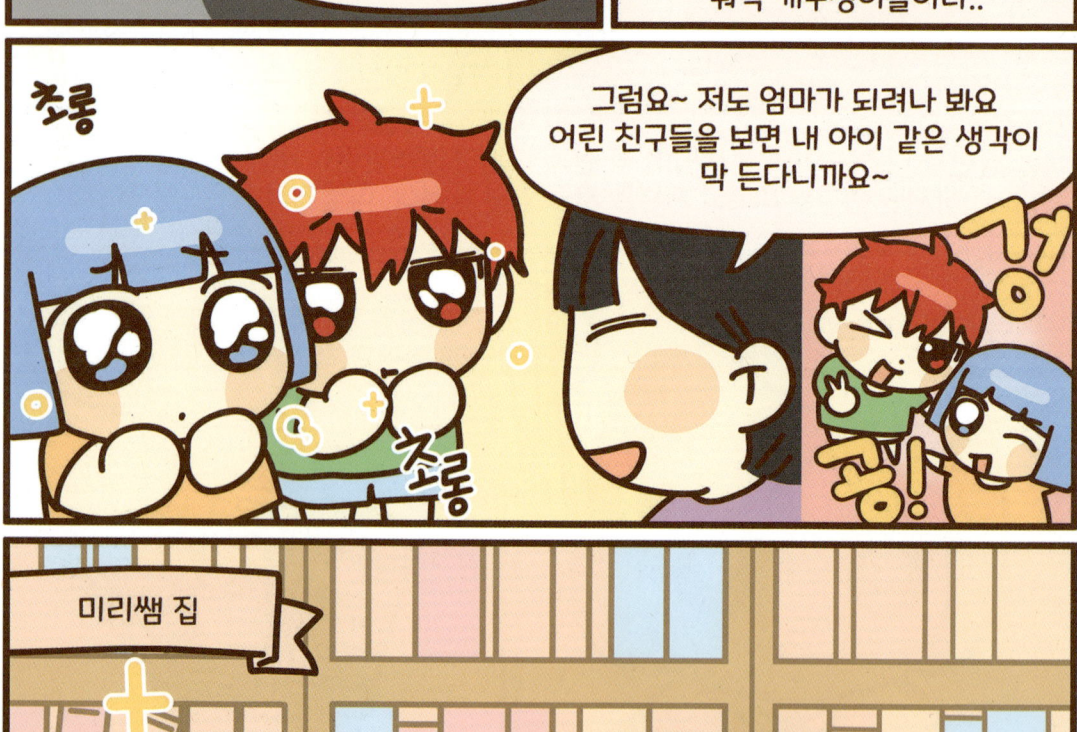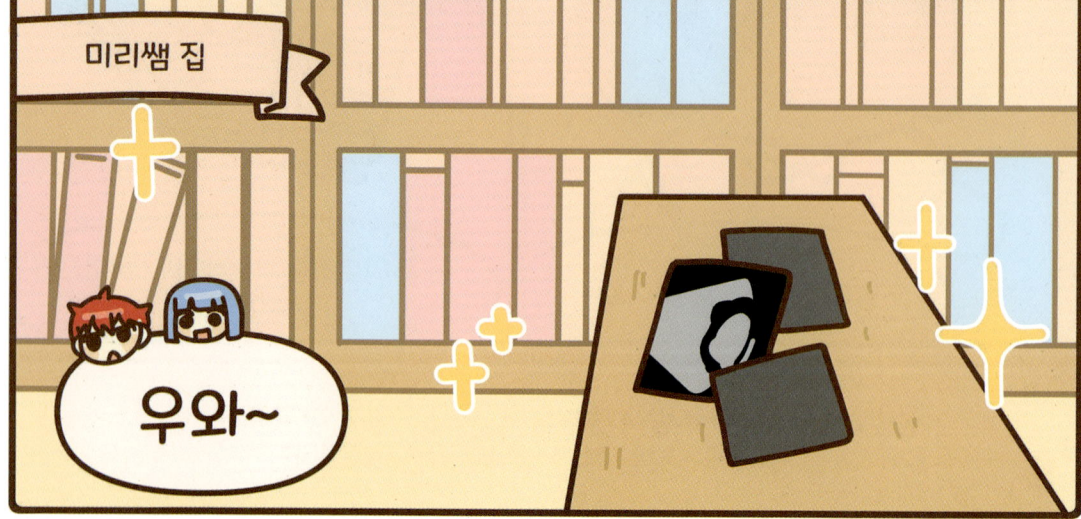

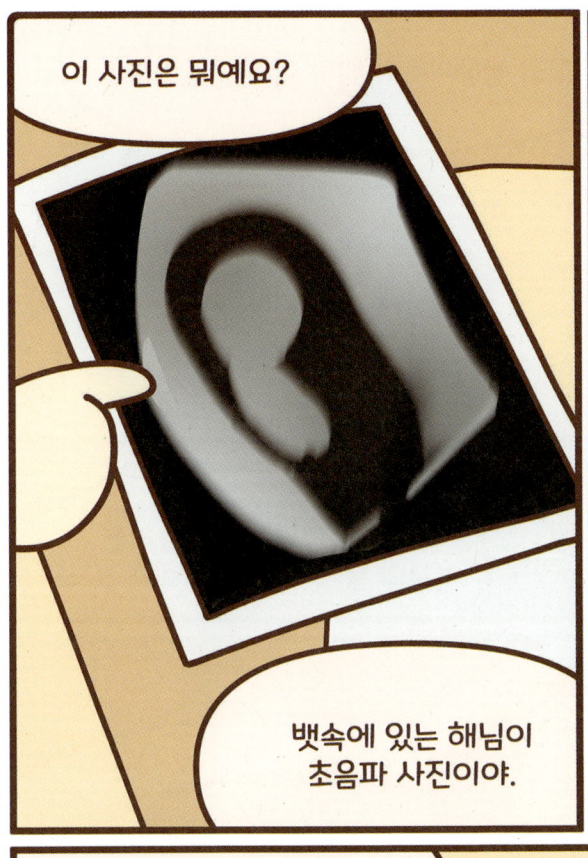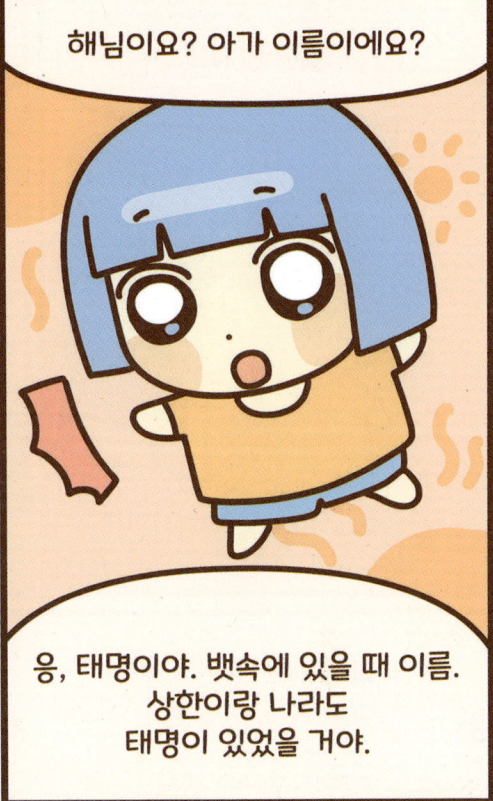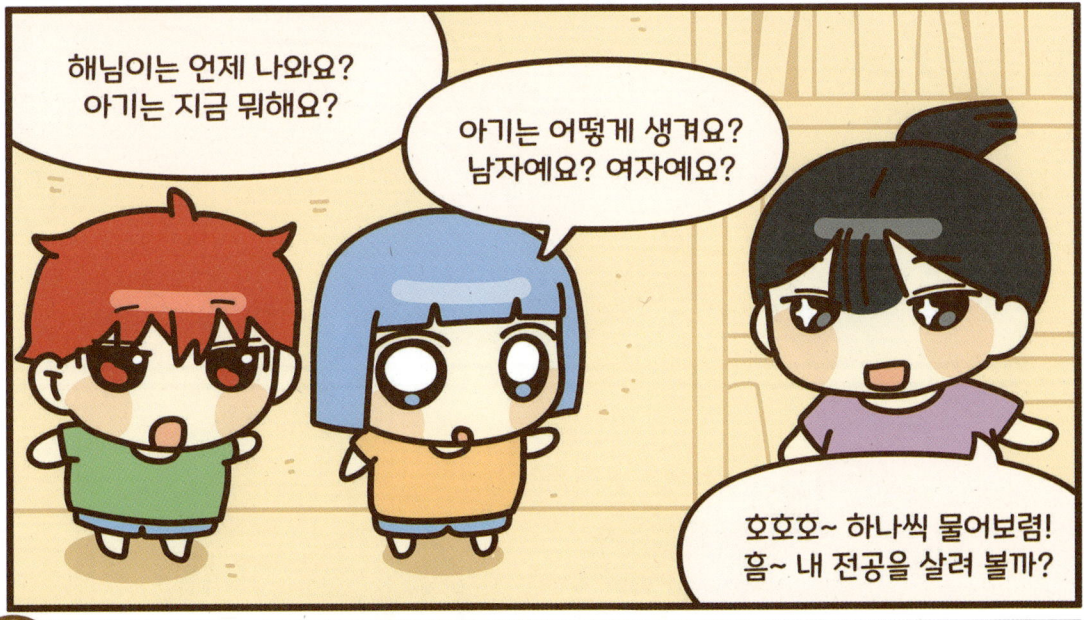

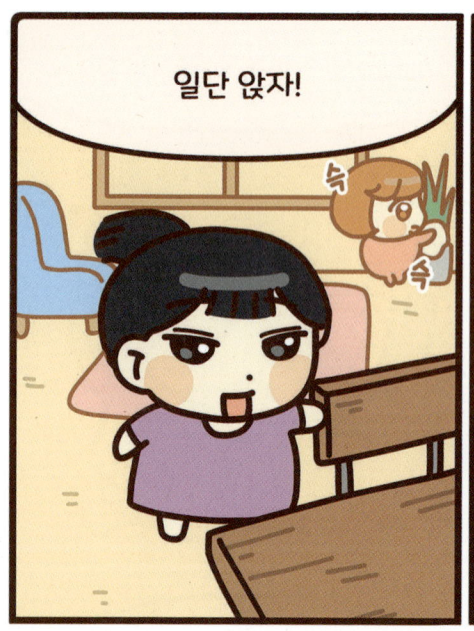
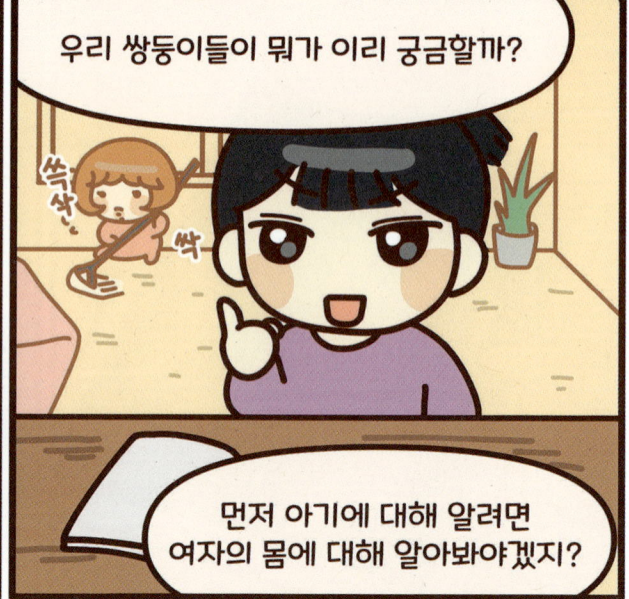
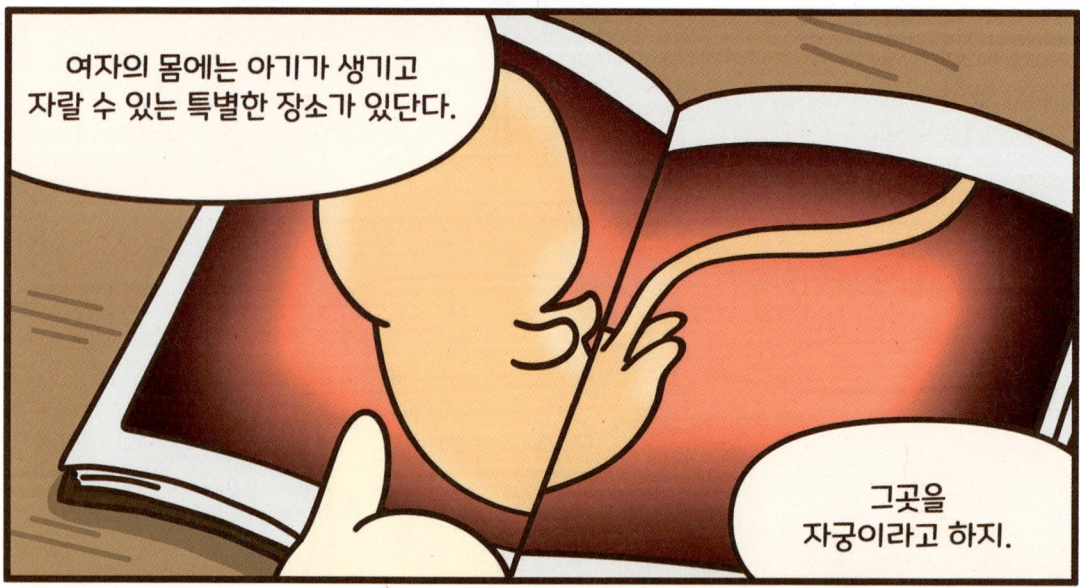
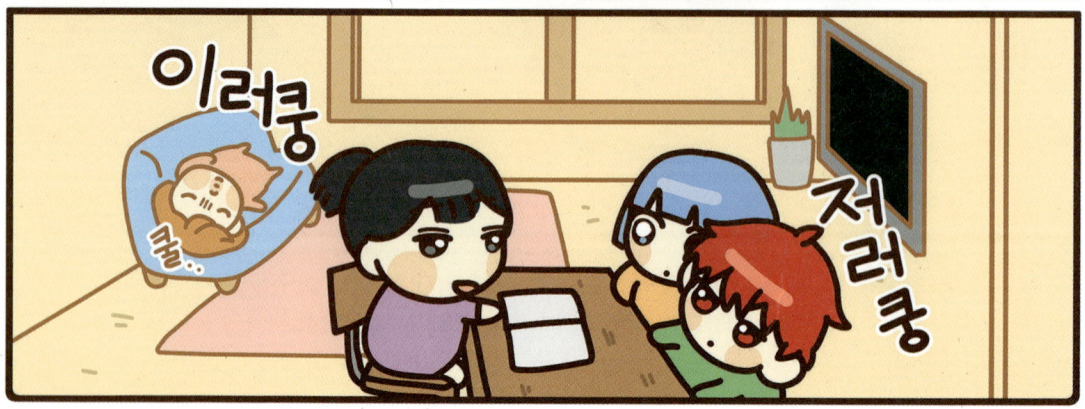

비밀코드 #6

다른 생명을 품을 수 있는 여자의 몸은 신비로워

사춘기가 지나 성숙한 어른이 된 여자의 이야기예요.
미리 선생님처럼요. 사랑하는 사람과 결혼을 하고 아기가 생겼어요.
그 과정을 살펴볼까요?

사랑하는 사람이 아빠와 엄마가 되기 위해 몸과 마음의 준비를 합니다.
아빠의 고환에서 만들어진 정자가 음경을 지나 엄마의 질 속에 들어갔으니까요.

자궁에 도착한 정자는 이때부터 모든 힘을 동원해 난자를 찾아가요.
정자는 움직일 수 있는 반면 난자는 움직이지 못하거든요.
대신 정자가 잘 찾아올 수 있도록 화학물질을 분비해서 신호를 주지요.
어두운 자궁 속에서 난자를 만나기 위해 열심히 움직이는 정자를 상상해 보세요.

난자 가까이 도착한 수많은 정자들이 서로 난자 속에 들어가려고 기다리고 있어요.
난자 속으로 들어가야 비로소 수정란(아기씨)이 될 수 있기 때문이에요.
난자는 가장 마음에 드는 유전정보를 가지고 있는
정자를 기다렸다가 바로 '그 정자'가 도착하면 들어올 수 있게 문을 열어줍니다.

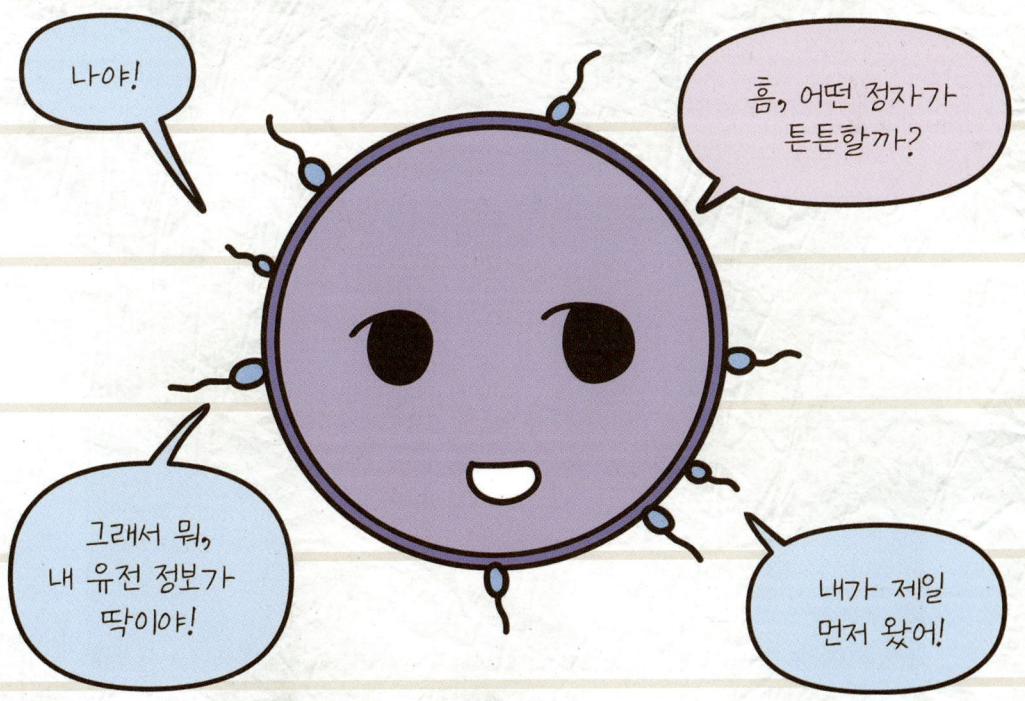

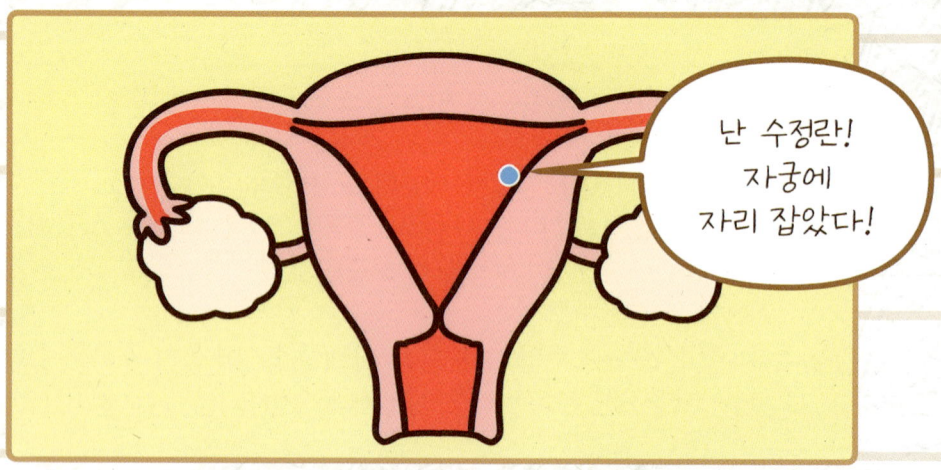

축하해요! 생명이 시작된 첫 순간이에요~ 아직 갈 길이 멀지만요.
수정란은 아주 빠르게 쉬지 않고 세포분열을 반복한답니다.
그리고 무사히 자궁에 자리를 잡아요. 이것을 '착상'이라고 해요.
이때는 뱃속 아기가 너무 작아서 겉으로는 티가 안 나요.
이제부터는 뱃속 아기를 태아라고 부를 거예요.

태아의 배꼽이 태반과 연결되고 태반은 다시 엄마 자궁에 깊이 뿌리를 내려요.
엄마로부터 탯줄을 통해 산소와 영양분을 공급받아요. 부족함이 없이요.
이때 엄마는 특별히 더 좋은 음식을 잘 먹어야 하는데
때때로 입덧이라고 하는 울렁거림 때문에 밥을 제대로 못 먹는 경우도 있어요.
태아는 자궁 안에서 양수라고 하는 물위에 둥둥 뜬 채로 편히 먹고 자고 하지요.
태아는 쑥쑥 자라고 성장하게 됩니다.
스스로 숨 쉬고 먹을 수 있는 준비를 모두 마칠 때까지요.

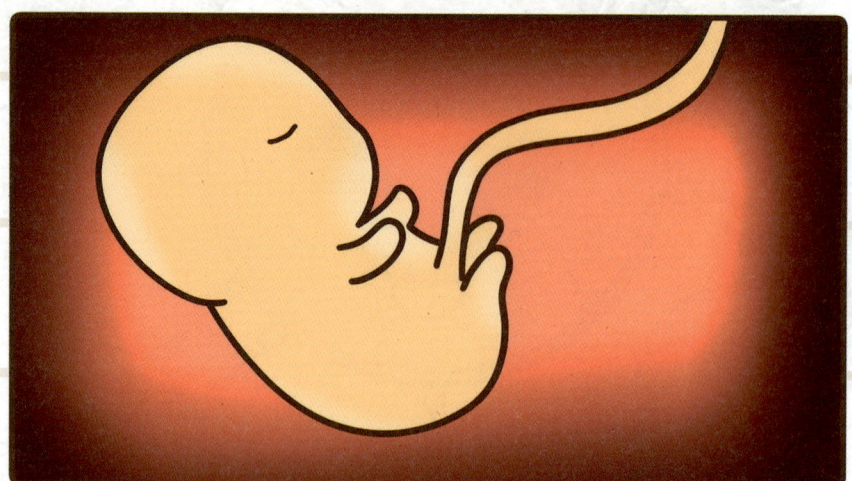

태아가 성장하는 동안 엄마의 배는 점점 커지고 불룩하게 솟아오르게 됩니다.
태아는 자궁 속에서 운동을 해요. 이것을 '태동' 이라고 부릅니다.
팔을 쭉 뻗거나 손가락을 빨기도 하고 다리로 엄마 배를 툭툭 치면서
움직이는 연습을 해요. 이때 엄마와 아빠는 '꼬물거리는' 느낌을 받아요.

서로 보이지는 않지만 인사를 하는 것 같아요.
"똑똑, 엄마 거기 있나요? 저는 엄마가 안 보여요."
그러면 엄마가 배를 쓰다듬으면서 말씀하실 거예요.
"아가 잘 있니? 사랑하는 아가야. 엄마도 보고 싶어. 곧 만나자."

벌써 임신 10개월이 되었어요.
10개월이 되면 따뜻하고 안전하게 지냈던 아기의 궁궐인 자궁에서 떠나야 해요.
그래도 걱정할 것은 없지요. 엄마와 아빠가 기다리고 있으니까요.

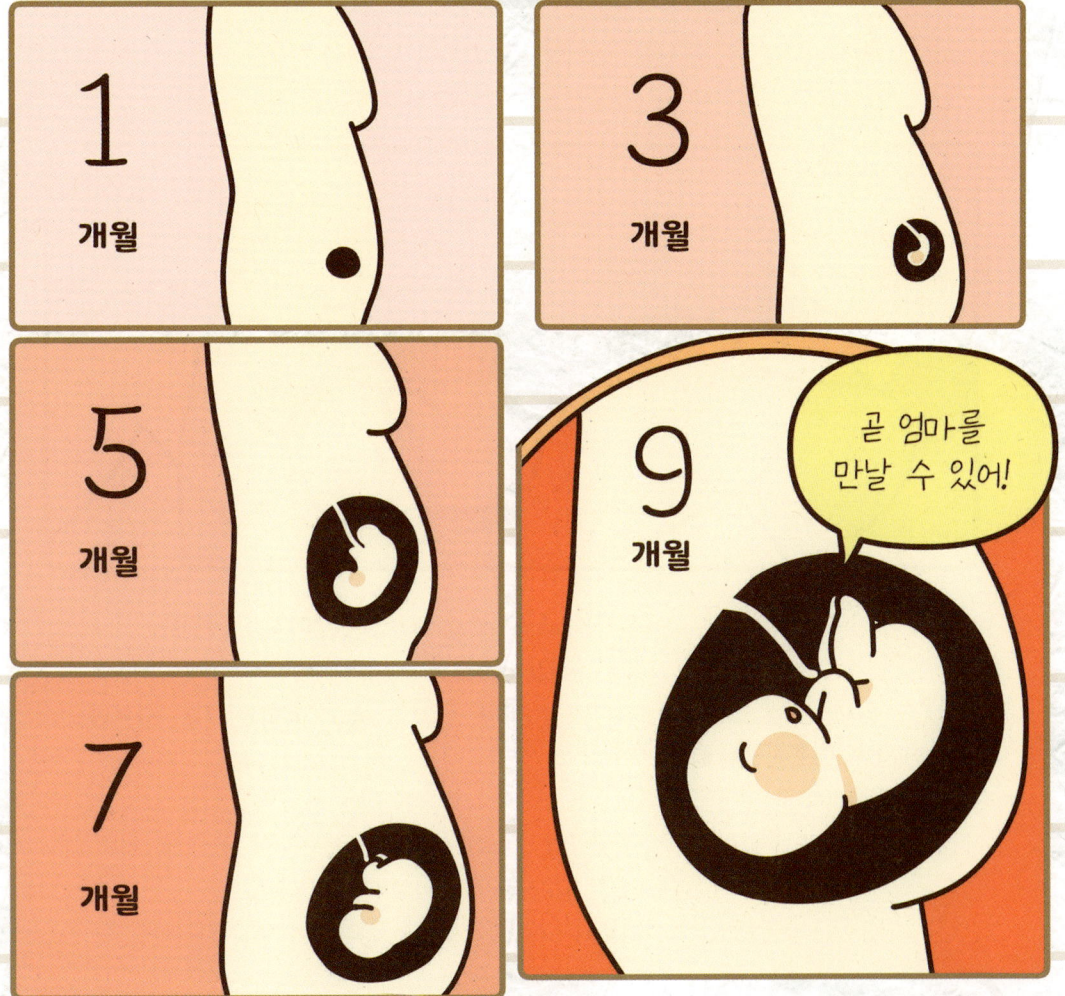

어느 날 엄마의 배가 아파오기 시작해요.
이 통증은 '진통'이라고 불러요.
진통이 시작되면 아가도 엄마도 아빠도 서로 만날 준비를 해요.
진통은 자궁이 아기를 밀어내려고 수축하는 동안 생기는 아픔이에요.
아기도 느낄 수 있죠. 더 넓은 세상이 아기를 기다리고 있다는 것을요.
진통 때문에 힘들지만 엄마와 아기는 한 팀이 되어 출산을 함께 합니다.
아가는 머리로 엄마의 자궁 경부(입구)를 계속 밀어요.
자궁이 수축하면서 아기를 밀다 보니 어쩔 수 없이 밀게 되는 것이지만요.
그러다 보면 자궁경부가 얇아지고 넓어지면서 길이 열립니다.
이 자궁경부를 통과해 질(길)을 통해 밖으로 나옵니다.
아가가 태어나는 동안은 특별히 '산도(아가가 지나는 길)'라고 부르지요.
어떻게 질(산도)을 통해 아기가 나올 수 있을까 신기하죠?
진통을 하는 동안 자궁 경부(입구)가 열리듯
질의 입구가 넓어지기 때문에 가능합니다.
질의 근육은 잘 늘어날 수 있도록 탄력이 있어요.
아기가 나올 때 순간적으로 열렸다가 다시 좁아진답니다.

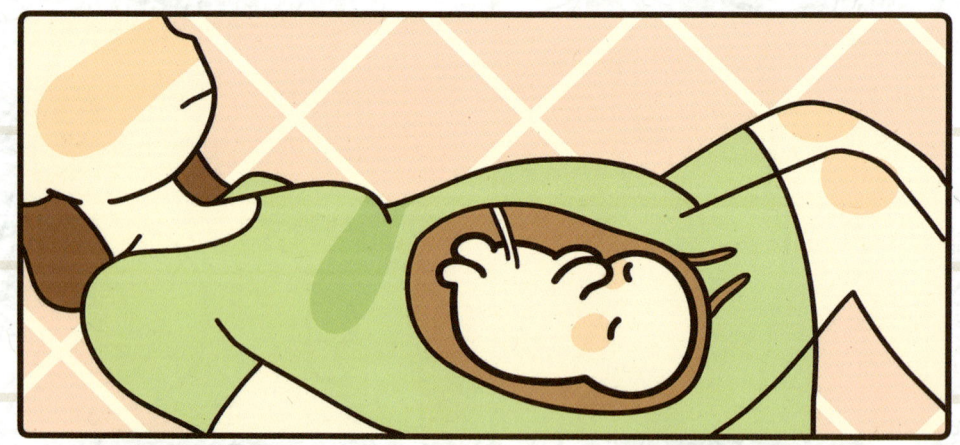

이렇게 질을 통과해 태어나는 것을 자연분만이라고 해요.
드디어 태아가 '신생아'가 되었어요!!!
때로는 의사 선생님의 도움으로 제왕절개 수술을 통해 태어나기도 하지요.
어떤 방법으로 태어나든 아기와 엄마, 아빠의 만남은 감동이에요.

어떤가요? 내가 태어나던 날 엄마와 함께 힘을 합쳤던 때가 기억나나요?
기억나지 않는다면 엄마와 아빠께 물어보세요.
나를 처음 안았을 때 많이 힘들었는지, 얼마나 기뻤는지요.

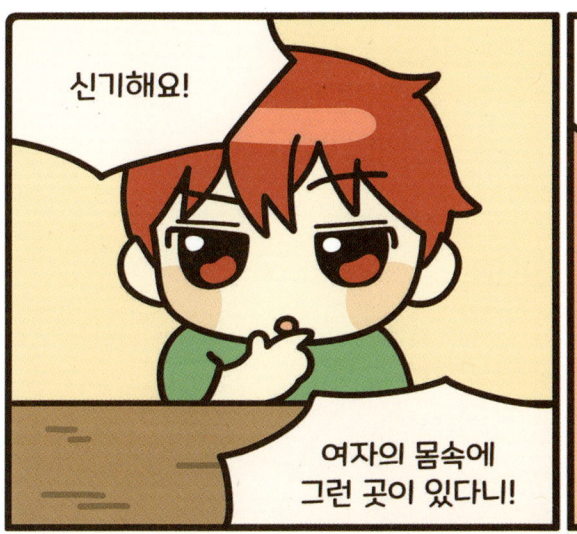
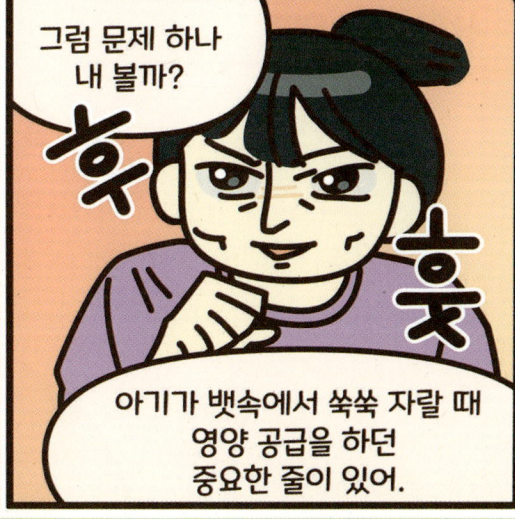
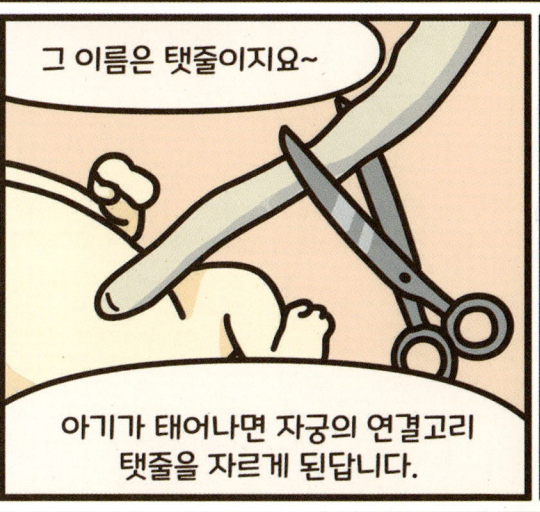
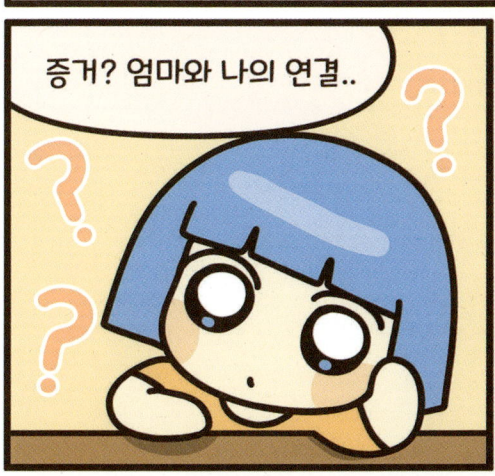
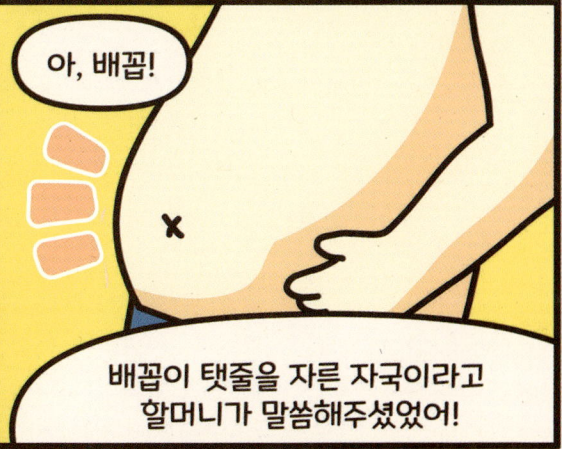

상한이의 일기

20XX 년　X 월　X일　X 요일	날씨 

제목 : 엄마 사랑해 고마워

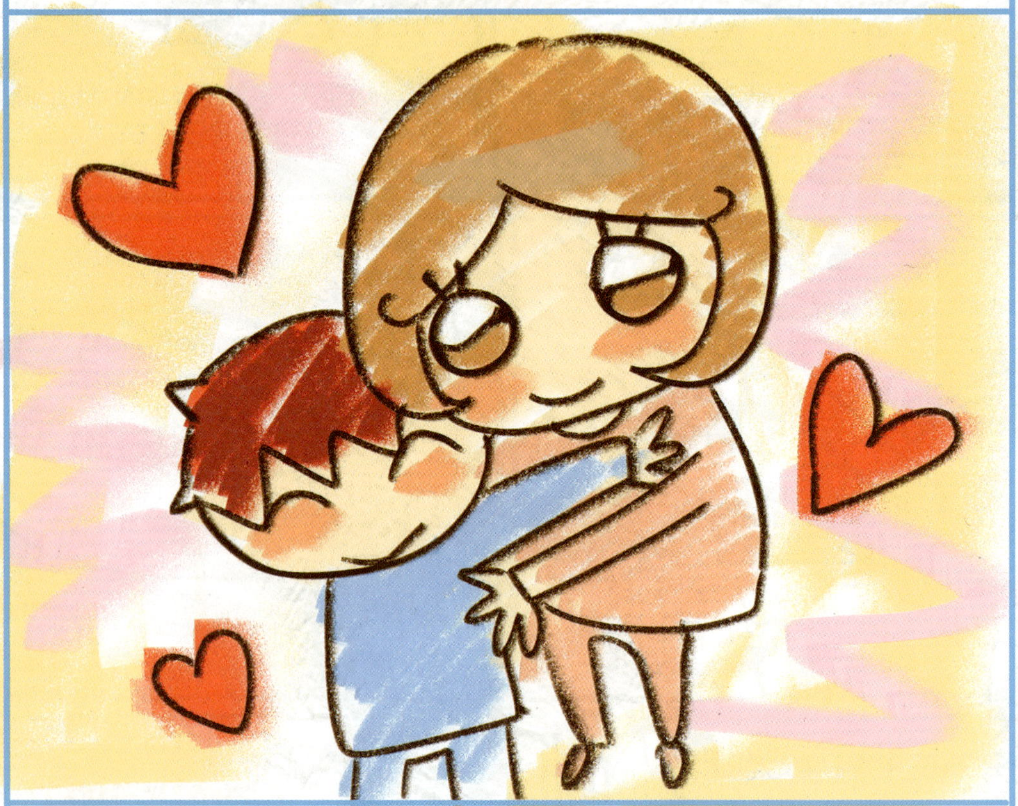

드디어 두 번째 코드 획득이다!
비밀코드 푸는 것 생각보다 쉬운 거 아니야?
하지만 아기를 낳는 일은 결코 쉬운 일이 아니라는걸 깨달았다.

집으로 돌아온 상한과 나라는 엄마를 꼭 껴안았다.
엄마는 어리둥절했지만
그 마음을 아시는지 머리를 쓰다듬어 주셨다.
오늘따라 엄마가 해주신 된장찌개가 더 더 맛있다.
따뜻하고 포근한 그런 밤이다.

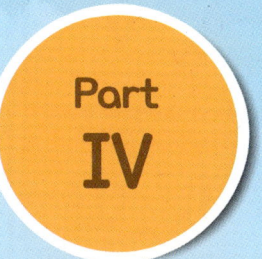

Part IV

보이지 않지만 볼 수 있어야 하는 것들

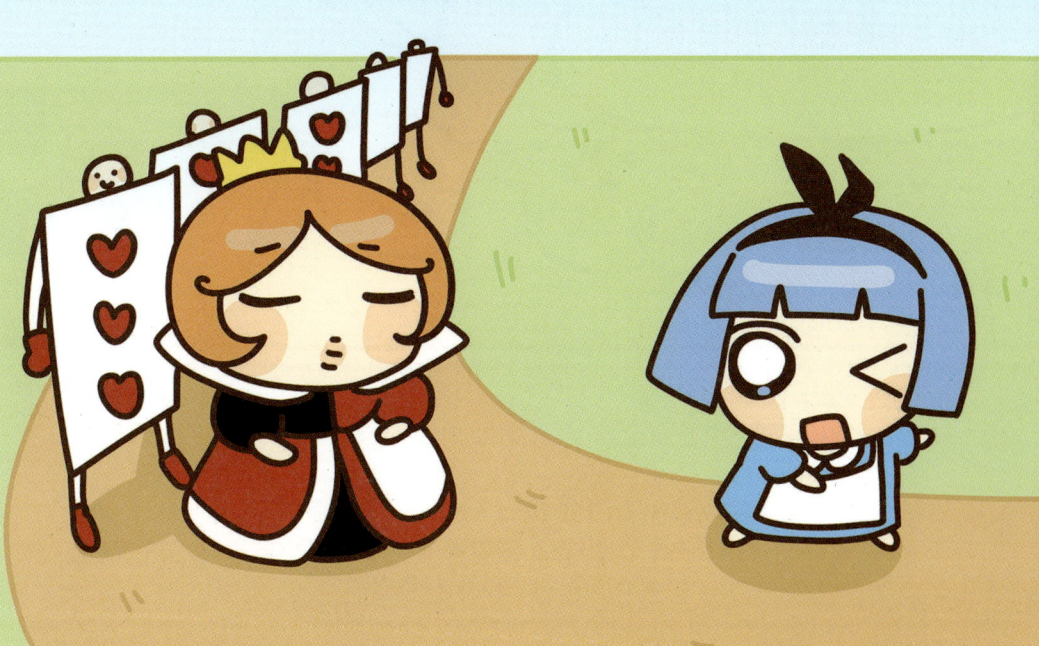

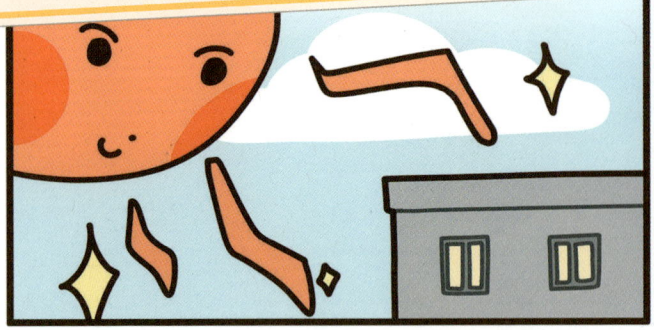
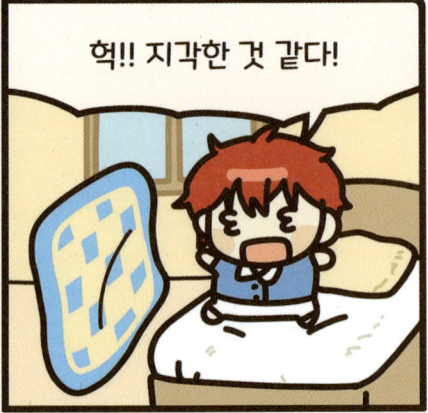
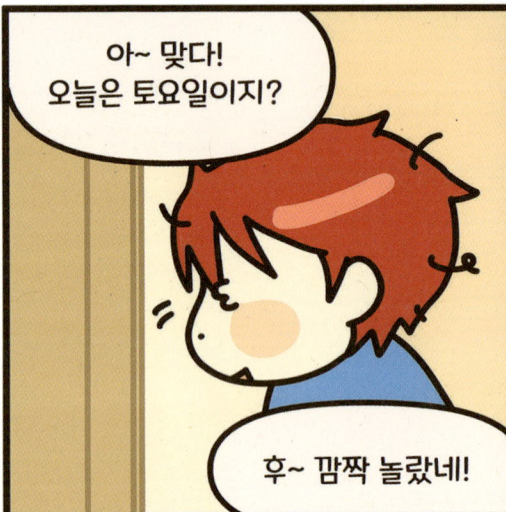
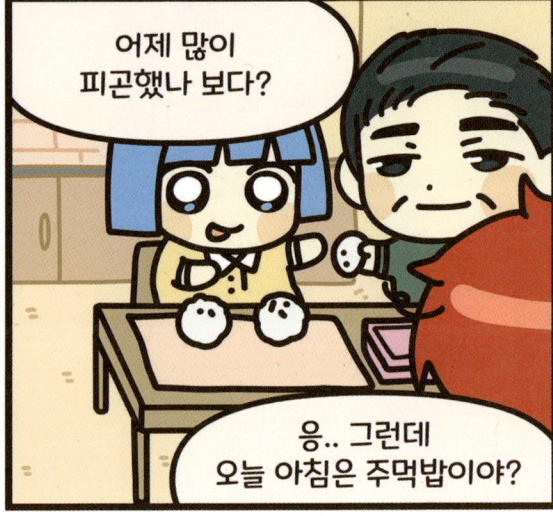
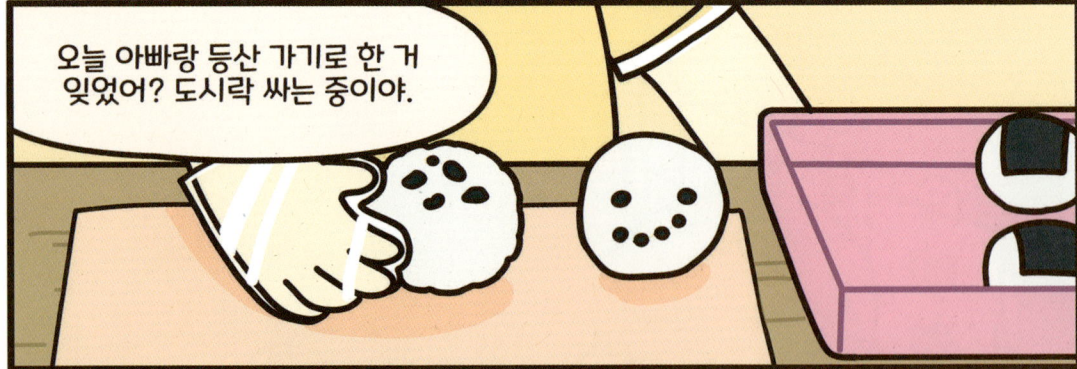

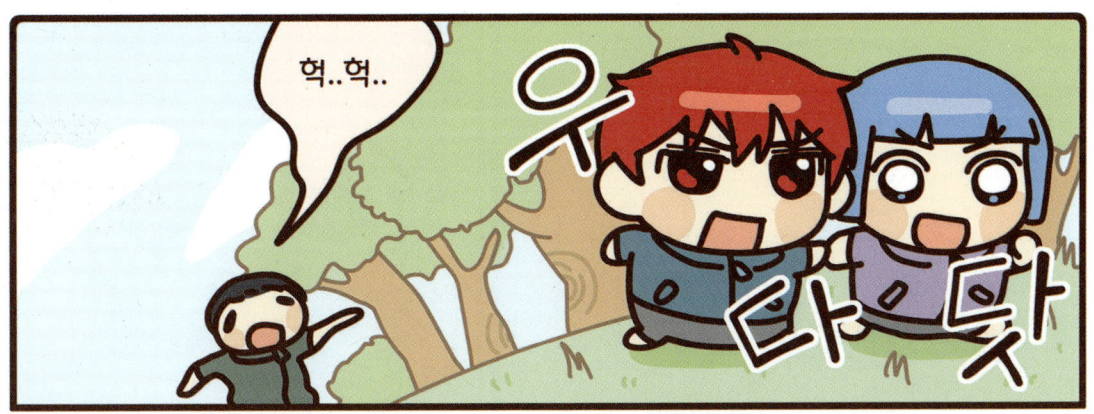

아빠는 벌써 지치셨다. 상한과 나라는 다람쥐가 따로 없다.
쪼르르 달려갔다가 아빠가 오길 기다린다.
아빠는 느림보인가? 우리가 한 수 위라는 생각에 우쭐한 마음이 든다.

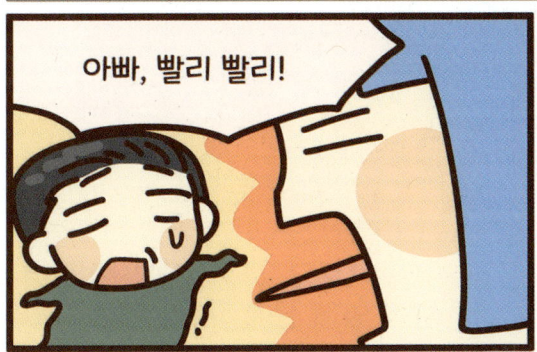

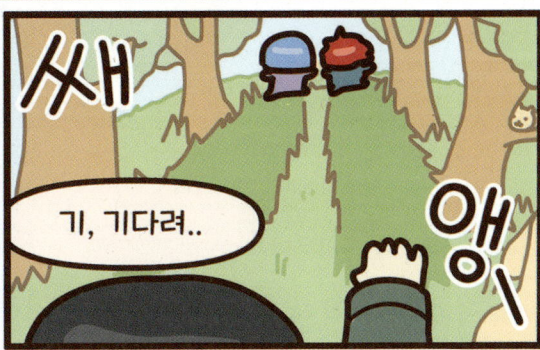

상한과 나라가 다시 앞장서서 오른다.
벌써 지치긴 이르다고!
언덕 중턱에 오르니 약수터와 운동 쉼터가 나왔다.
작은 그늘과 벤치를 찾아 앉고 나니 벌써 도시락을 먹고 싶어졌다.

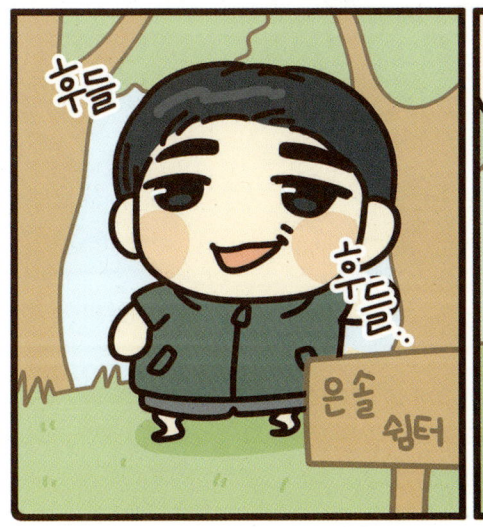

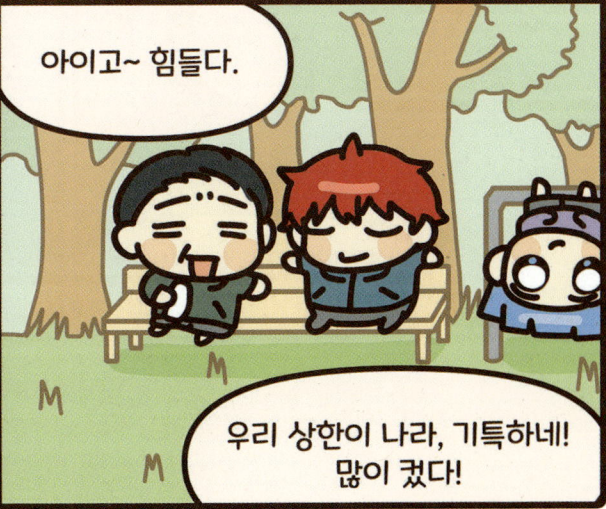

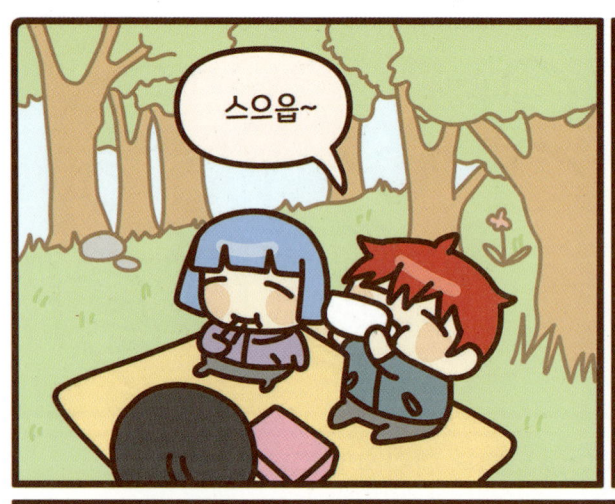
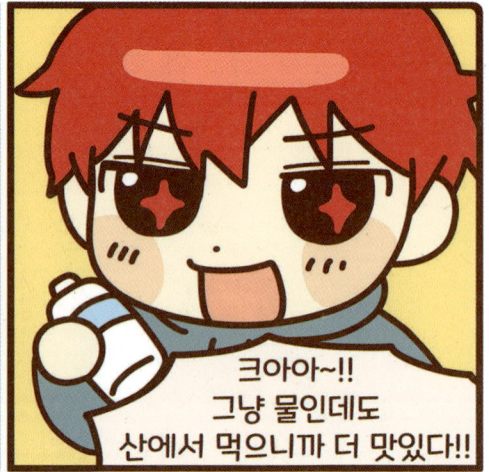
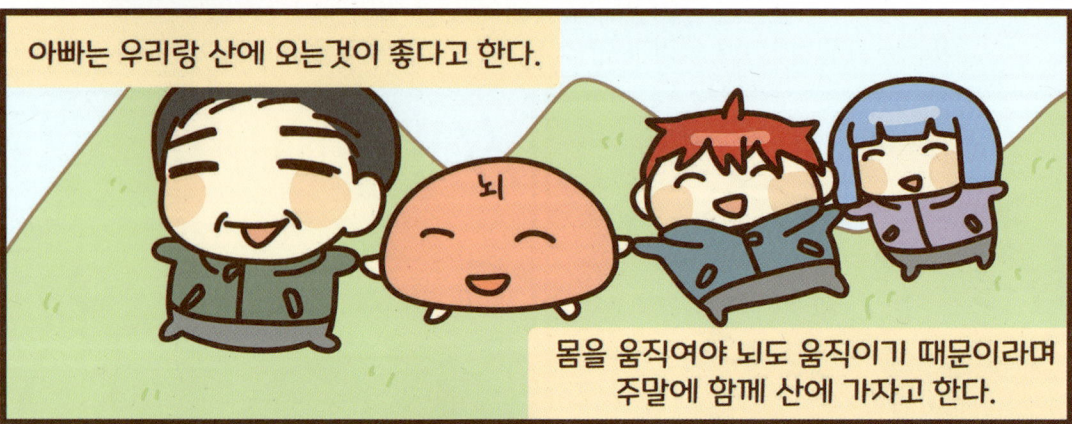
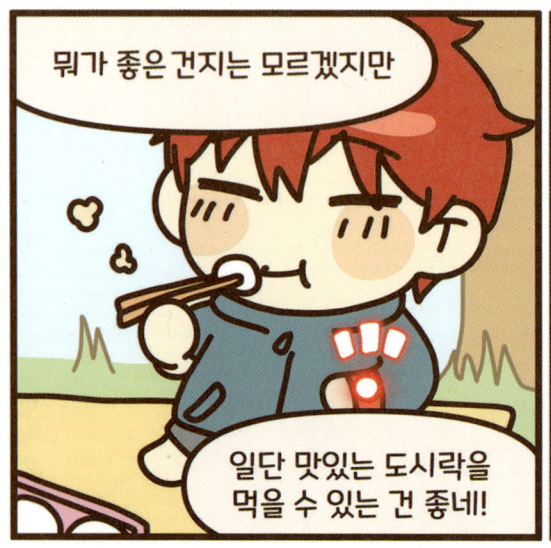
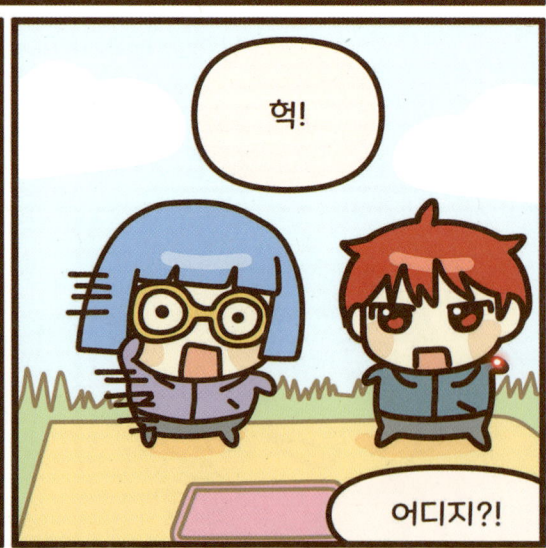

산에서 코드가 나타나다니! 예상 못했다.
과연 산에서 어떤 비밀코드가 나올까? 주변 사람들을 다시 둘러봤다.
이상하다. 별 다른 게 없었다.

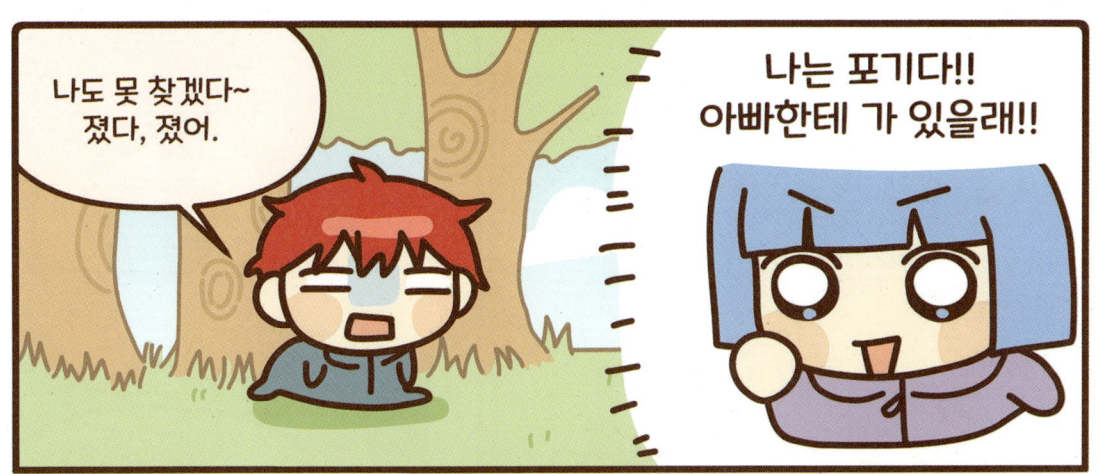
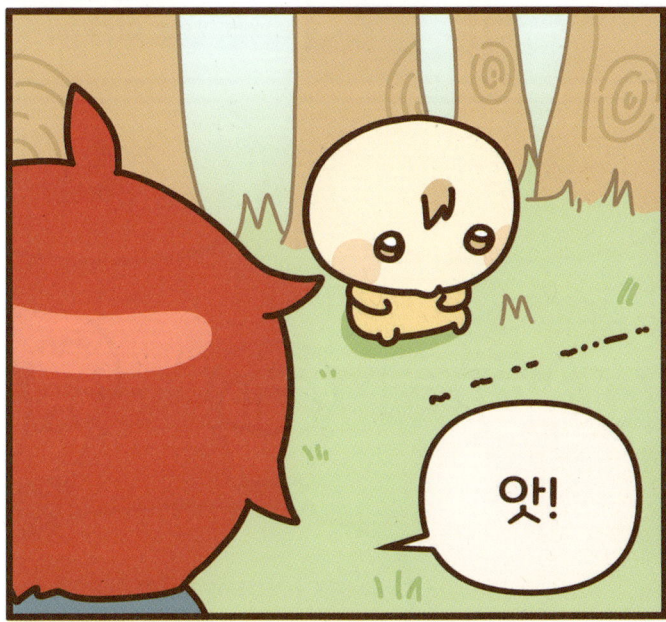
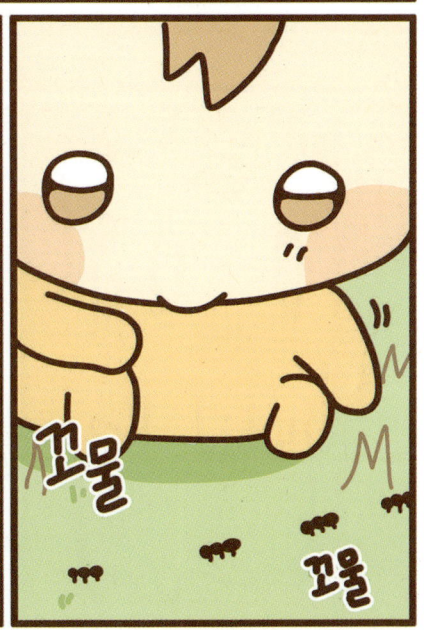
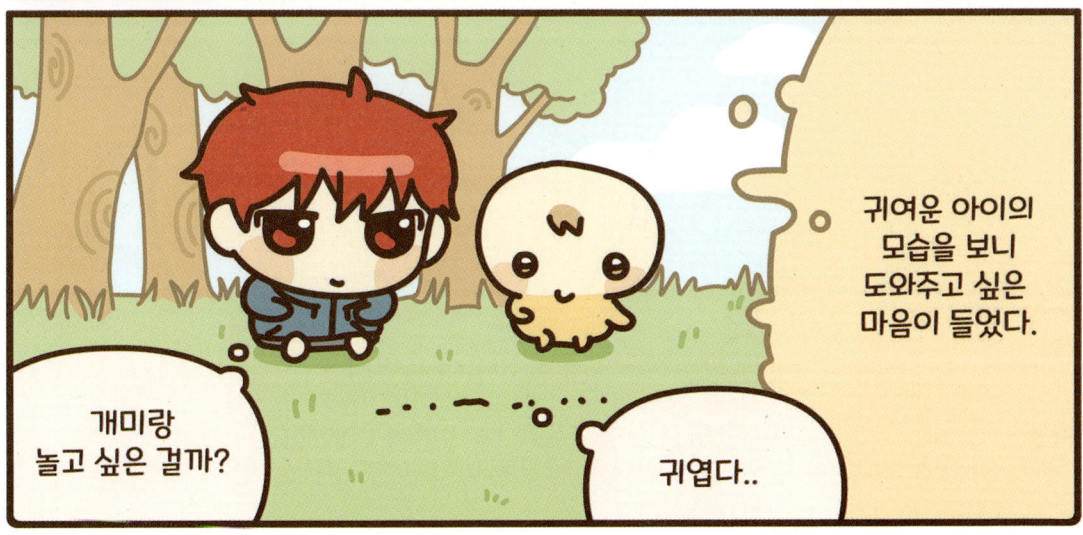

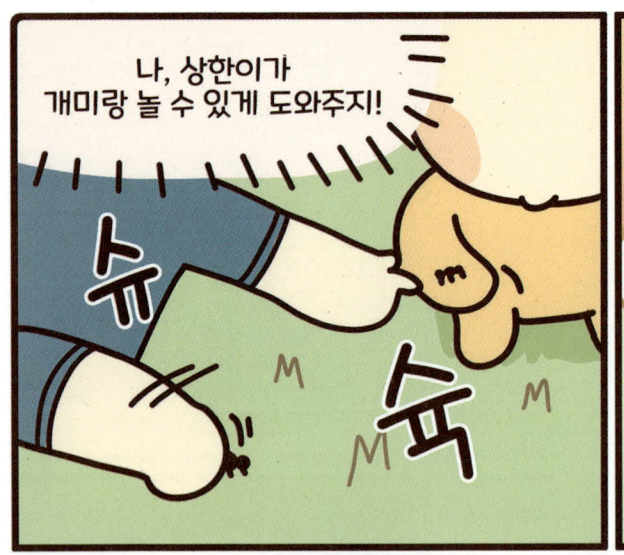
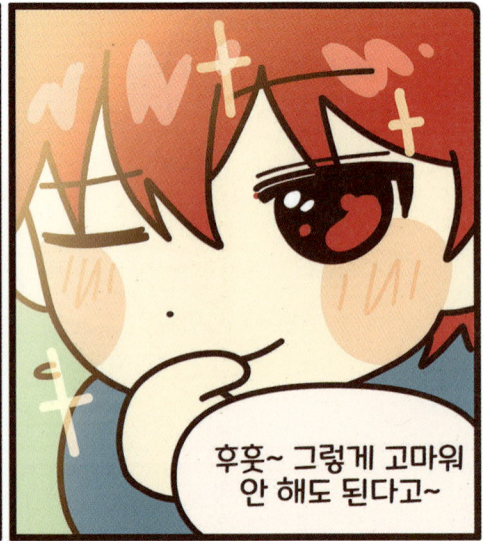
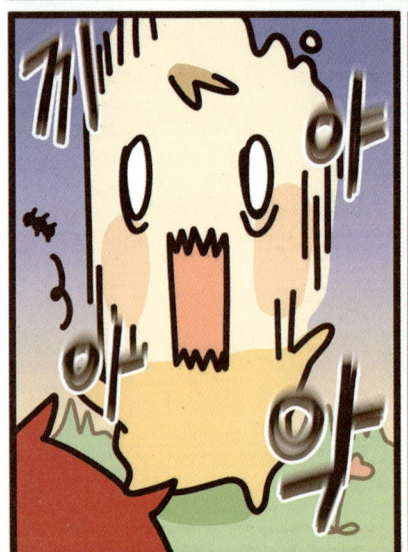
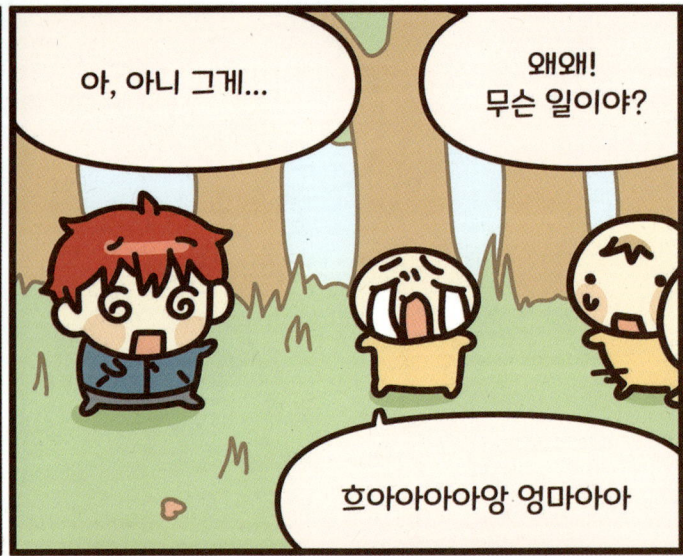

상한이는 서운한 마음이 들었다.
꼬마가 갑자기 우니까 무안하기도 했지만
때린 것처럼 오해받을까 봐 기분이 나빠졌다.
아이의 부모님은 별말 없이 아이를 안고 돌아가긴 했지만.. 기분이 찝찝했다.

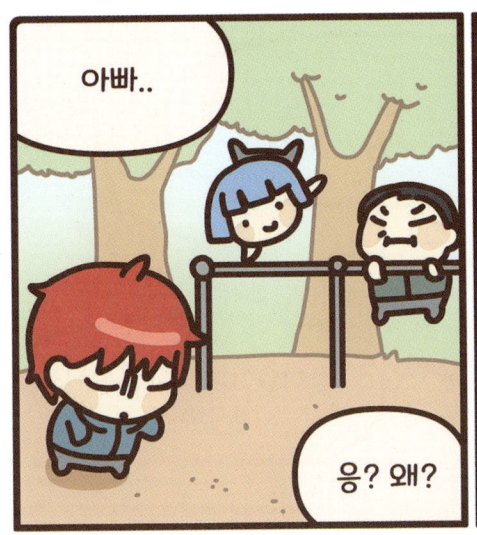
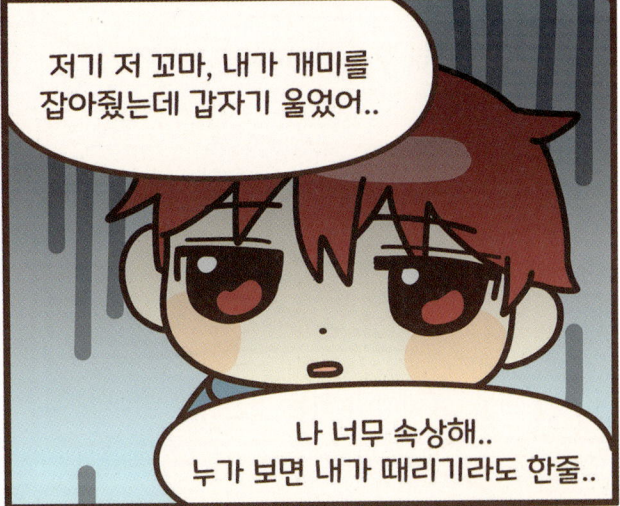
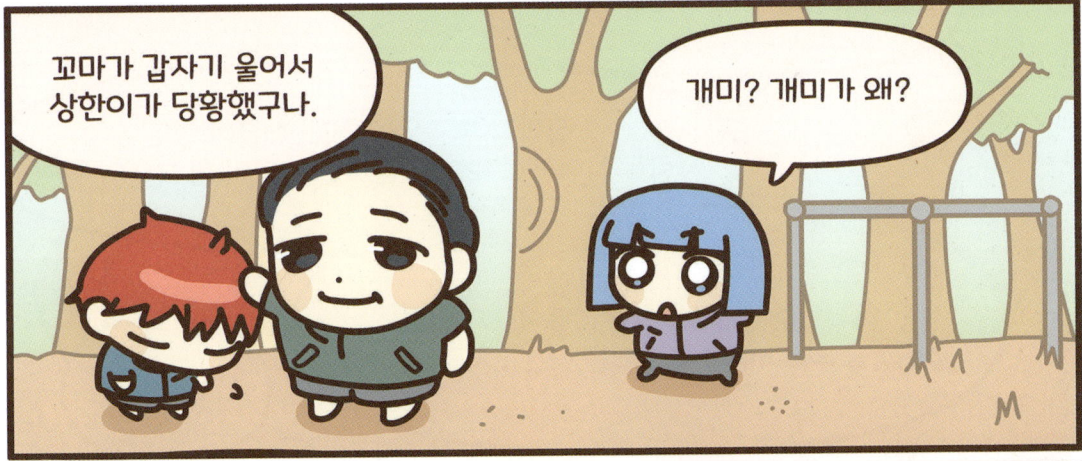
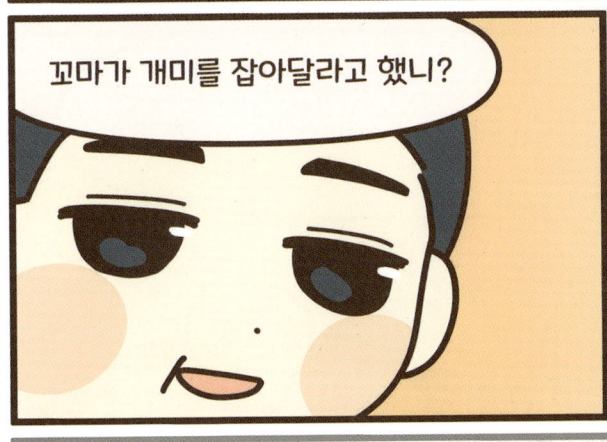
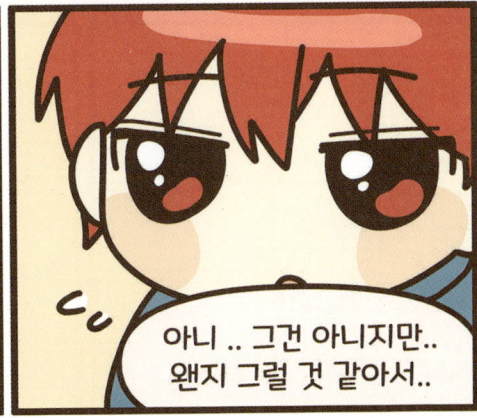

아까는 경계에 대한 이야기를 하셨다.
경계? 경계하라고? 조심하라는 얘기인가?
지난 여름에 태풍이 왔을 때 태풍 경계경보 내린다는 얘기를 들은 것도 같다.
하지만 꼬마에게 개미를 잡아 준 게 경보가 울릴 일인가?

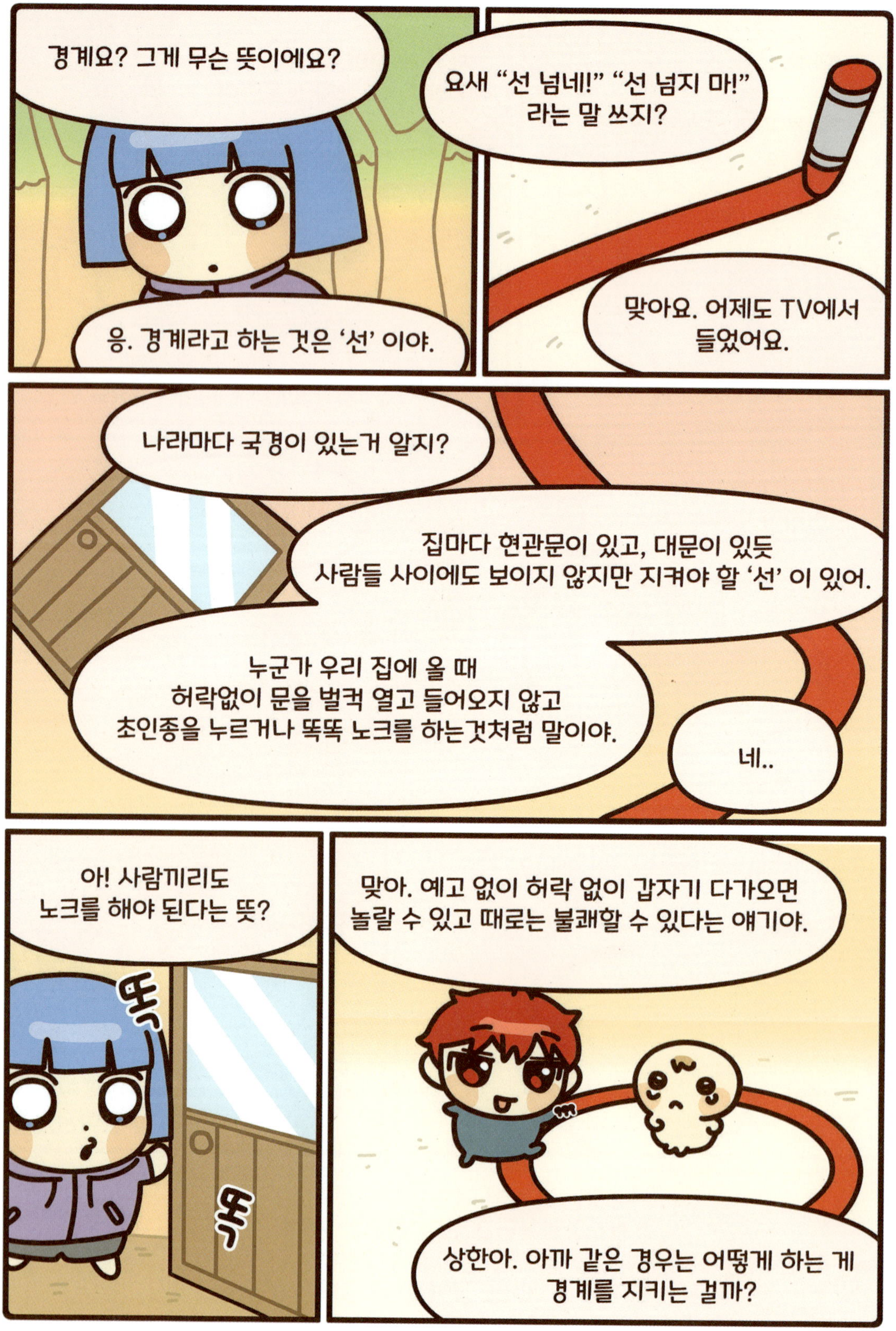

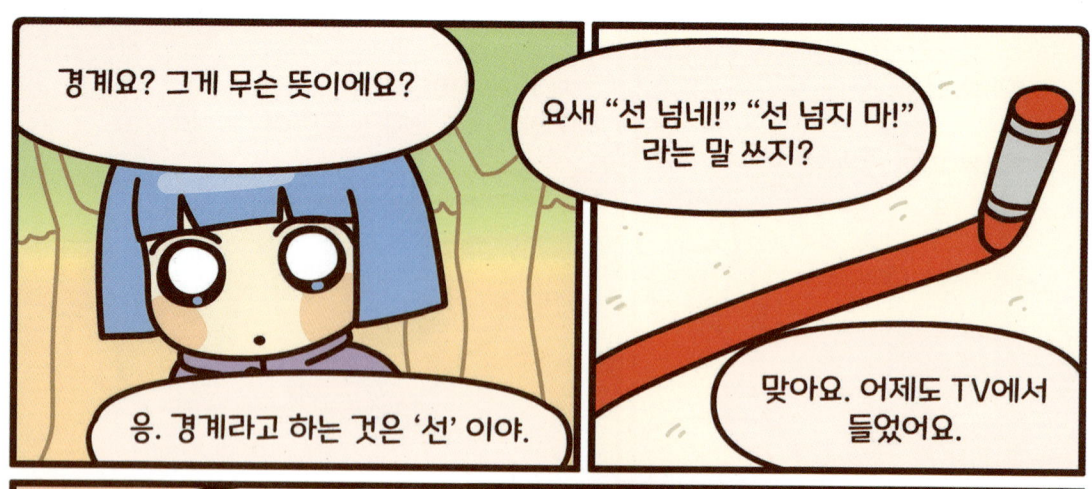
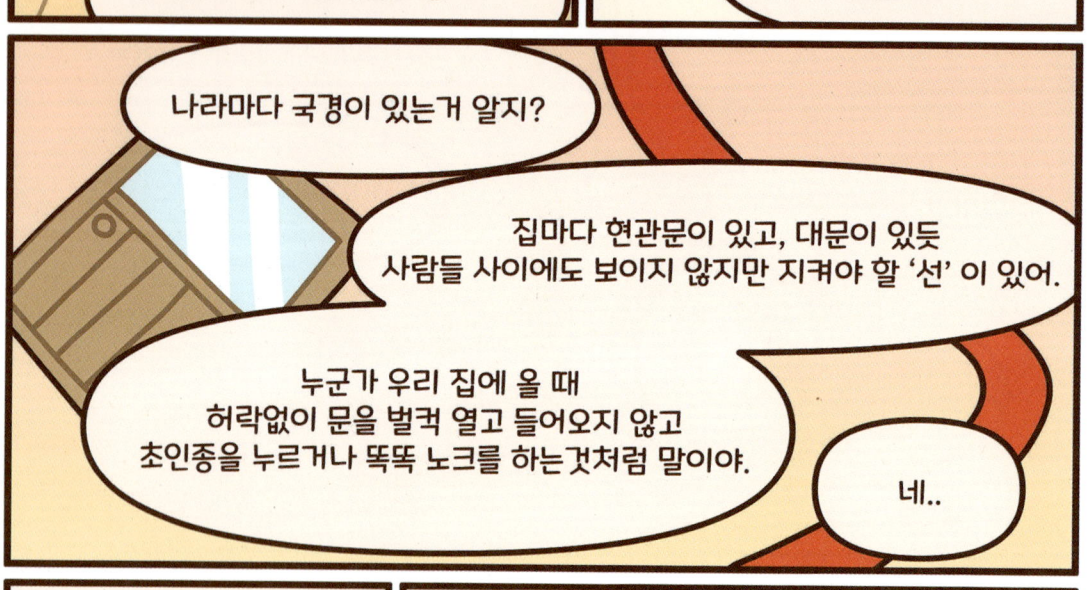

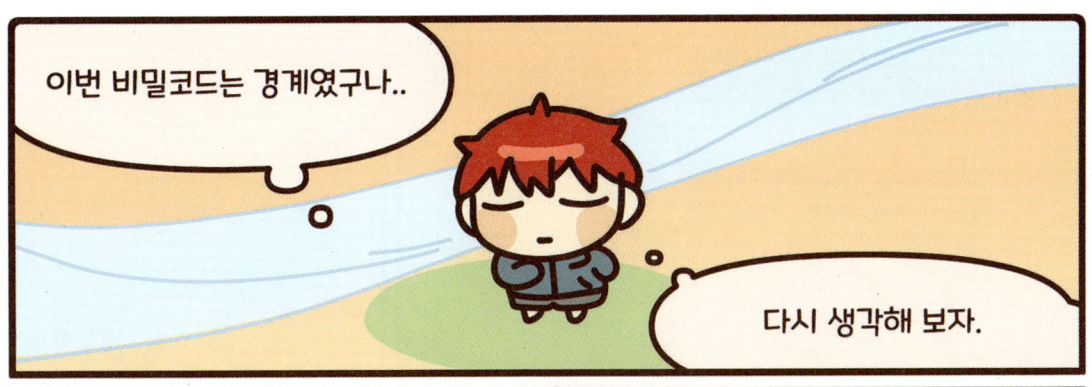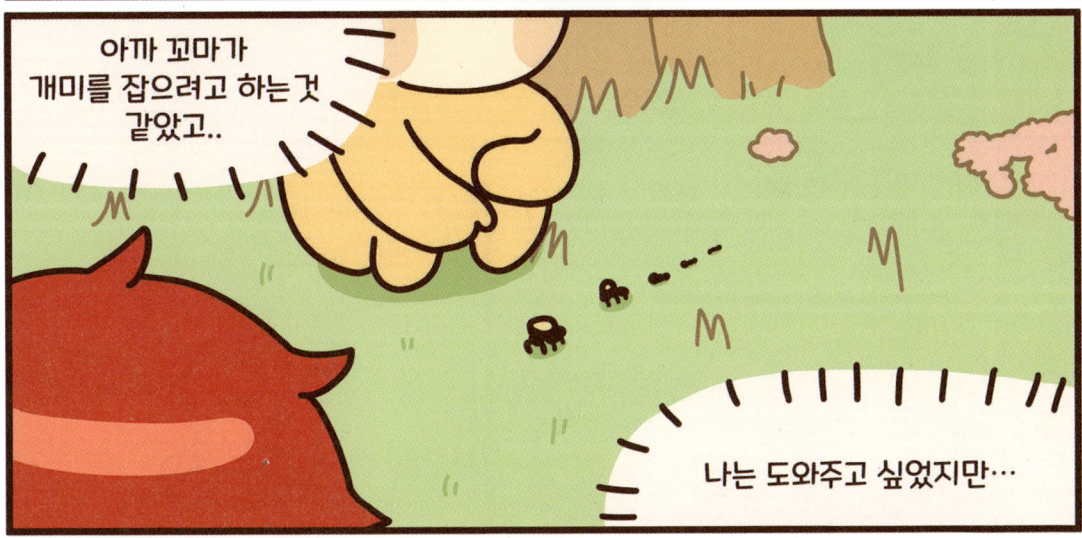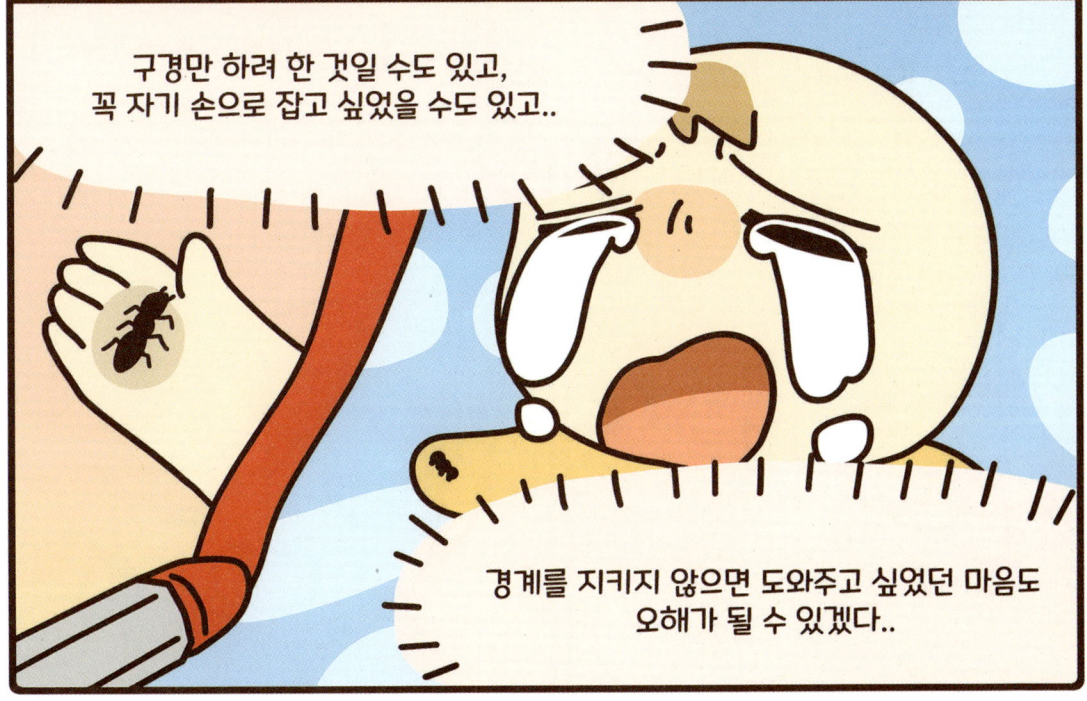

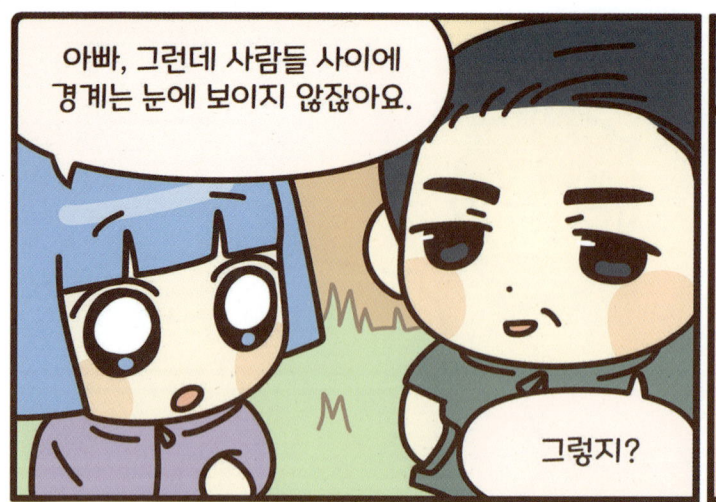
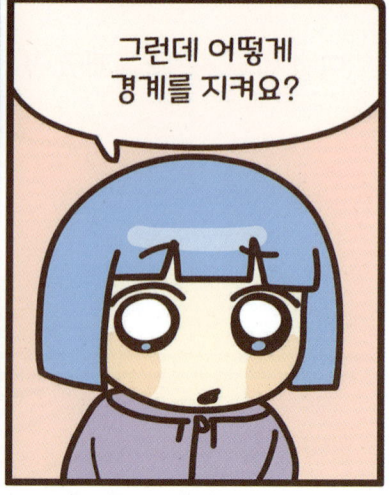
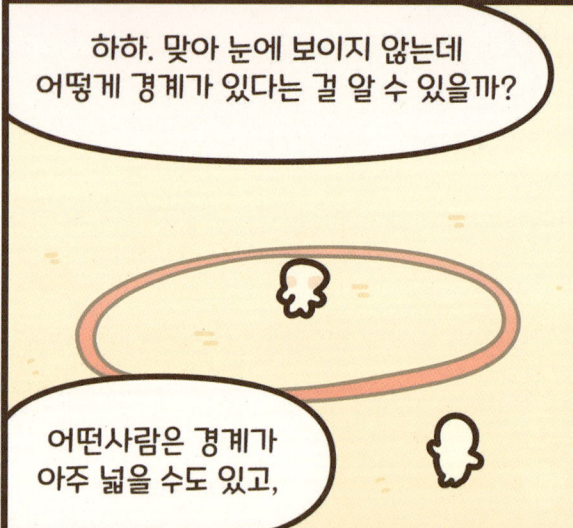
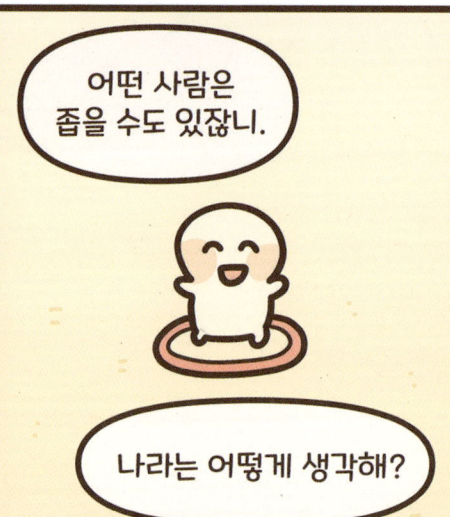
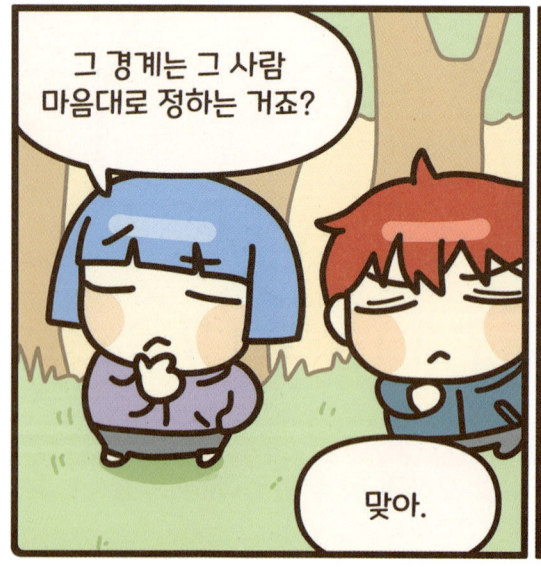
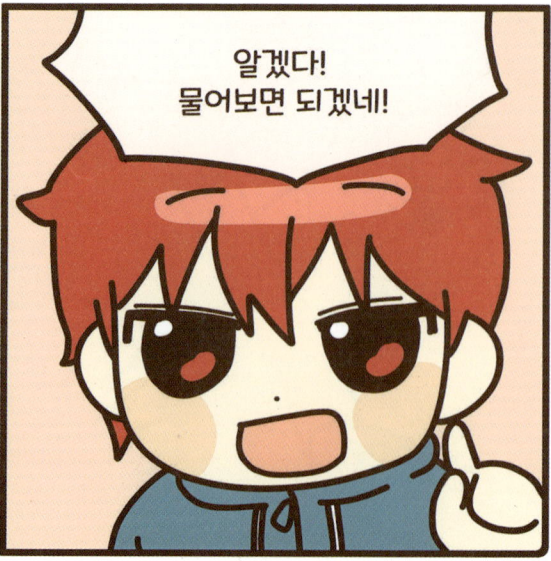

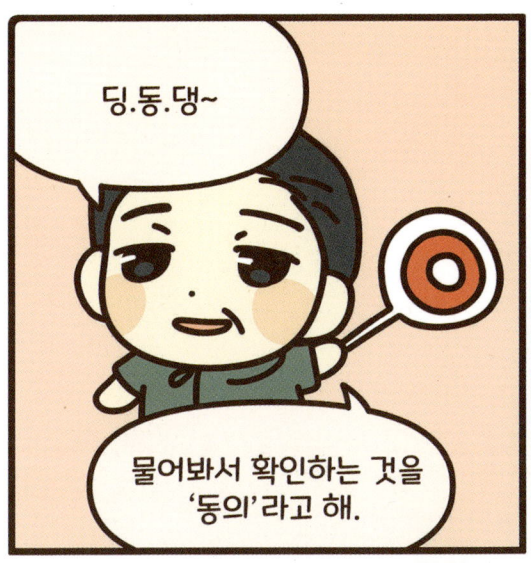
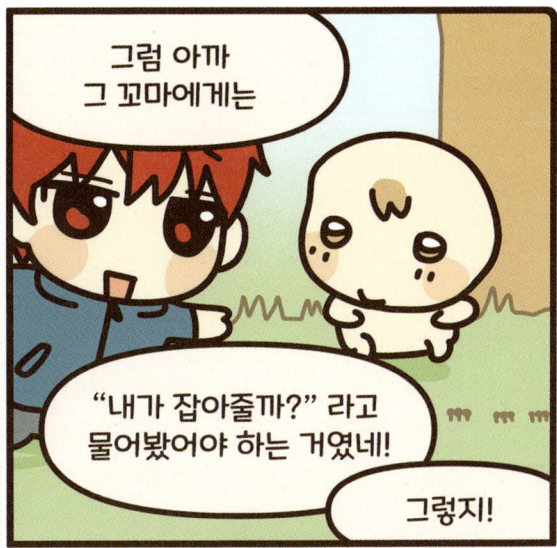
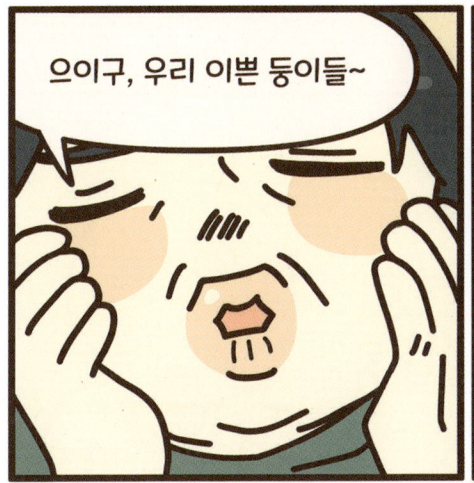
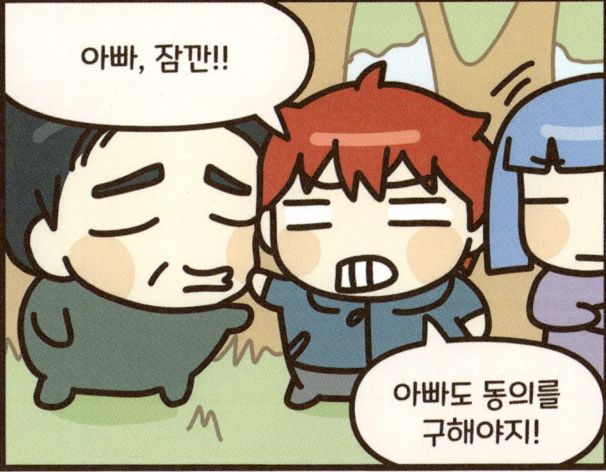
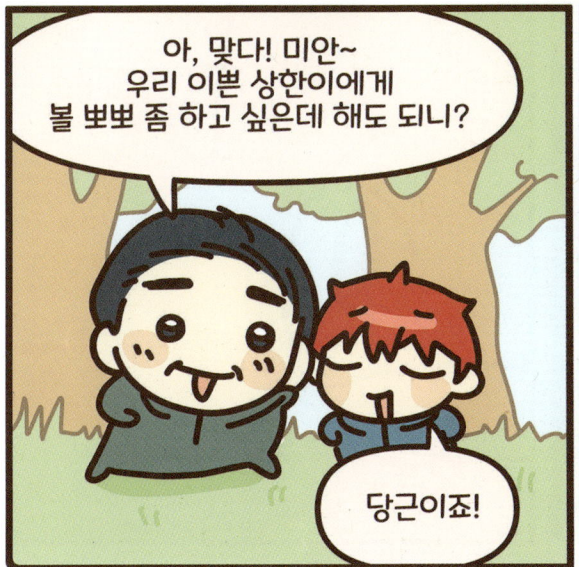
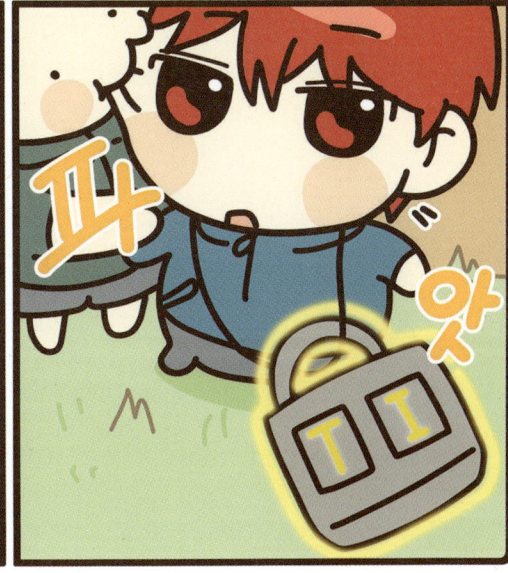

비밀코드 #7

경계와 동의

눈에 보이지 않지만 존재하는 것이 많이 있어요.
예를 들면 사랑, 기쁨, 감사와 같은 감정들은 보이지 않지요.
하지만 존재한다는 사실을 우리는 알고 있어요. 느낄 수 있으니까요.

서로를 구분 짓는 '경계'도 보이는 것과 보이지 않는 것 다 존재해요.
예를 들면 차가 다니는 차도와 사람이 다니는 인도 사이의 경계는 구별이 돼요.
차선도 서로의 안전을 위해 경계가 있지요.
이런 선을 만들어 두는 이유는 무엇일까요?
서로의 안전을 지키고 규칙을 약속하기 위해서랍니다.
차와 차끼리 혹은 사람과 차가 서로 부딪히면 안 되니까요.

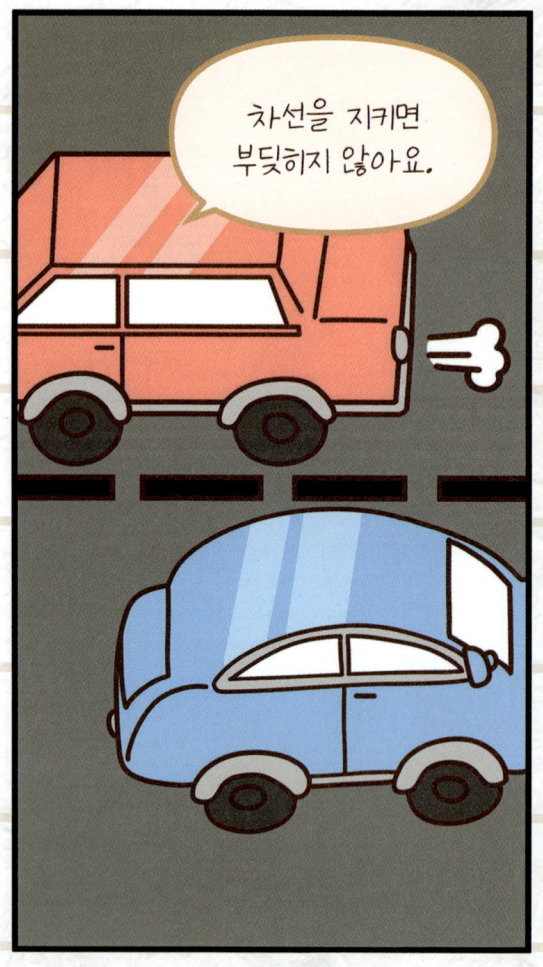
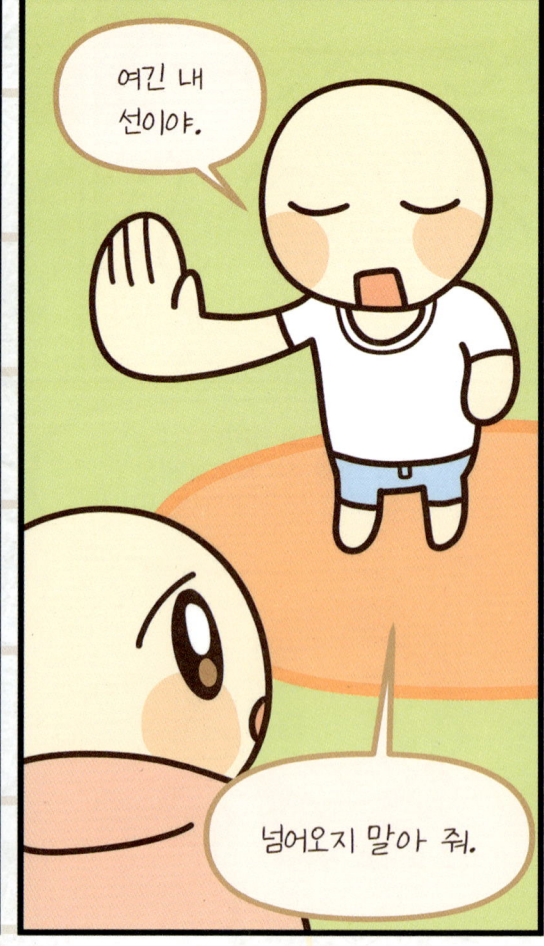

서로 얼마나 친한가에 따라 편안함을 느끼고 불편함이 시작되는 거리가 있어요.
엄마와 나 사이에도 존중해야 할 거리가 있구요.
그 거리는 나 자신이 정하는 것이에요.

경계를 알아챌 수 있는 방법은 무엇일까요?
==가장 쉬운 방법은 물어보는 것==이에요.
형의 방에 들어갈 때 '똑똑' 노크하는 것처럼 친구에게 "우리 같이 놀까?"라고
확인하는 것으로 경계의 범위를 알 수 있어요.

물론 친구도 나와 놀고 싶을 때는 나에게 물어봐야지요.
내 마음이 불편하면 거절할 수도 있어요.
아직 더 친해질 때까지 시간이 필요한 경우도 있으니까요.

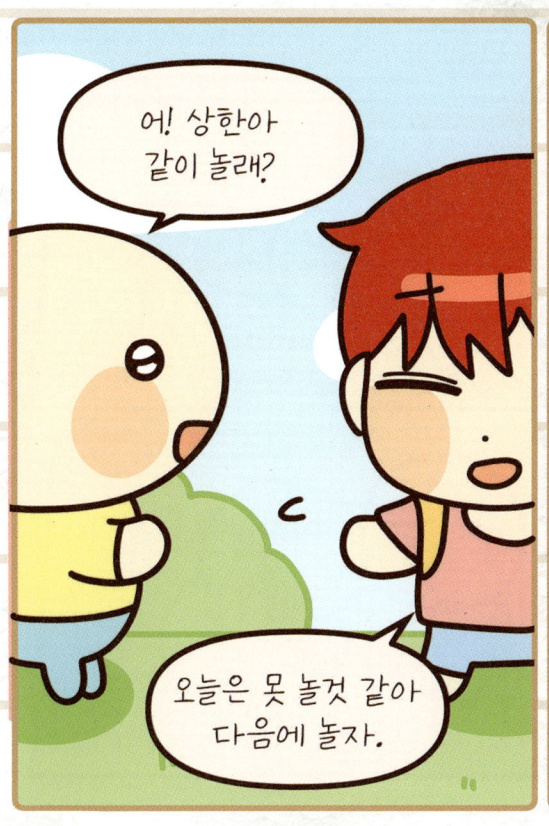 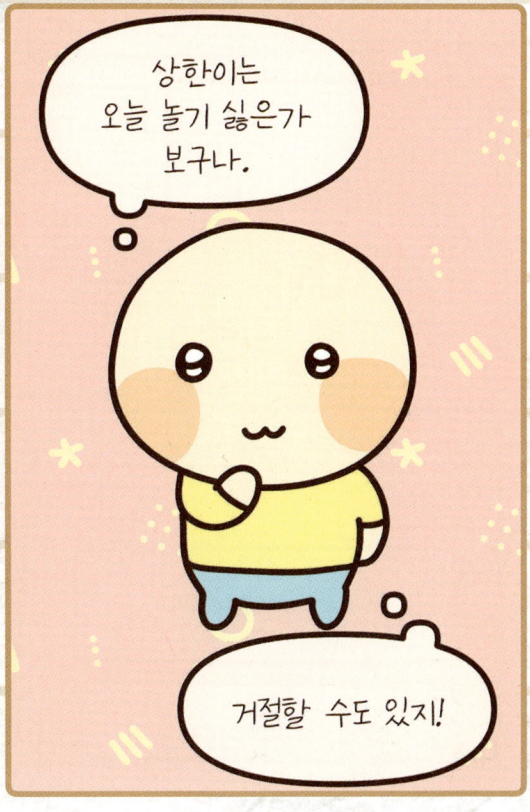

거절하는 것은 잘못이 아니에요.
조금 서운할 수 있지만 이것도 동의를 구하는 과정이고
'경계를 지키는 훌륭한 마음이에요.

'경계'를 지키지 않으면 차와 차가 부딪혀 큰 사고가 나는 것처럼
사람과 사람사이에 경계를 지키지 않으면 마음에 사고가 날 수 있어요.
나는 장난으로 친구를 놀라게 한 것뿐인데 친구가 화를 낸 적이 있나요?
친구가 장난이라며 내가 아끼던 물건을 허락 없이 가지고 놀았던 경험이 있나요?
이런 것들이 서로의 경계를 지키지 않아서 생긴 마음의 사고예요.

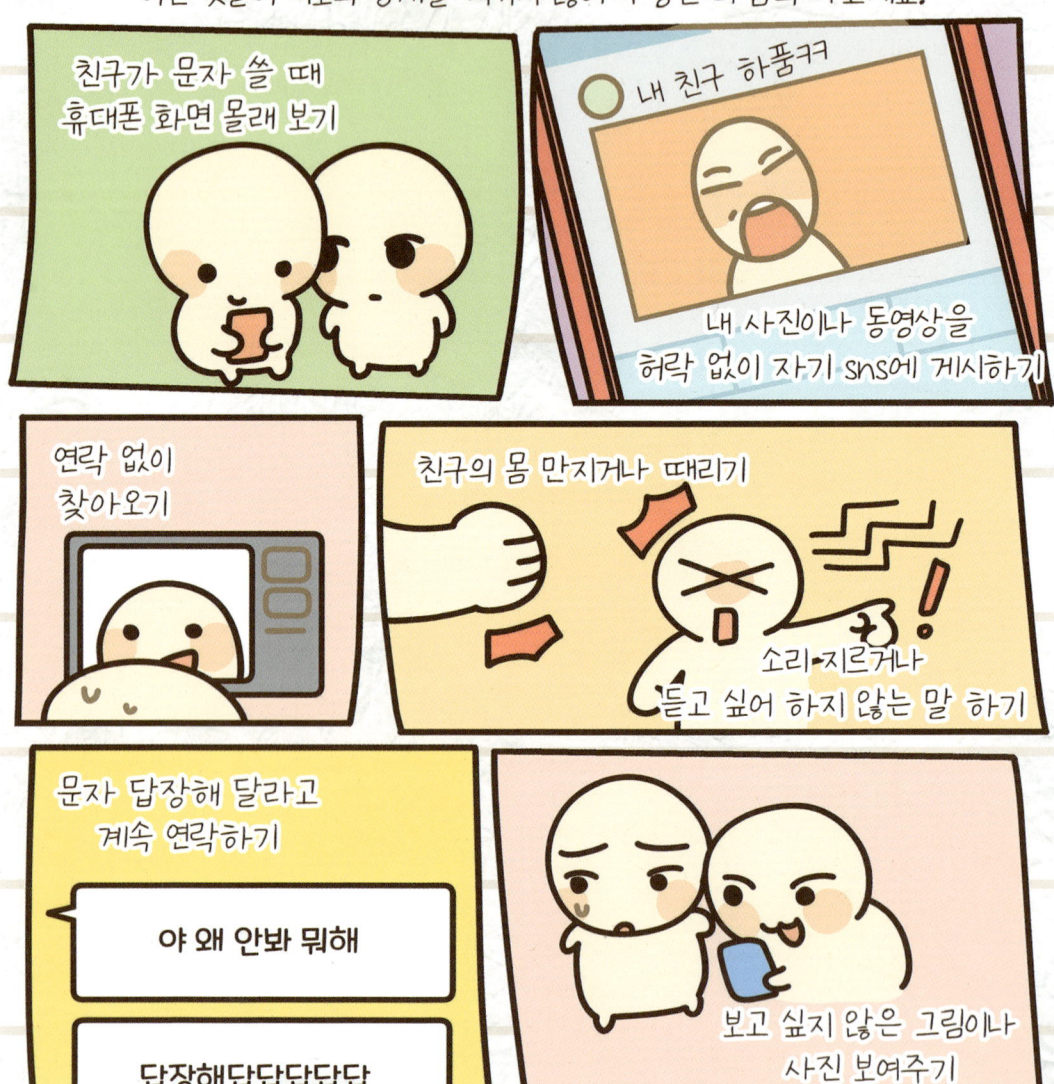

이런 모든 것이 경계를 지키지 않는 행동들이에요.

우리 서로 약속해요.
서로의 선을 지키고 내 선도 지켜내기로요.

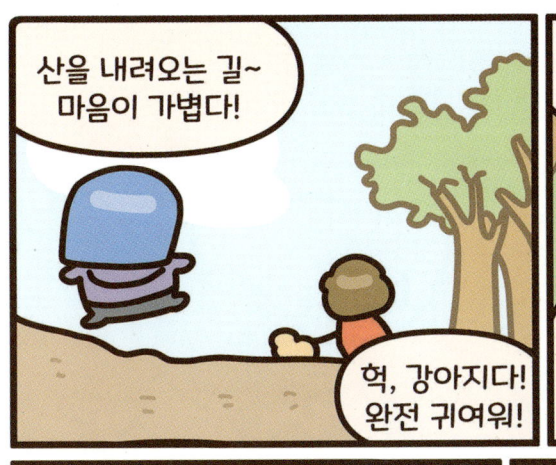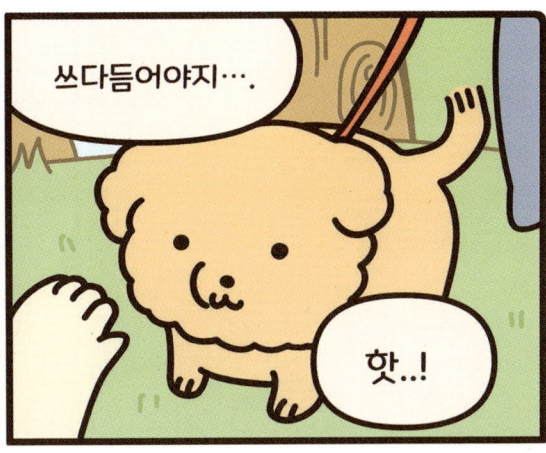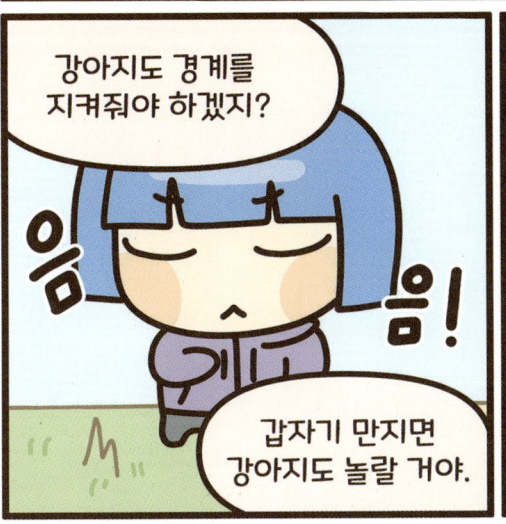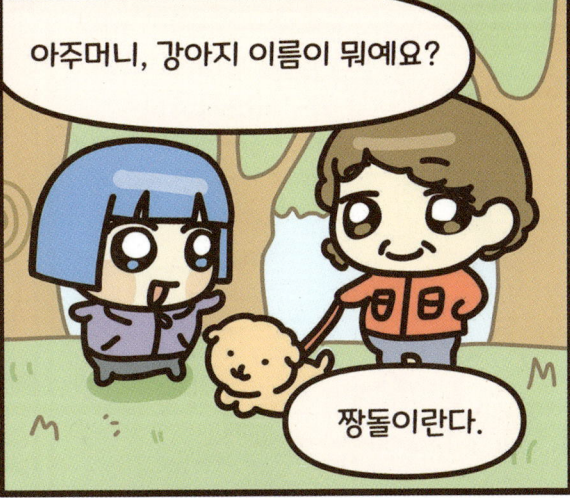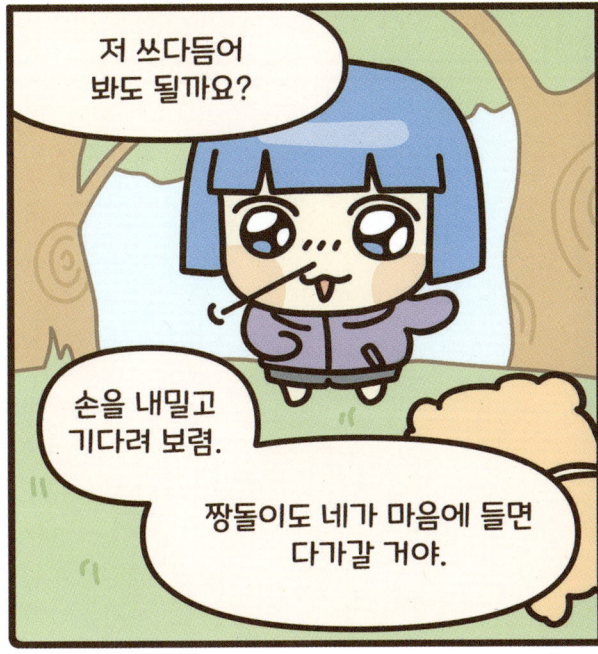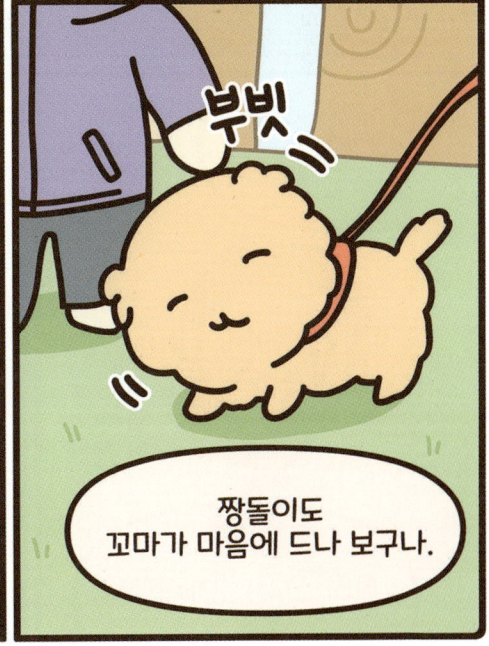

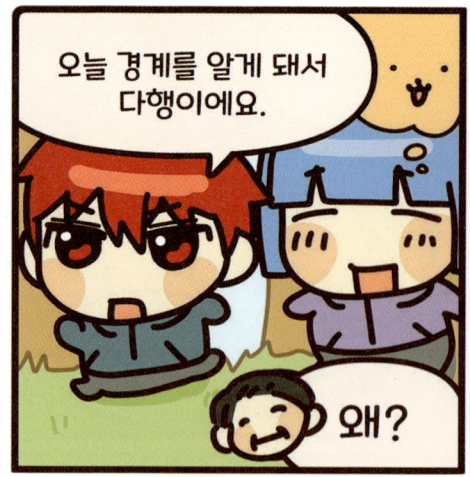
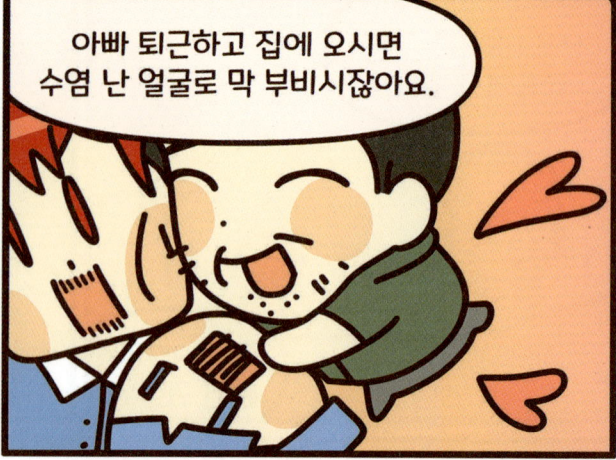
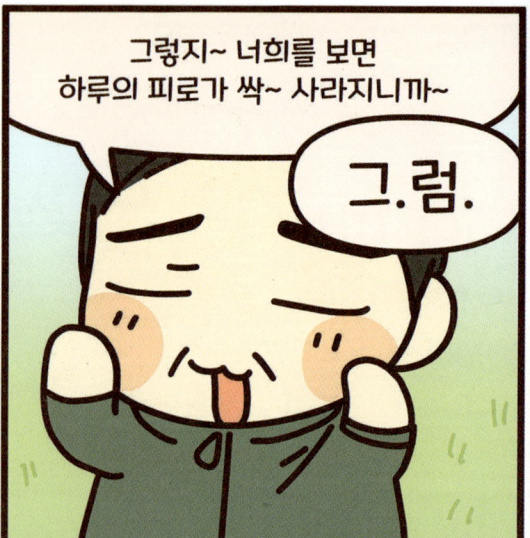
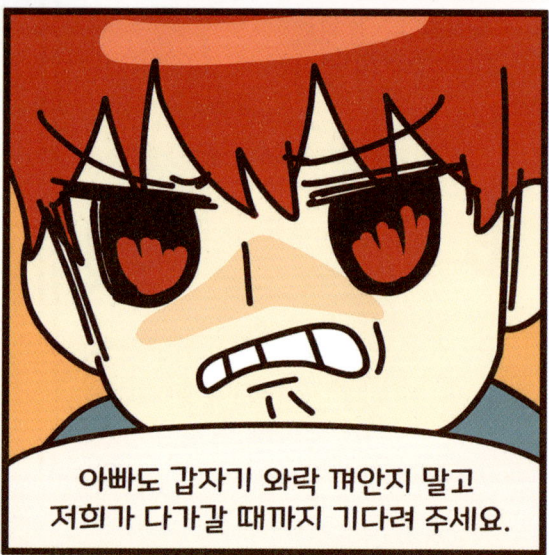
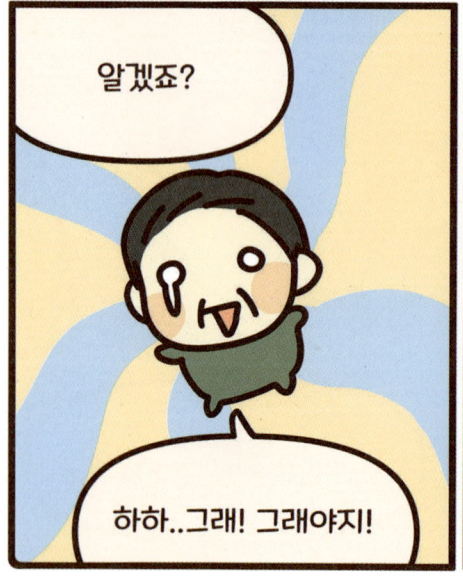
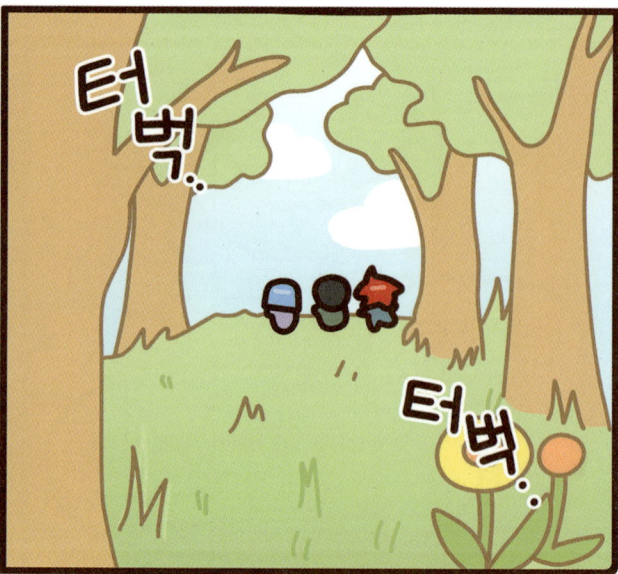

이제 마지막 퍼즐만 남았다.
휴~ 드디어 미션이 끝나는 것인가?
그나저나 경비 아저씨는 잘 계시려나?
우리가 비밀코드를 세 개나 획득한 걸 아시면 놀라시겠지?

아까 저녁 먹는 형의 얼굴이 더 어두워 보였다.
지금 시험 기간이라던데..

밥 먹을 때 고개도 안 들고 먹는 둥 마는 둥 하더니 방으로 들어가 버렸다.
그런 형을 보는 엄마와 아빠 입에서 한숨이 새어나왔다.
형에게 들리지 않게 작은 소리로..

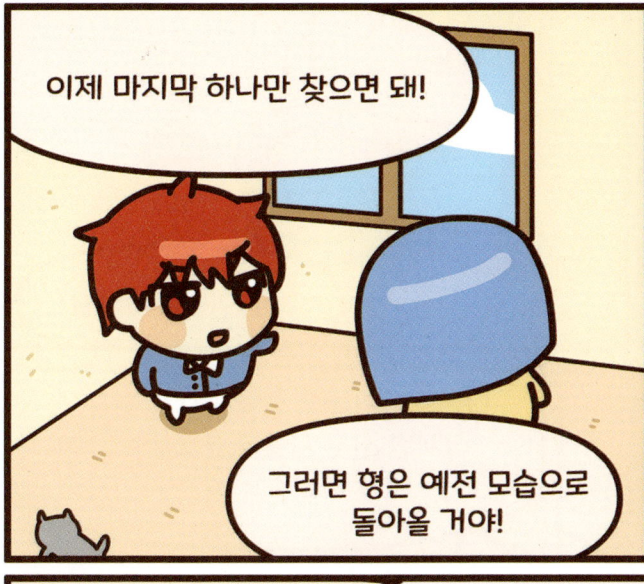

이제 마지막 하나만 찾으면 돼!

그러면 형은 예전 모습으로 돌아올 거야!

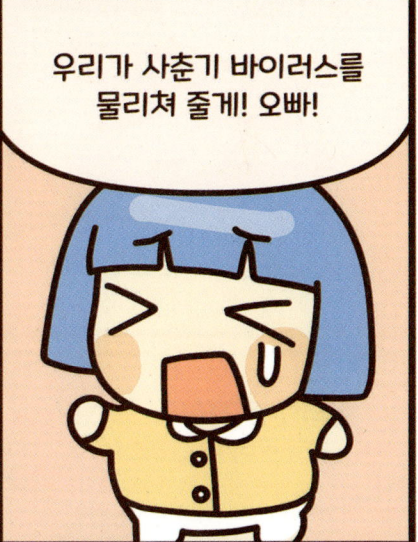

우리가 사춘기 바이러스를 물리쳐 줄게! 오빠!

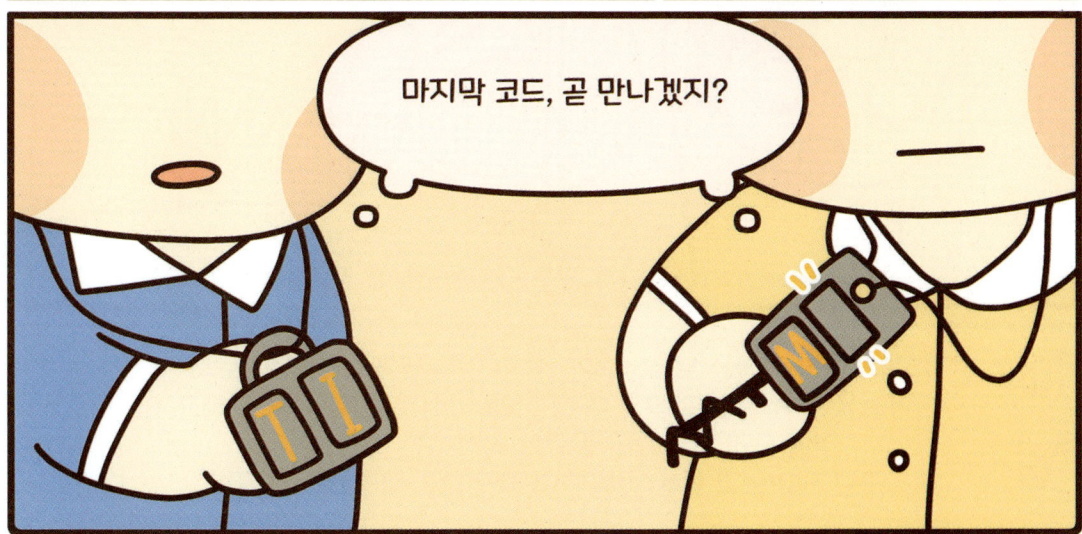

마지막 코드, 곧 만나겠지?

2. 인터넷에도 안전교육이 필요하다고?

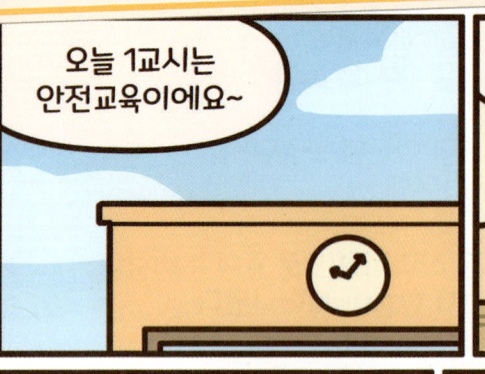
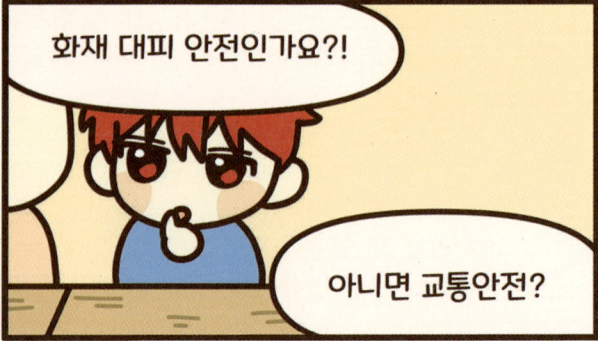
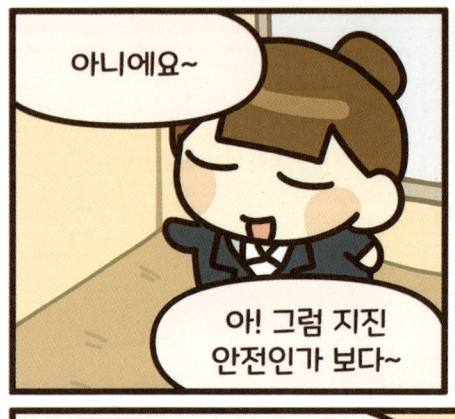
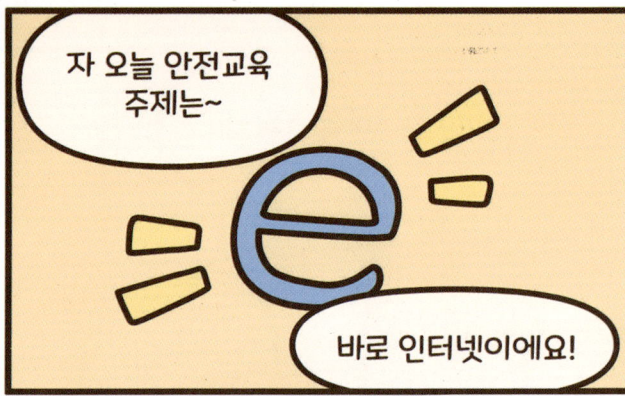
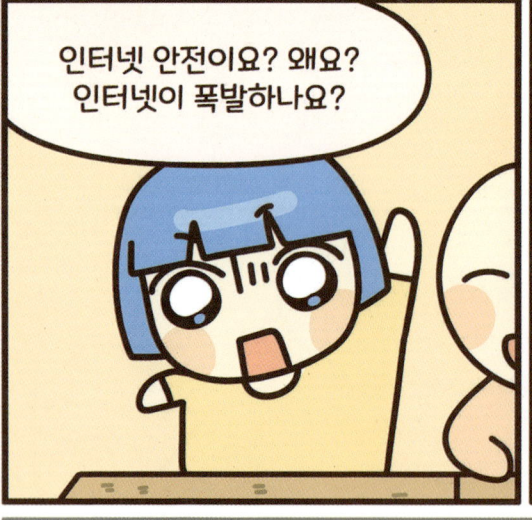

신기하다. 우리 엄마는 모르는 게 있으면 인터넷에서 꼭 찾아보시던데..
어려운 영어 단어도 찾고 여행갈 때 어디로 갈지 찾기도 하고
가끔 우리가 필요한 물건을 함께 고르기도 한다..
그런 재미있고 좋은 인터넷이 위험했다니 믿을 수 없다!

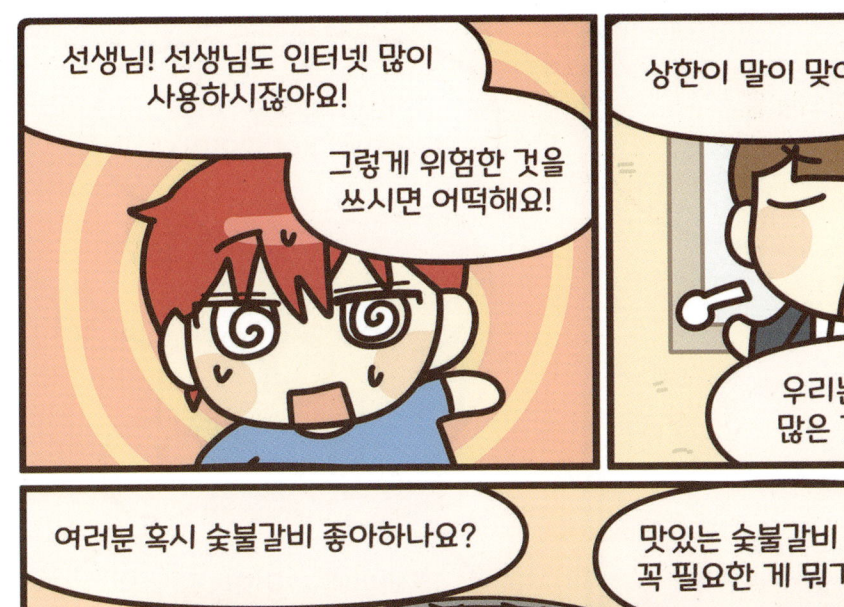
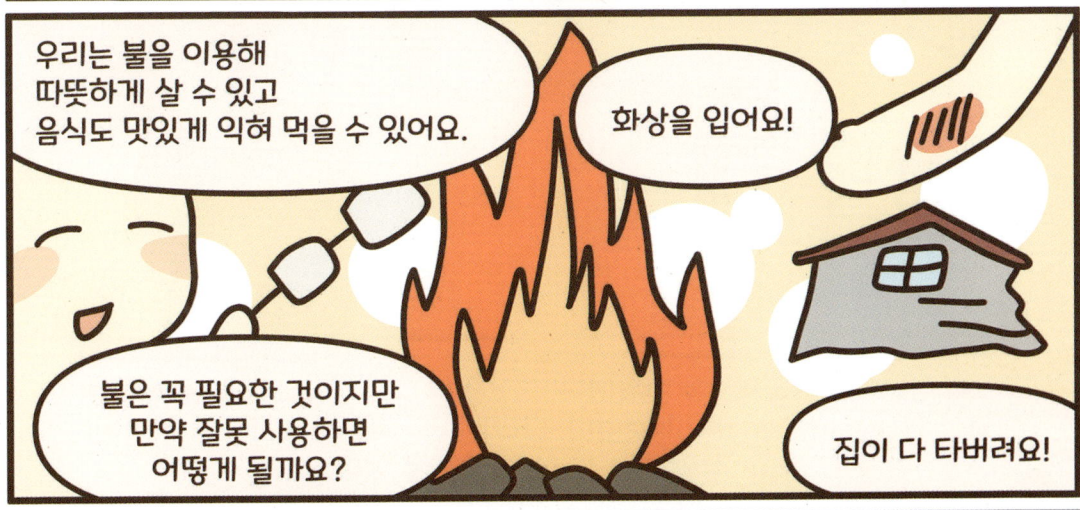

꼭 필요한 불이 잘못 사용하면 무서운 불로 변하는 것처럼
꼭 필요한 인터넷도 잘못 사용하면 불처럼 위험할 수 있다고?

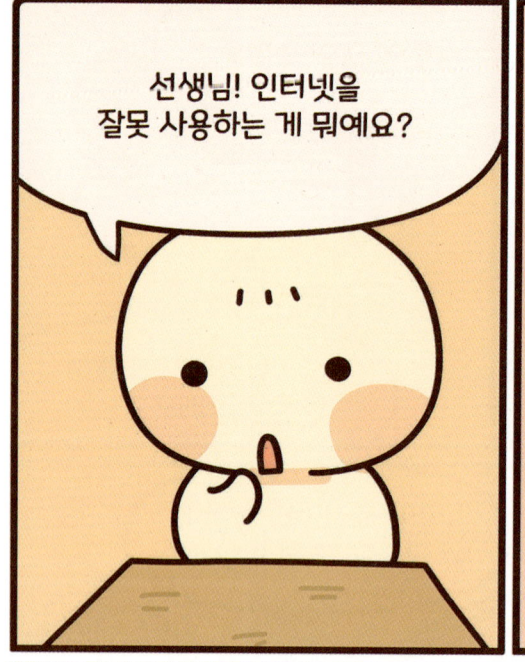
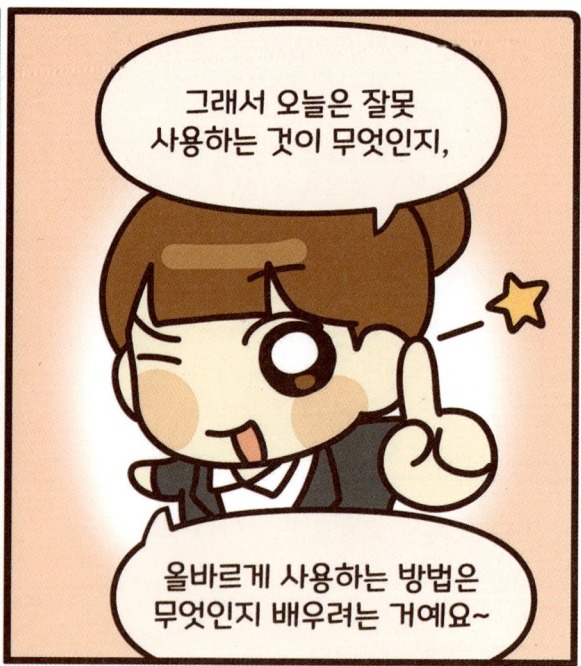
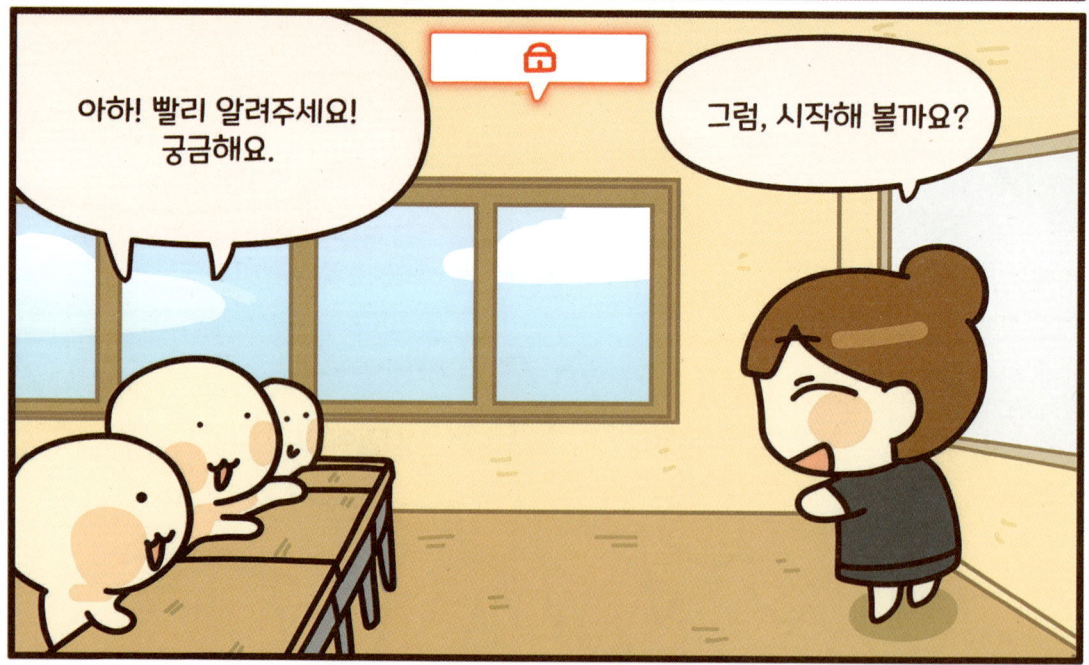

그때 상한이의 손목시계가 반짝였다. 그것을 본 나라가 재빠르게 안경을 썼다.
교실 천장에 떠 있는 표시가 보였다. 나라는 너무 기뻐서 소리를 지를 뻔했다.
상한과 나라는 눈빛 교환을 했다.

그래. 이번 수업 시간에 마지막 코드가 풀리겠구나!
상한과 나라의 가슴이 두근두근 요동쳤다.

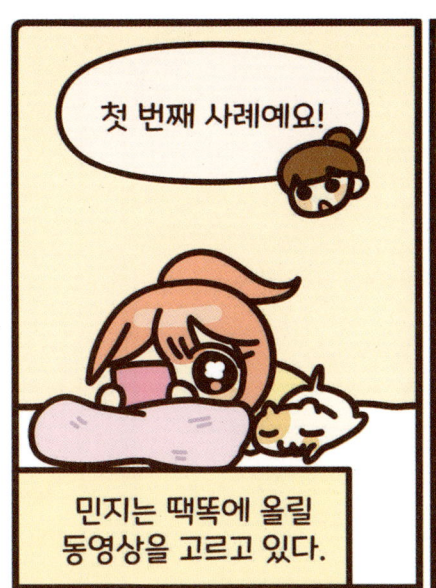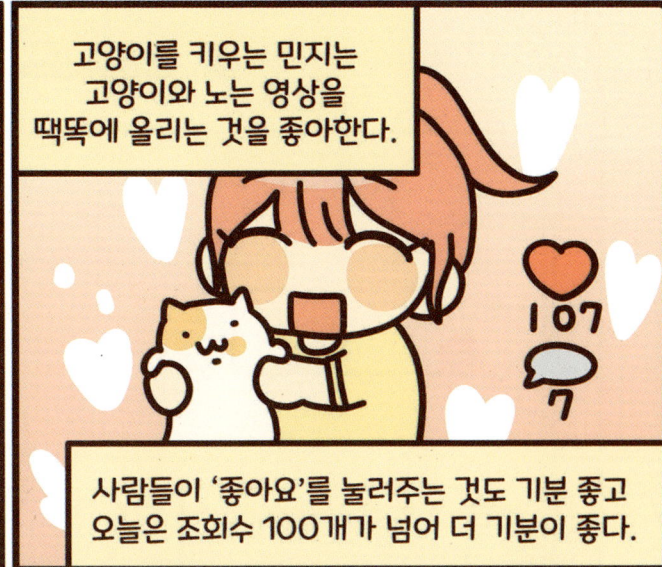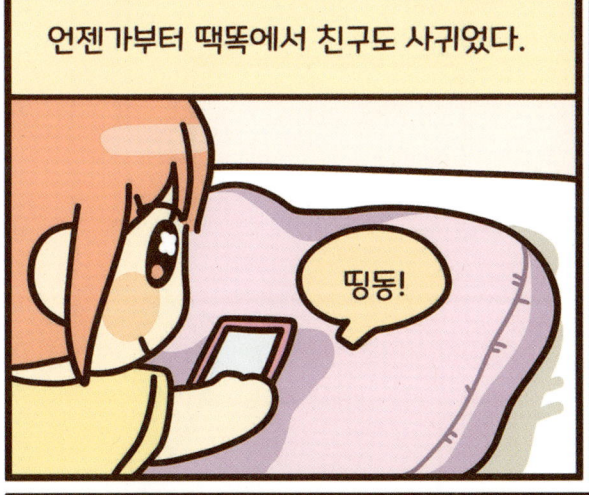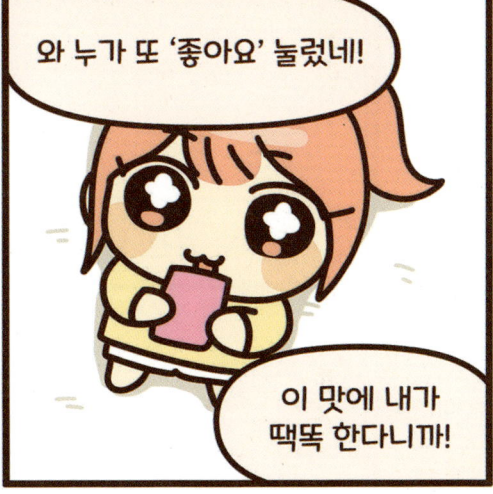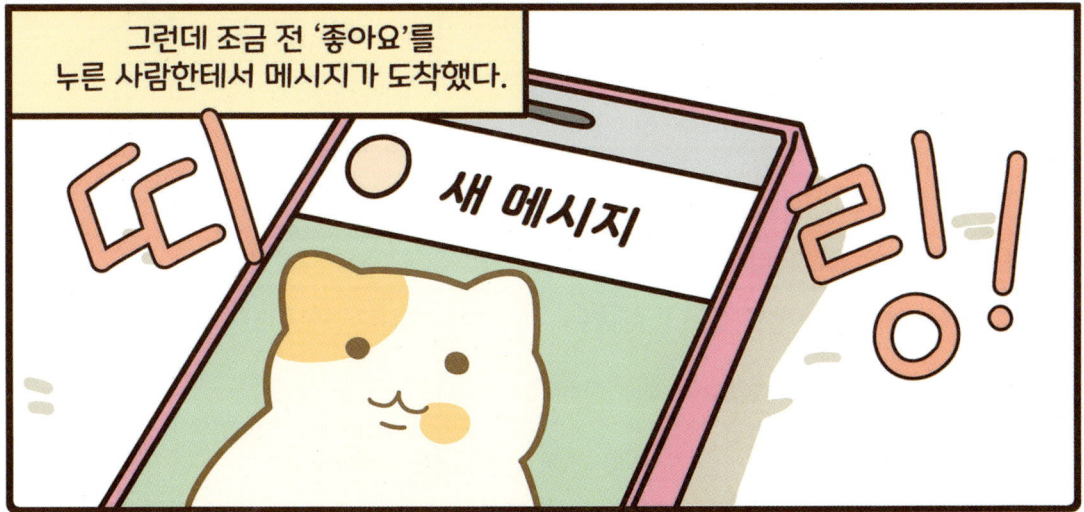

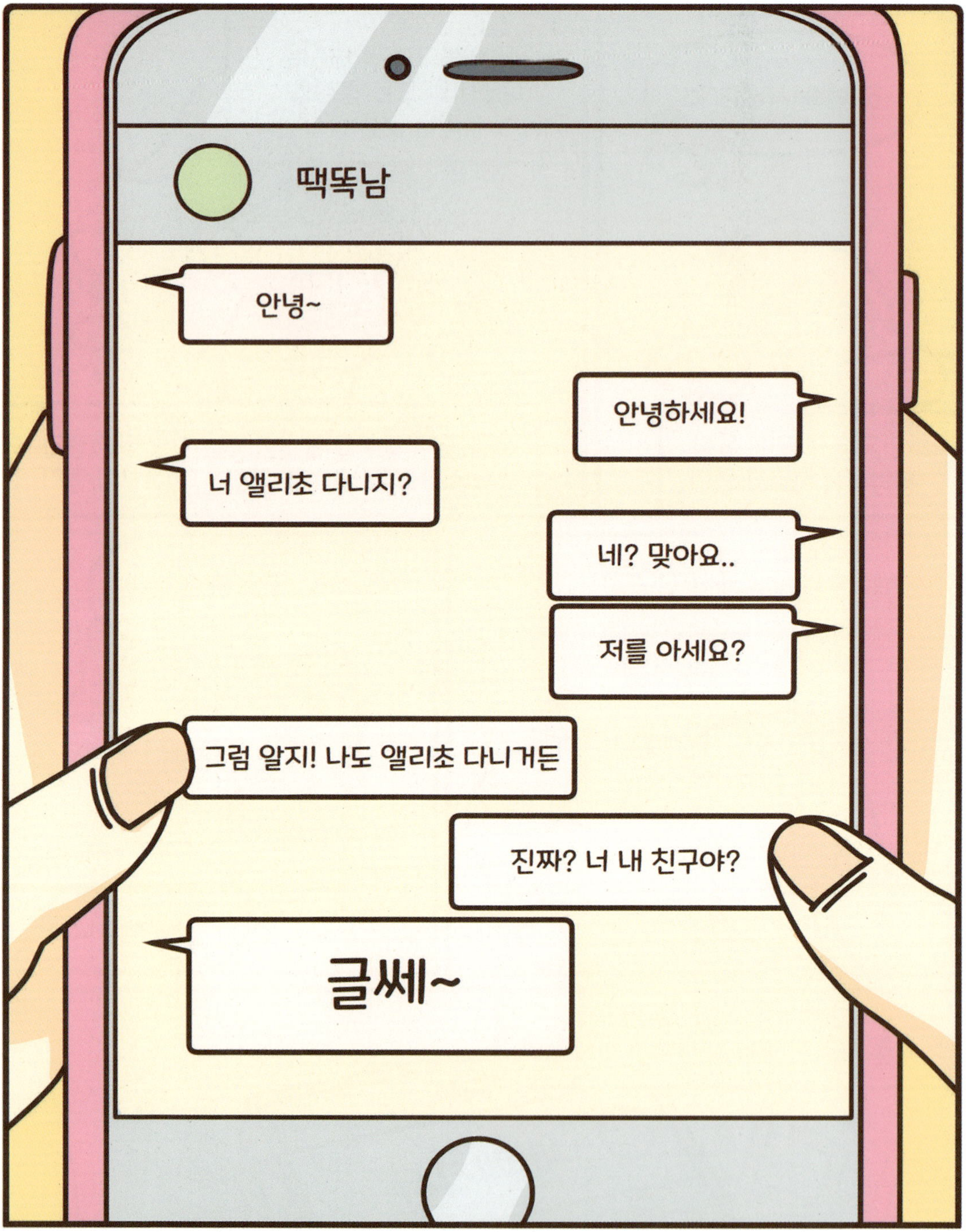

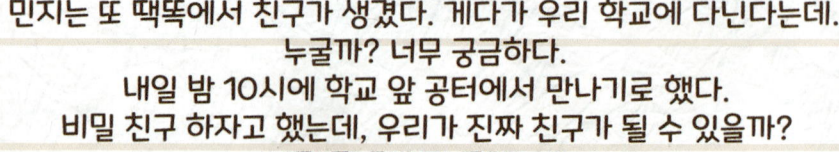

민지는 또 떡똑에서 친구가 생겼다. 게다가 우리 학교에 다닌다는데..
누굴까? 너무 궁금하다.
내일 밤 10시에 학교 앞 공터에서 만나기로 했다.
비밀 친구 하자고 했는데, 우리가 진짜 친구가 될 수 있을까?
나랑 잘 맞으면 좋겠는데..

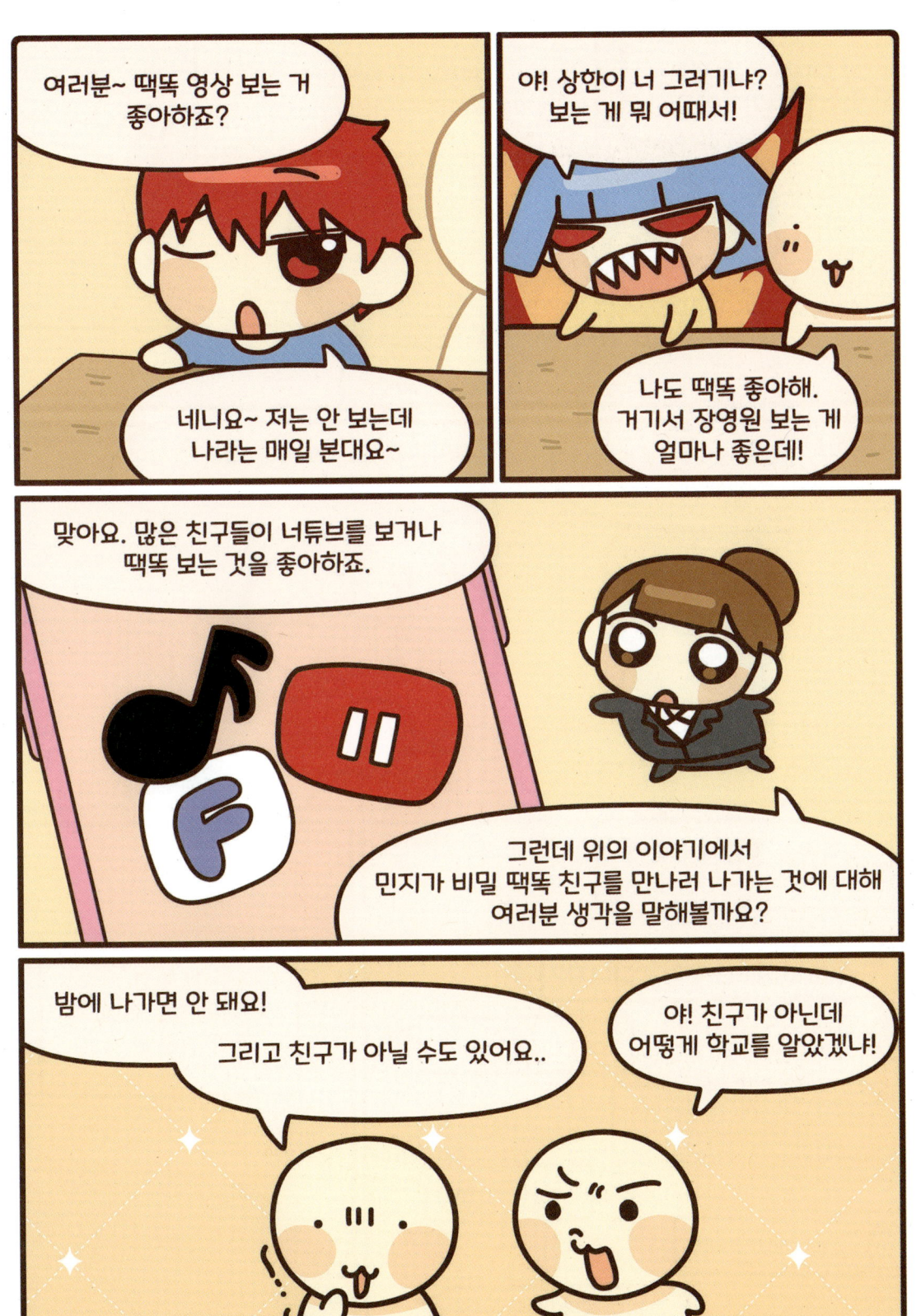

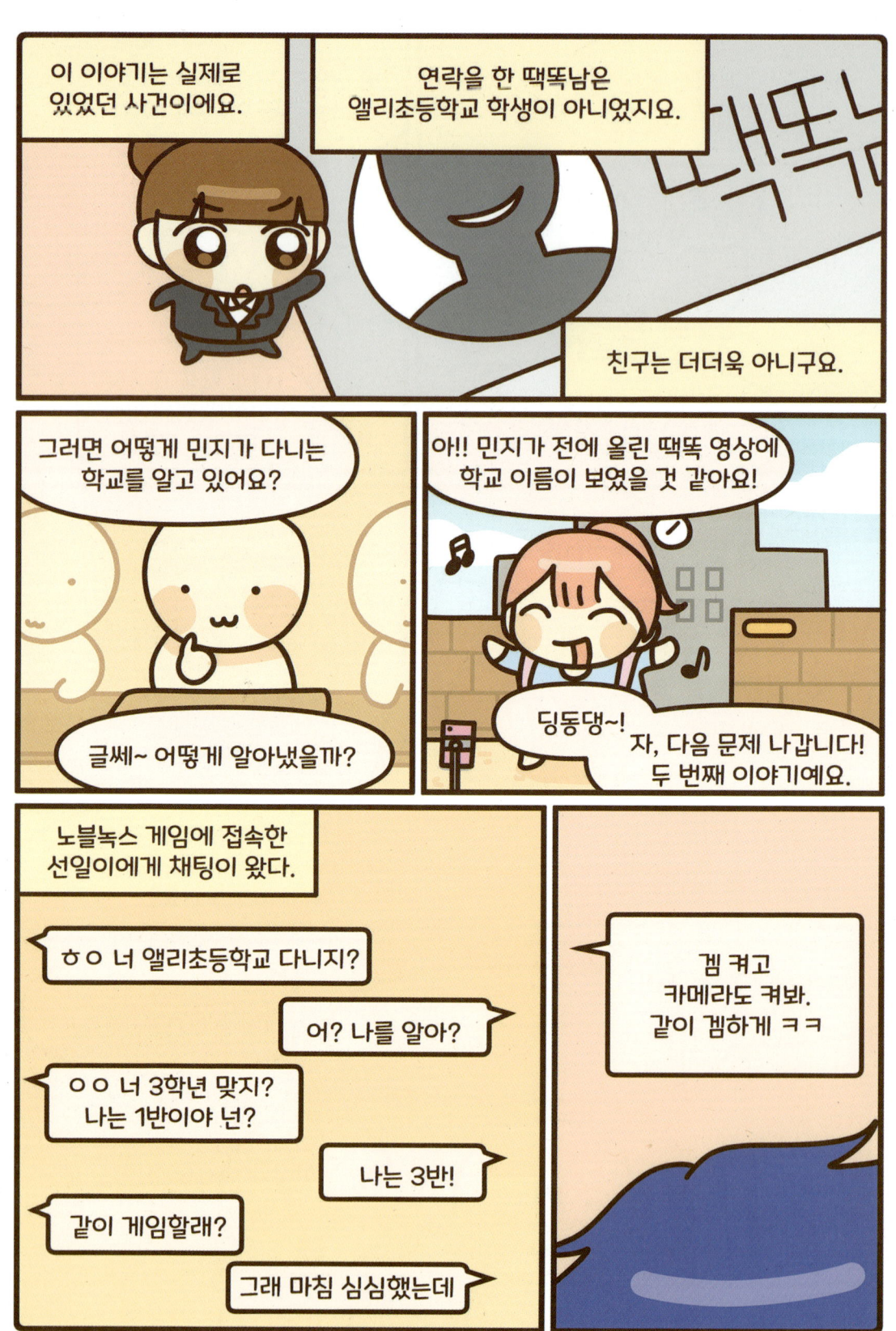

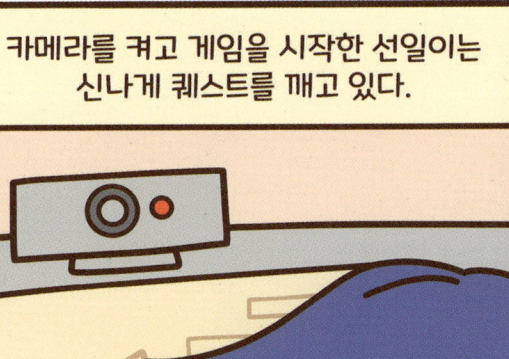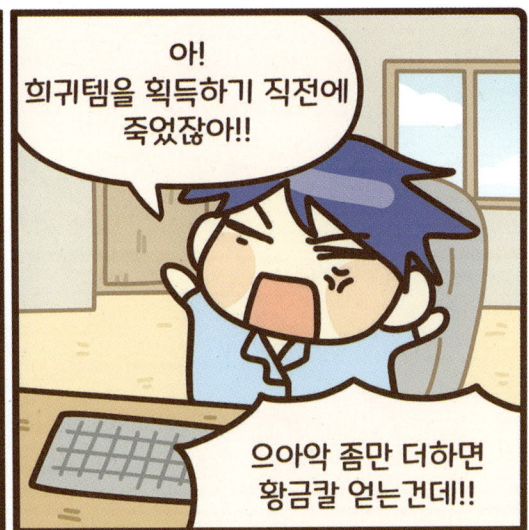

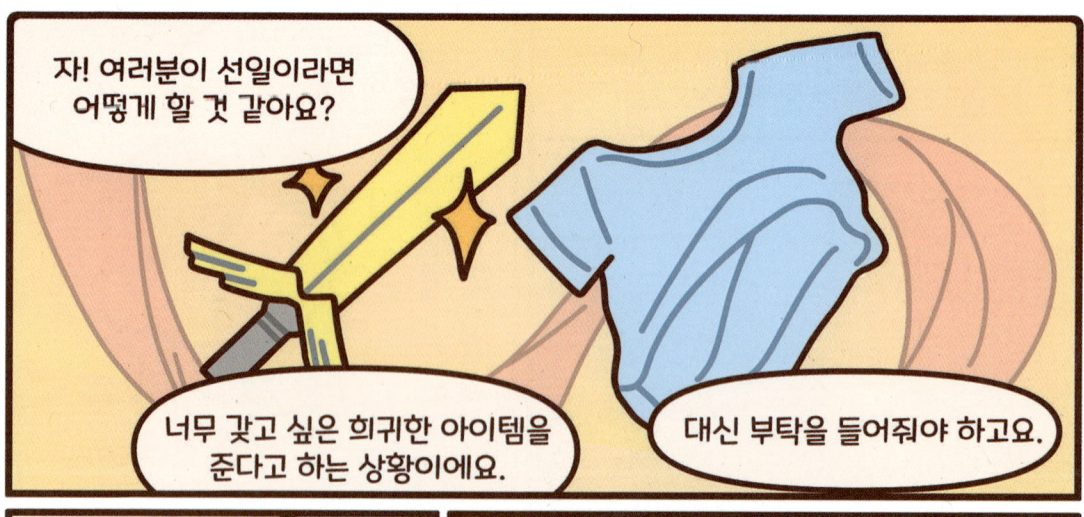

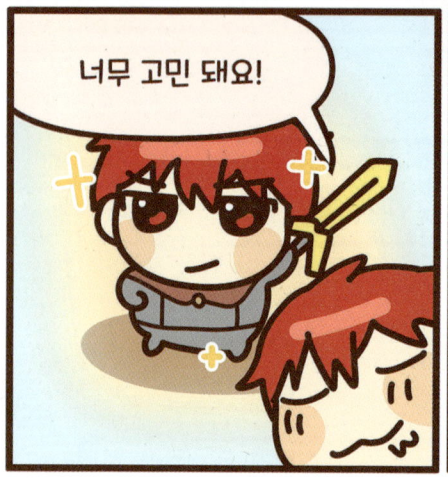
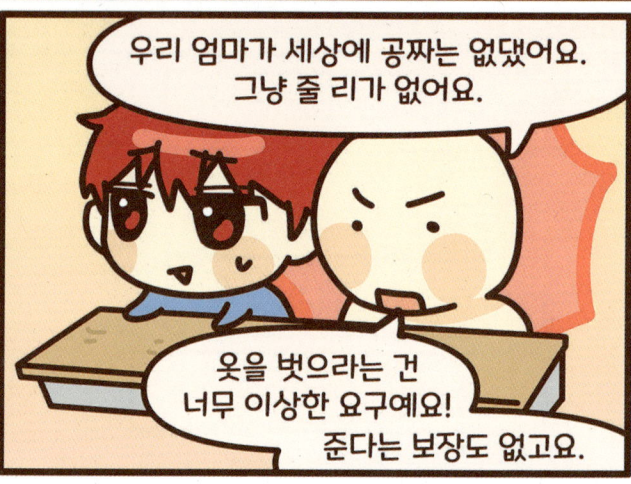

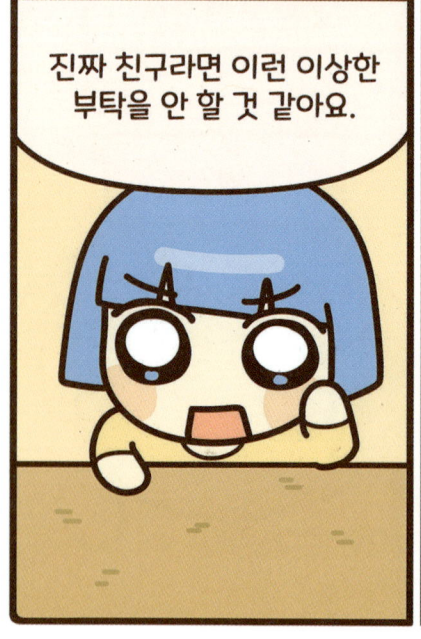
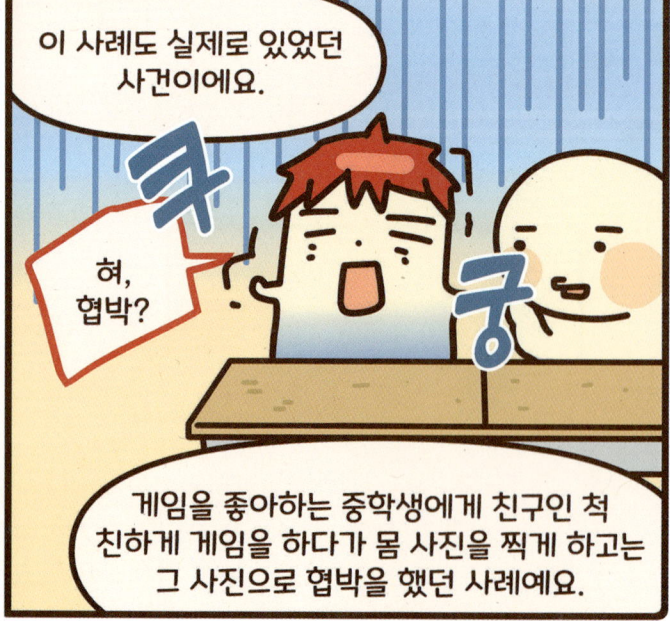

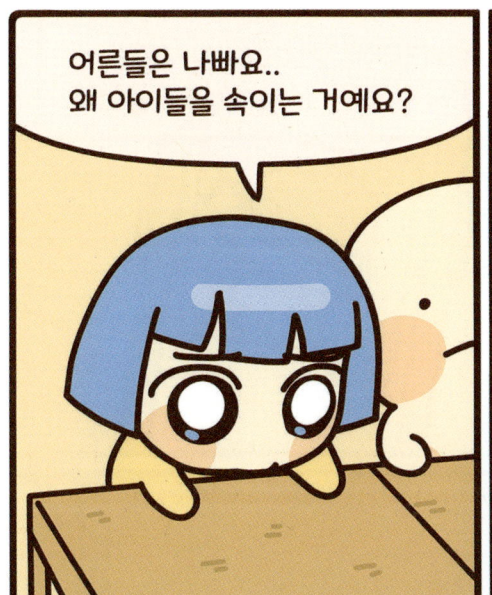
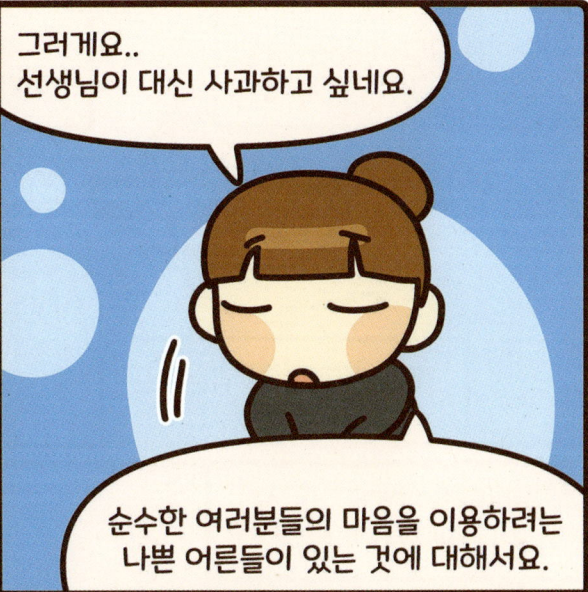

어른들은 나빠요..
왜 아이들을 속이는 거예요?

그러게요..
선생님이 대신 사과하고 싶네요.

순수한 여러분들의 마음을 이용하려는
나쁜 어른들이 있는 것에 대해서요.

오늘 선생님께서 우리에게 사과를 하셨다.
선생님이 잘못하신 것은 아니지만 나쁜 어른들도 있다는 말에 마음이 아팠다.
하지만 좋은 어른들도 많다.
우리가 어려울 때 도와주는 어른들이 훨씬 더 많다.
더 이상 아이들을 괴롭히는 나쁜 사람들이 생기지 않았으면 좋겠다.

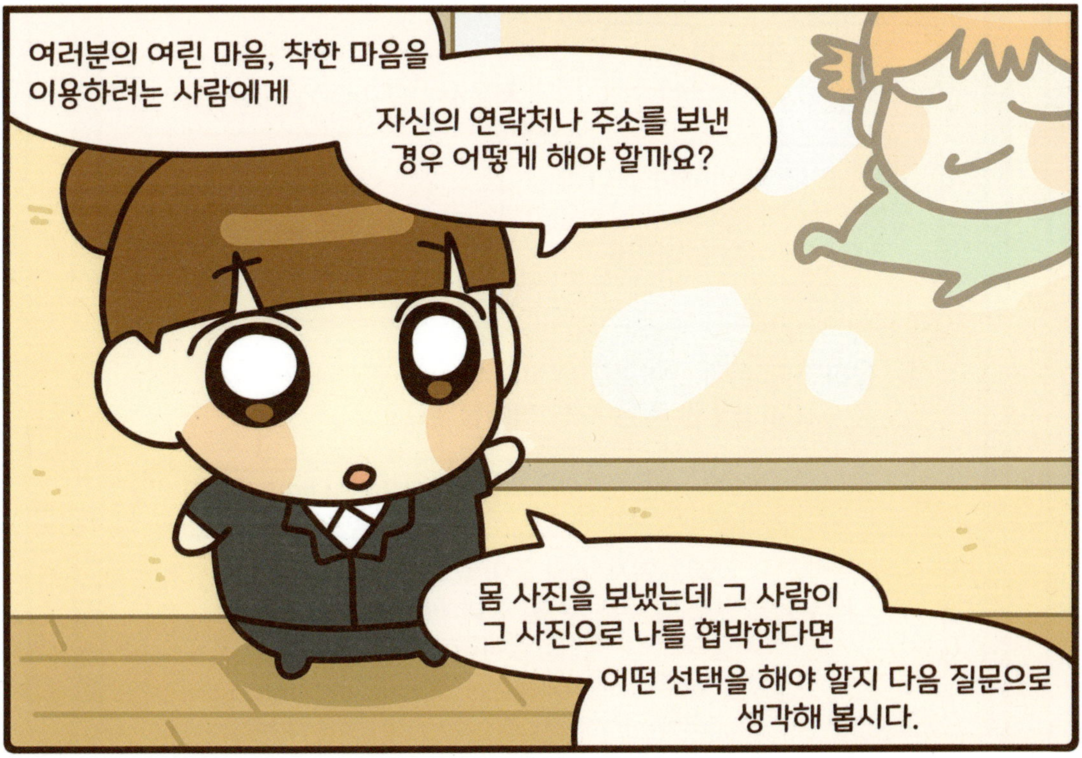

여러분의 여린 마음, 착한 마음을
이용하려는 사람에게

자신의 연락처나 주소를 보낸
경우 어떻게 해야 할까요?

몸 사진을 보냈는데 그 사람이
그 사진으로 나를 협박한다면
어떤 선택을 해야 할지 다음 질문으로
생각해 봅시다.

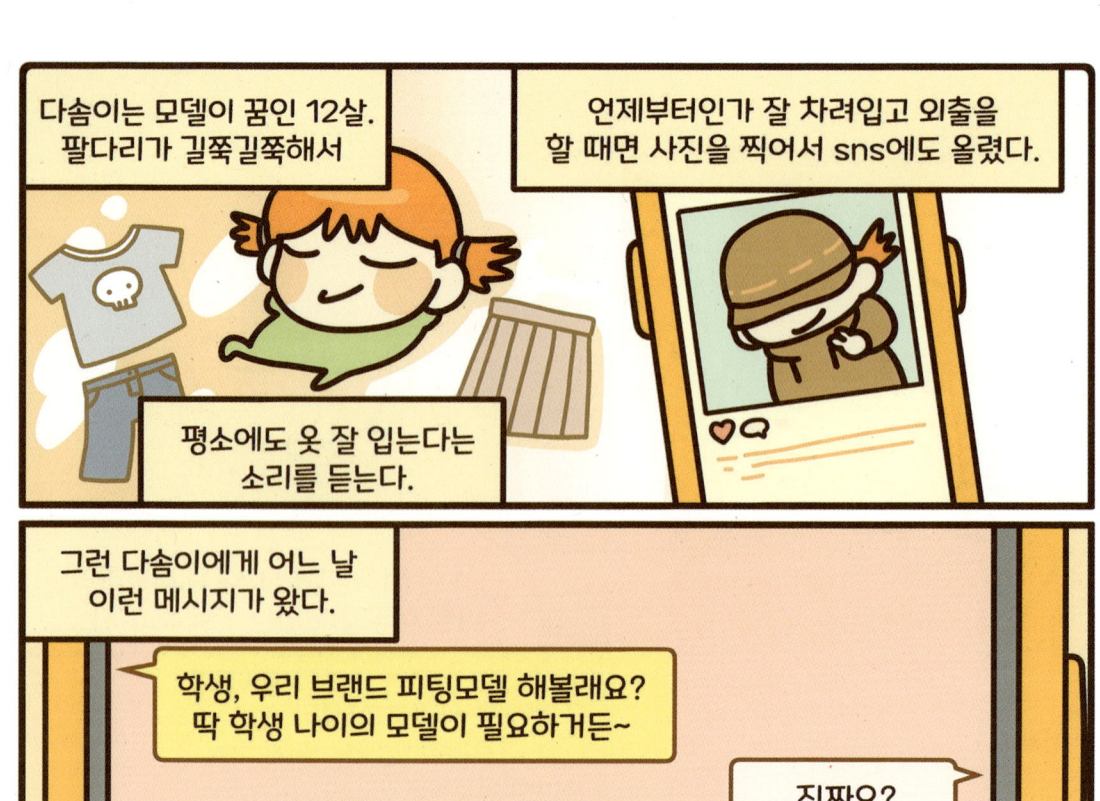

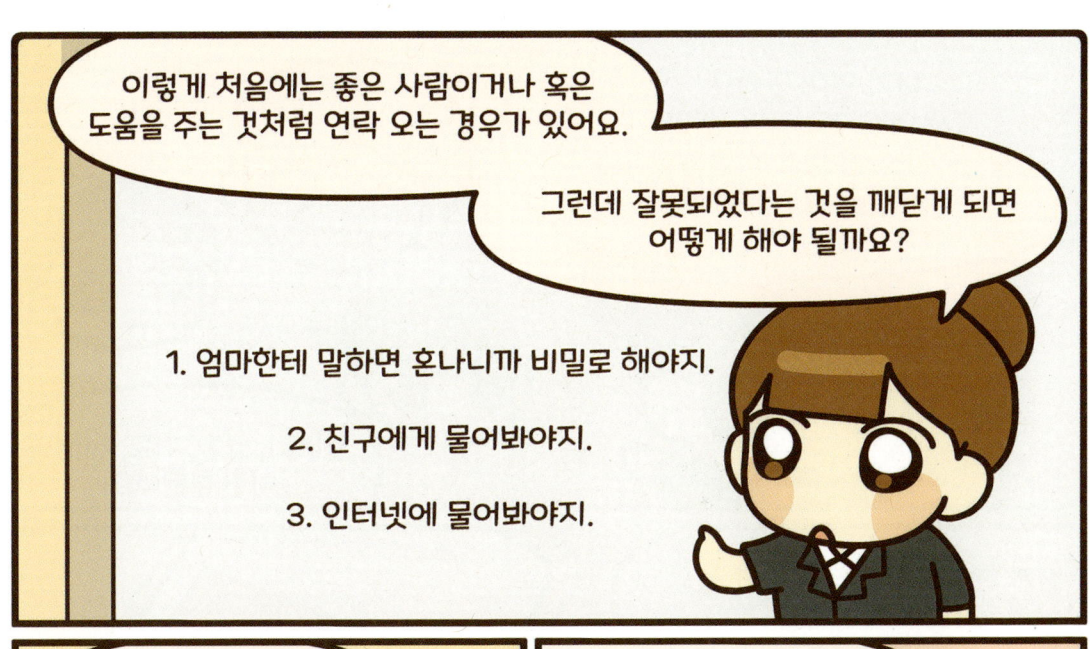

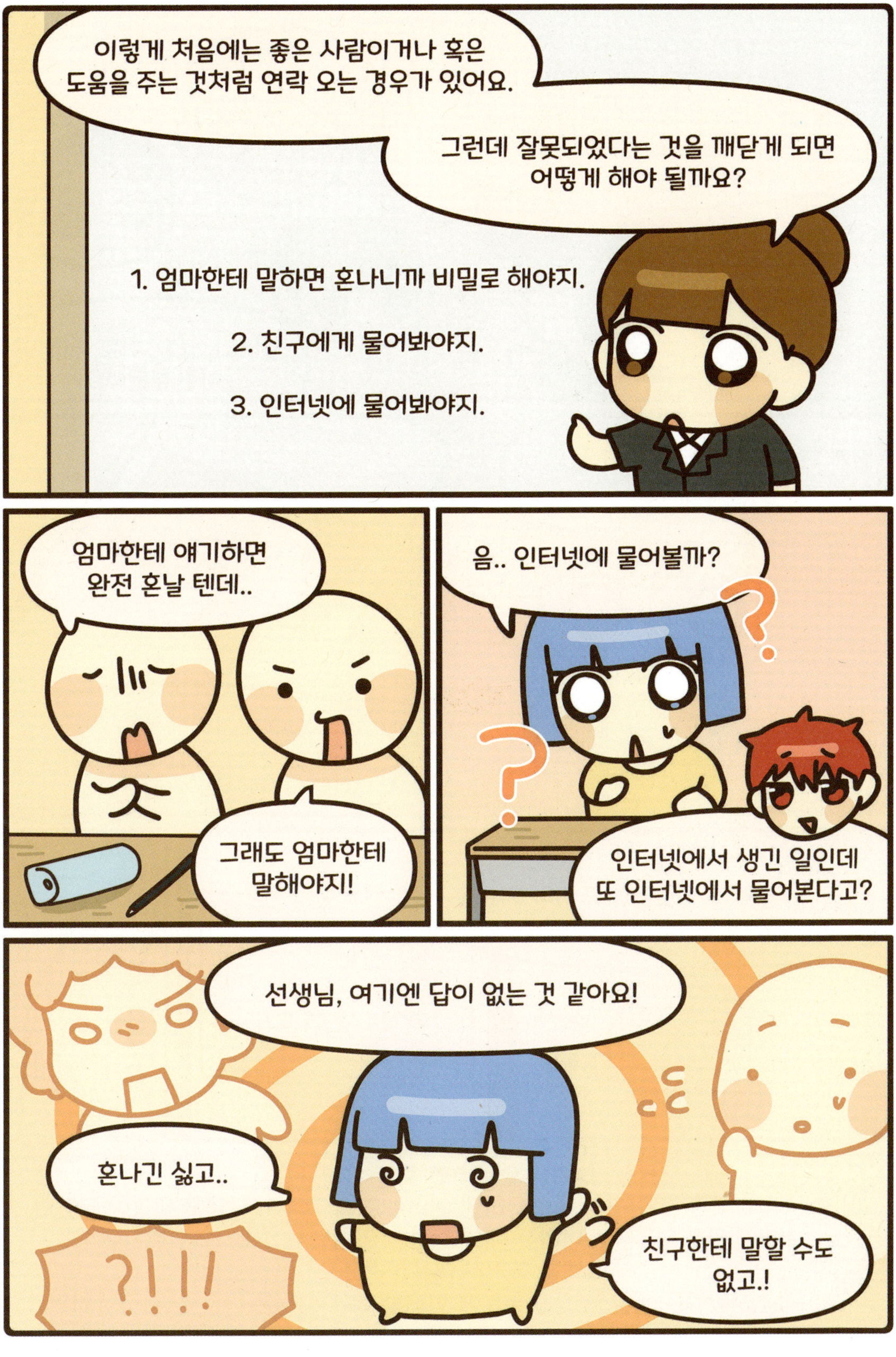

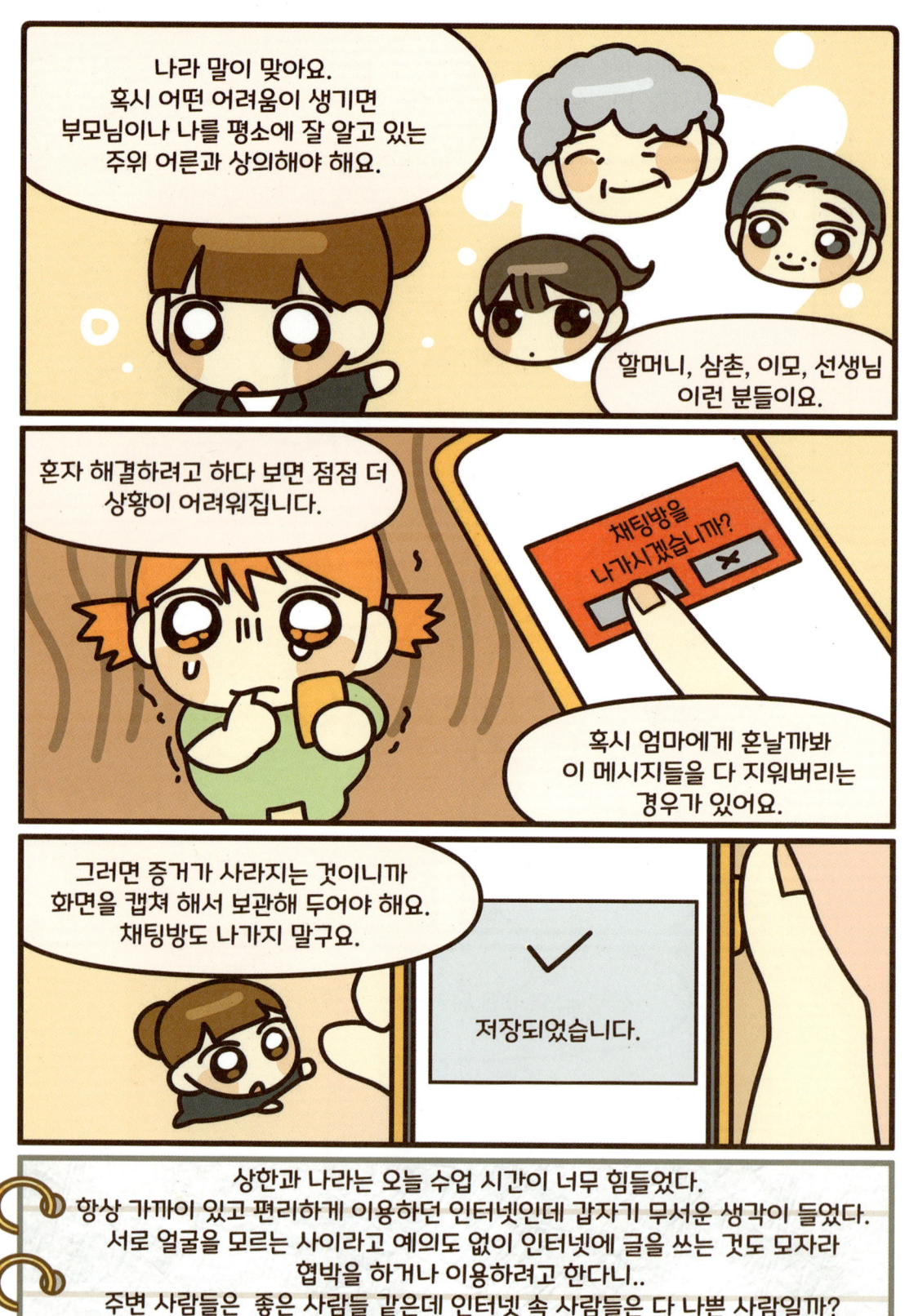

비밀코드 #8

온라인 세상에서 안전 지키기

온라인이라는 뜻을 아시나요? 선으로 연결되어 있다는 말이지요.
인터넷 등의 통신 수단을 이용해
서로 서로 떨어져 있지만 연결되어 있는 상태를 말해요.
온라인 세상은 여러 모로 편리하고 유용합니다.
먼 지역에 사는 친구에게 편지를 써서 연락하던 시절에는
대화를 주고받기 위해 몇 날 며칠의 시간이 필요했으니까요.

온라인에서 친구와의 대화는 옆에 앉아서 함께 얘기하듯 순간순간 이루어지죠.
영상 연결을 통해 학교 수업을 듣기도 하지요.
온라인 세상은 자연스러운 우리 삶의 일부분이 되었습니다.

하지만 장점만큼이나 단점도 생겨났어요.
지난 비밀코드#7 에서 알아봤던 '경계'가 제대로 지켜지지 않기 때문이에요.
똑똑 노크를 하고 우리 집에 들어와야만 했던 친구가
온라인으로는 순식간에 연결이 돼요.

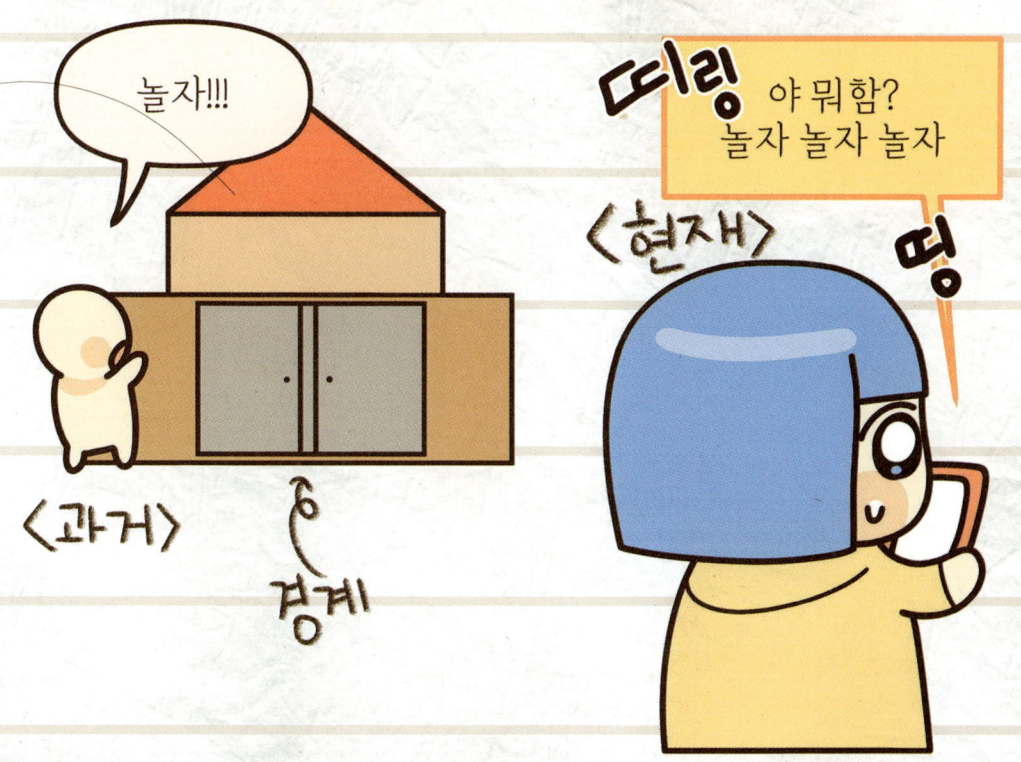

우리 집에 '띵동' 초인종이 울리면 누가 왔는지 물어봅니다. "누구세요?"
현관 모니터를 통해 밖을 보기도 하지요.
내 친구인지, 아는 사람인지, 우체국에서 찾아왔는지 확인할 수 있으니까요.

하지만 인터넷을 통해 만난 사람은 누구인지 알 수 없어요.
자신의 진짜 모습을 감추고 아바타를 사용하거나
여러 계정으로 활동하기도 하니까요.
사진을 보면 알 수 있다고요? 본인 사진이 아니라면 어떡하죠?

내가 올린 사진이나 정보를 통해 나에 대해 이미 알고 연락하는 경우도 있어요.

모든 인터넷 친구가 나쁜 사람들은 아니지요.
하지만 안전한 인터넷 사용을 위해 다음 내용을 꼭 기억해야 해요.

-내 사진이나 주소, 학교, 전화번호를 알려주지 말아요.
-이유 없이 내가 좋아하는 게임 아이템이나 상품권을 준다면 꼭 거절해요.
-온라인으로 보내준 파일을 설치하지 말아요.
-아이디를 설정할 때 이름이나 생일, 전화번호가 들어가면 안 돼요.
-만나자는 요구는 거절하세요.

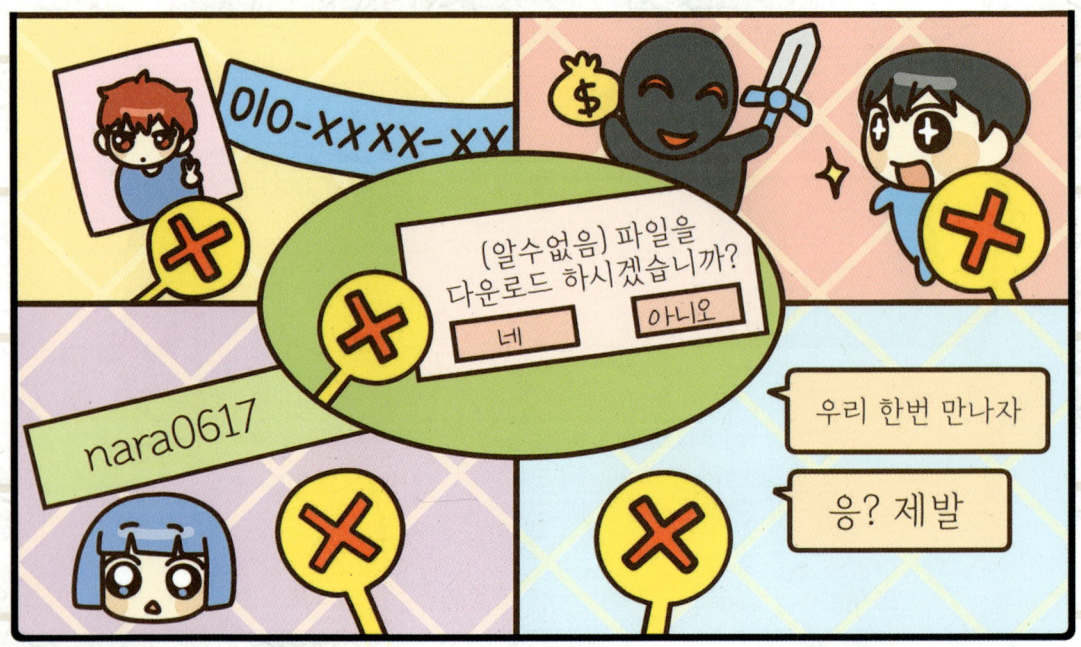

만약 인터넷 채팅 친구가 자꾸 집주소나 전화번호를 물어본다면
꼭 부모님이나 선생님과 상의해야 해요.

기억하세요.
가장 여러분을 사랑하고 지켜주고 돌봐주는 분이 누구인지 말이에요.
가끔 엄마와 다툴 수도 있고 혼나서 속상할 때도 있어요.
그럴 때면 누군가에게 내 심정을 솔직하게 말하고 싶을 거예요.
누군가 위로해 주면 좋을 것 같아서요.
그리고 위로를 해준 인터넷 친구와 친해지게 되는 경우도 있지요.
하지만 그 인터넷 친구가 위로해 주는 척 다가와 여러분을 길들일 수도 있어요.
이런 것을 '온라인 그루밍'이라고 해요.
필요한 것을 채워주면서 친해진 다음
자기가 원하는 대로 행동하도록 하는 것 말이죠.

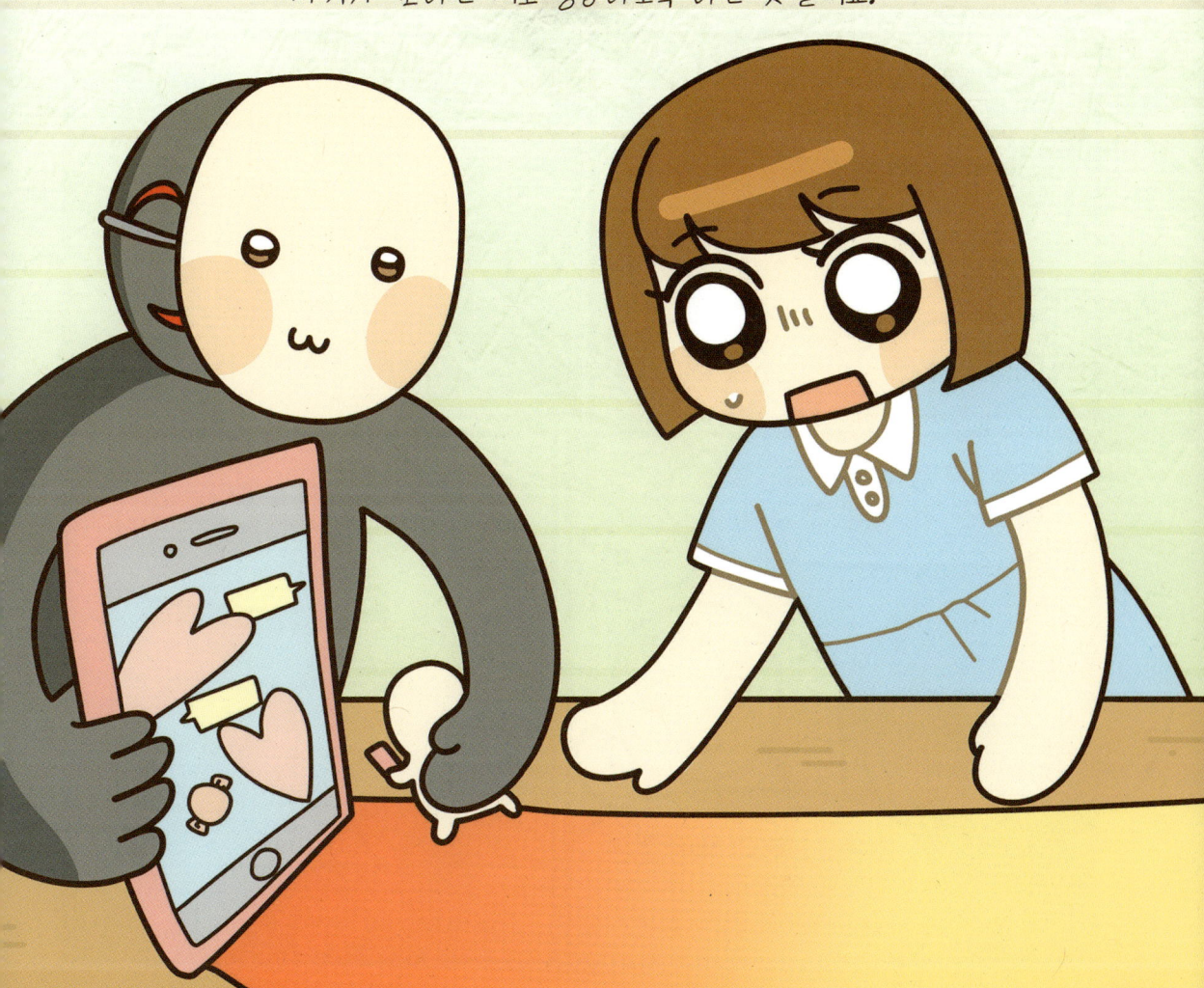

이상하다.
오늘 수업이 끝났는데 아직 마지막 코드가 나타나지 않았다.
상한과 나라는 학교 앞 놀이터 의자에 앉았다.
하긴 인터넷 안전 수업과 사춘기는 별로 관련이 없어 보인다.
그래도 분명 수업 때 비밀 표시가 떴었는데 대체 뭐가 잘못된 걸까?

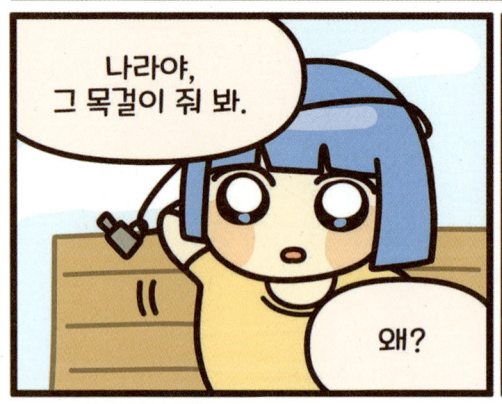
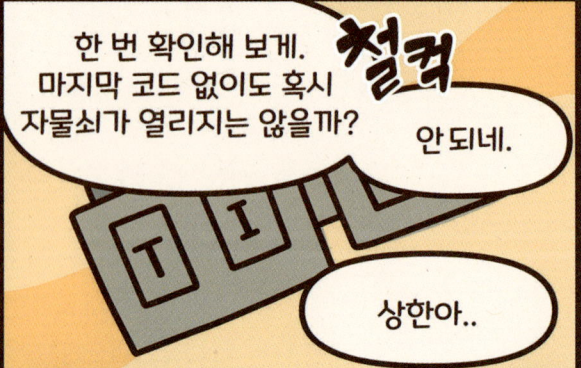
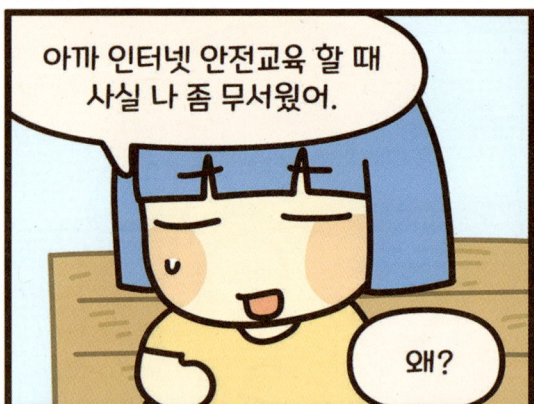
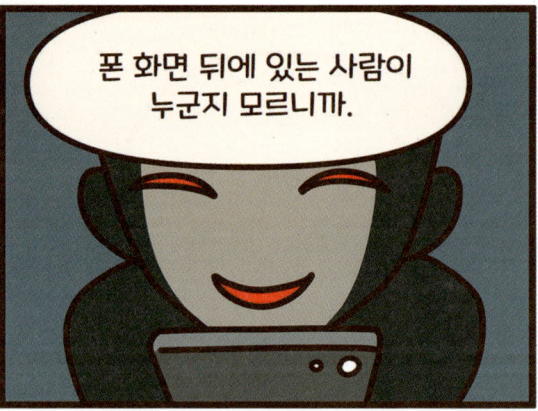
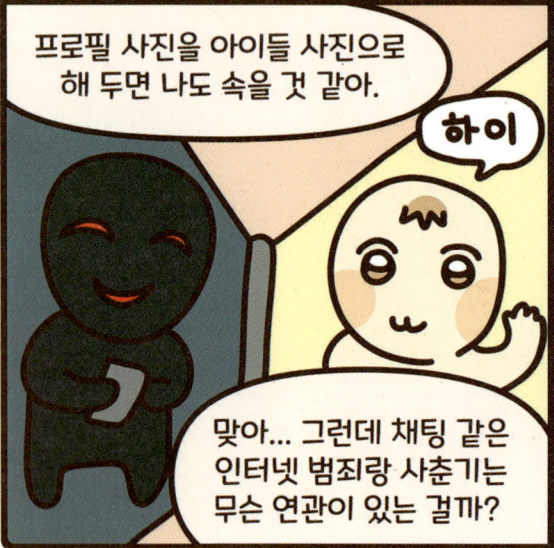
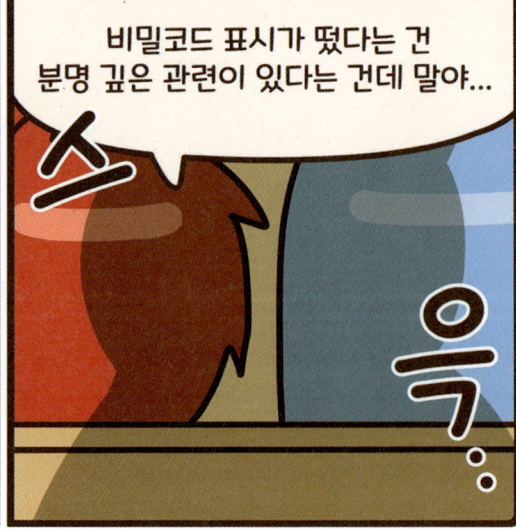

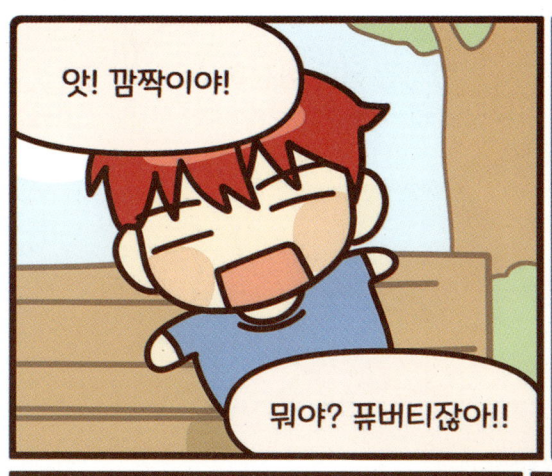
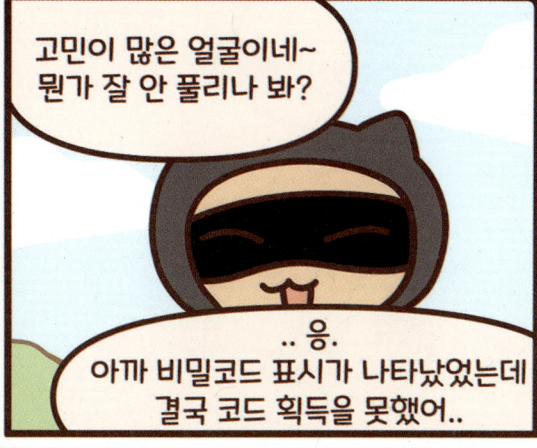
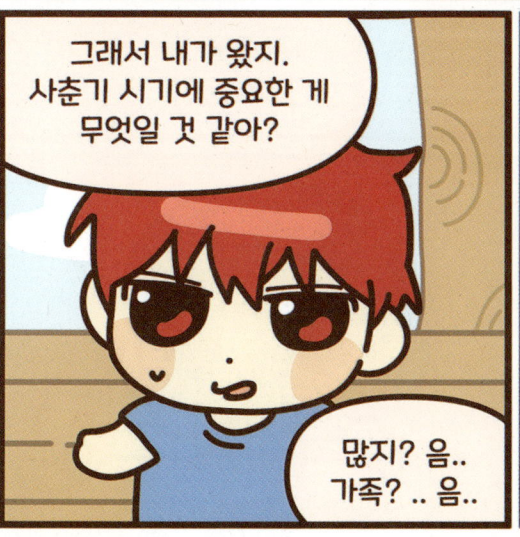
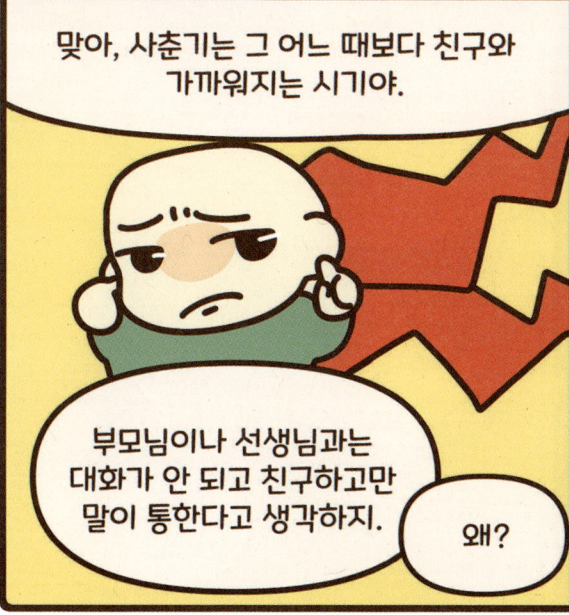
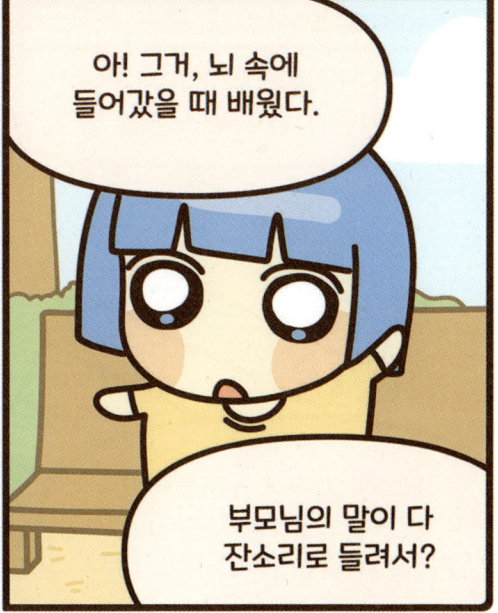

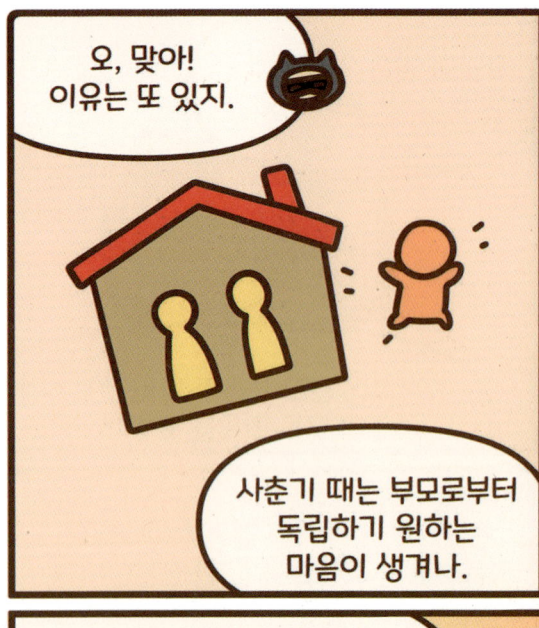
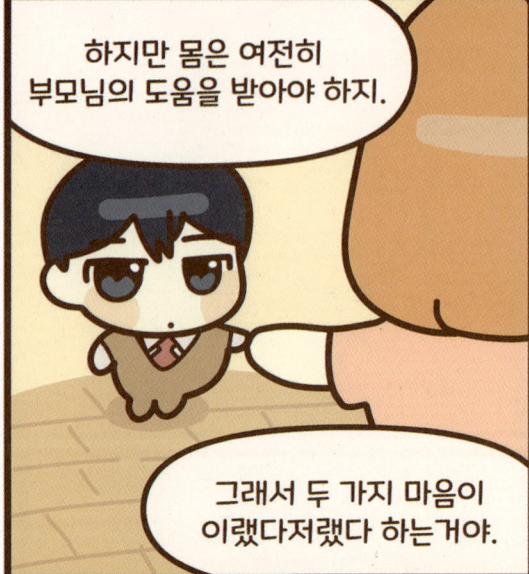
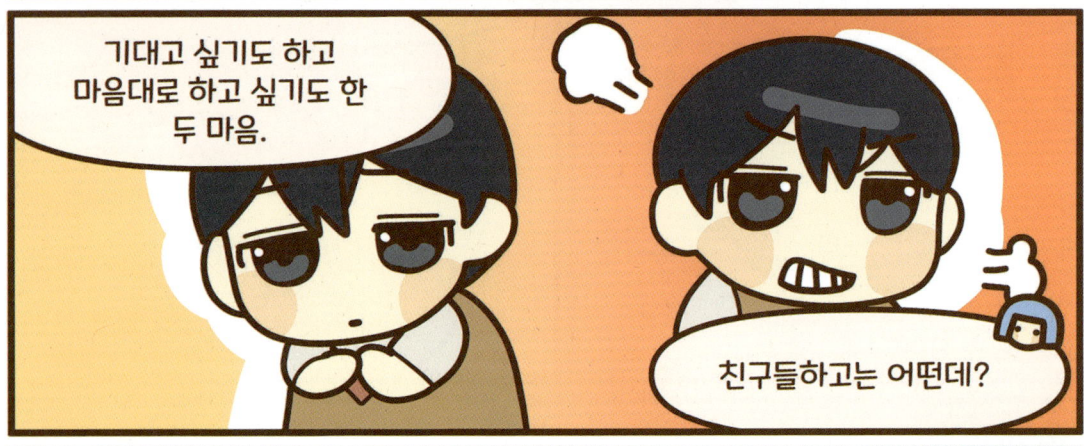
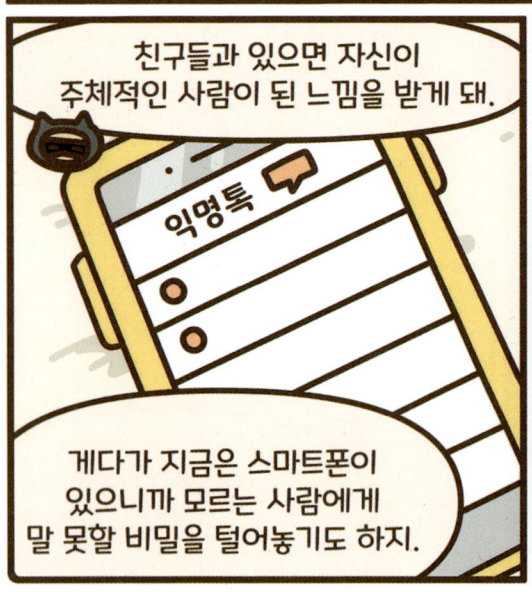
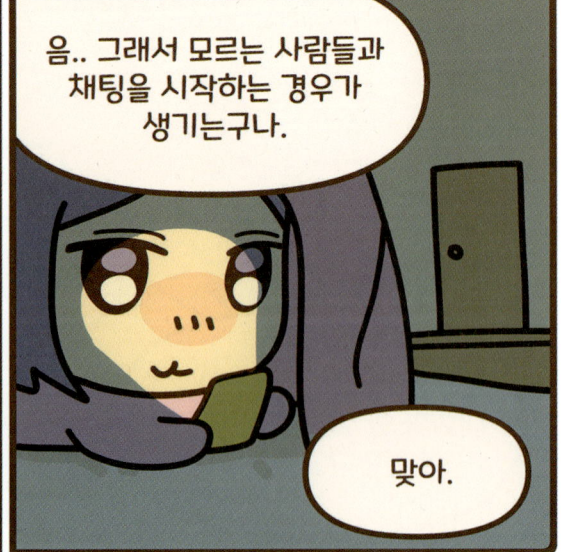

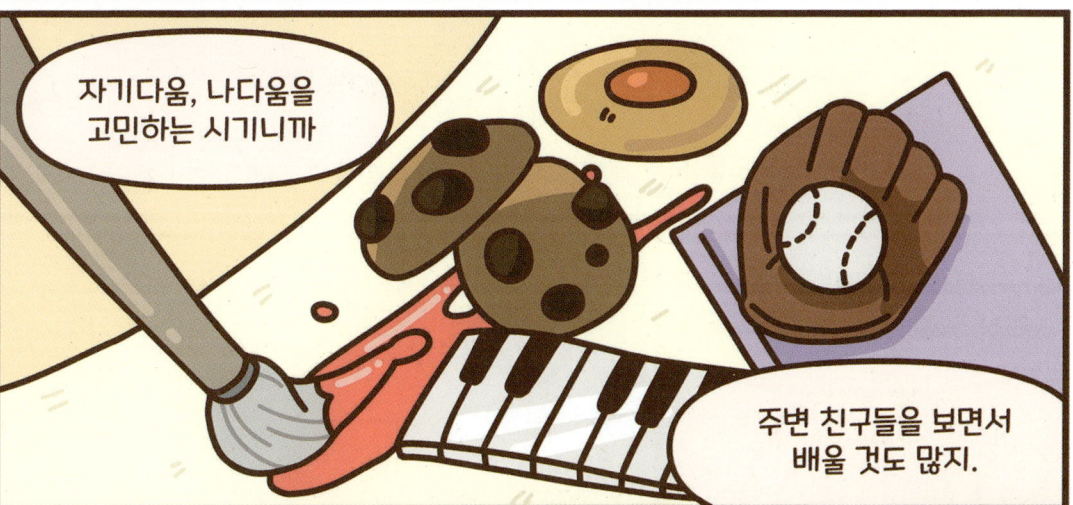

나는 사춘기가 돼도 엄마, 아빠랑 얘기 많이 하고 싶어.

응, 꼭 그럴 수 있길 바래. 친구들과 여러 활동을 하는 것도 추천해!

자기다움, 나다움을 고민하는 시기니까

주변 친구들을 보면서 배울 것도 많지.

사춘기가 생각보다 복잡하네. 뇌도 마음도 몸도..

우리 형은 지금 어른이 되기 위해 열심히 변하는 중이구나..

상해
번데기

나는 그것도 모르고 형이 병에 걸린 줄 알았지 뭐야..

나라와 상한이의 말이 끝나기가 무섭게 마지막 코드가 반짝였다.
드디어 마지막 코드가 나라의 목걸이 열쇠에 새겨졌다.
"E"
모두 연결하니 T.I.M.E.
TIME!!! 시간!!! 아! 사춘기의 비밀코드는 시간이었구나.

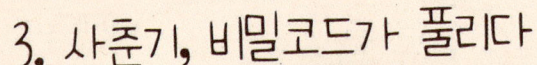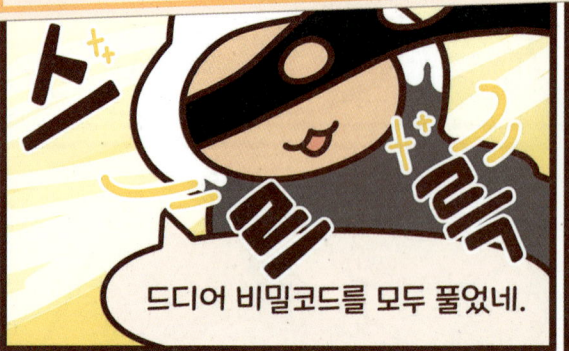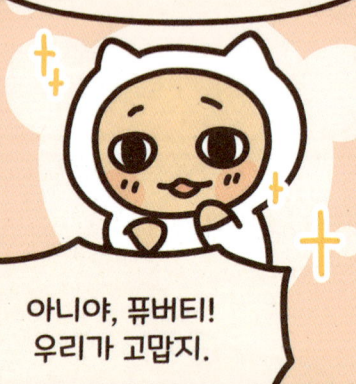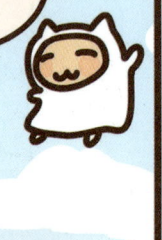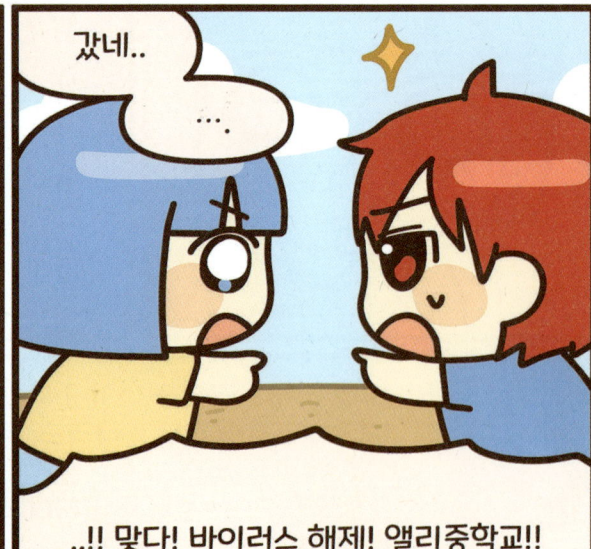

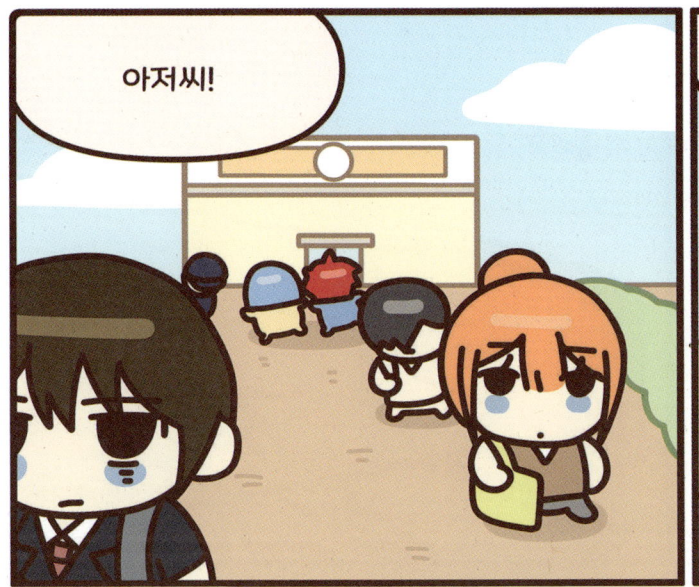
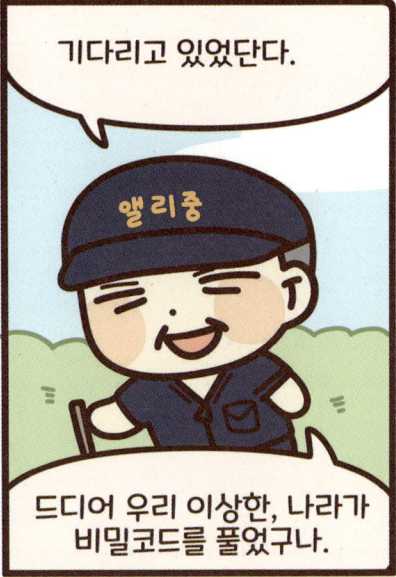
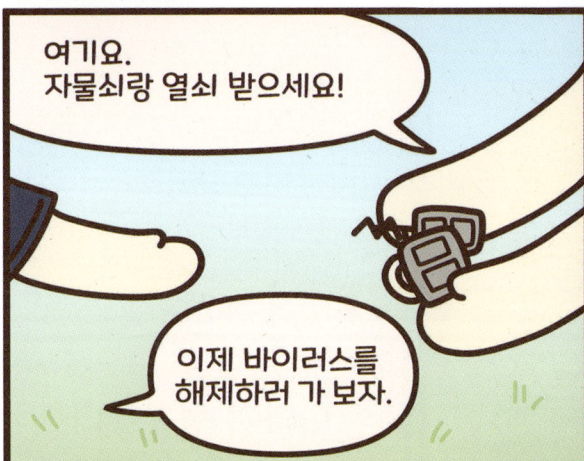
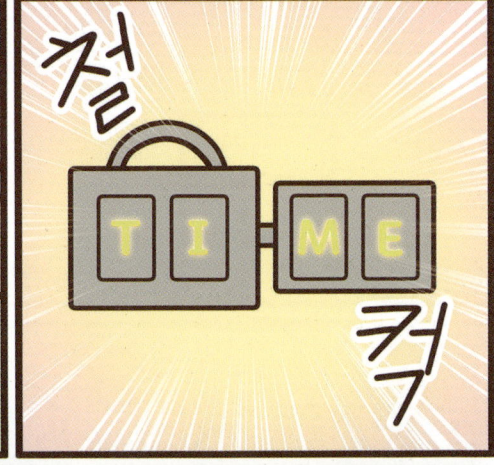
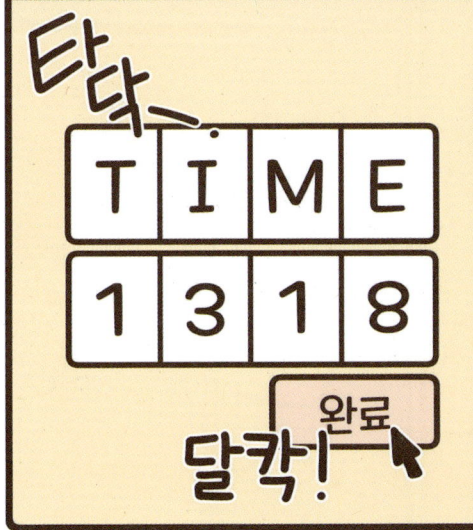
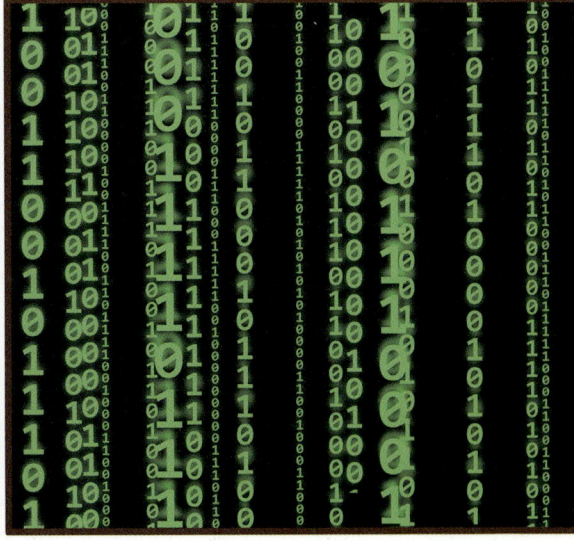

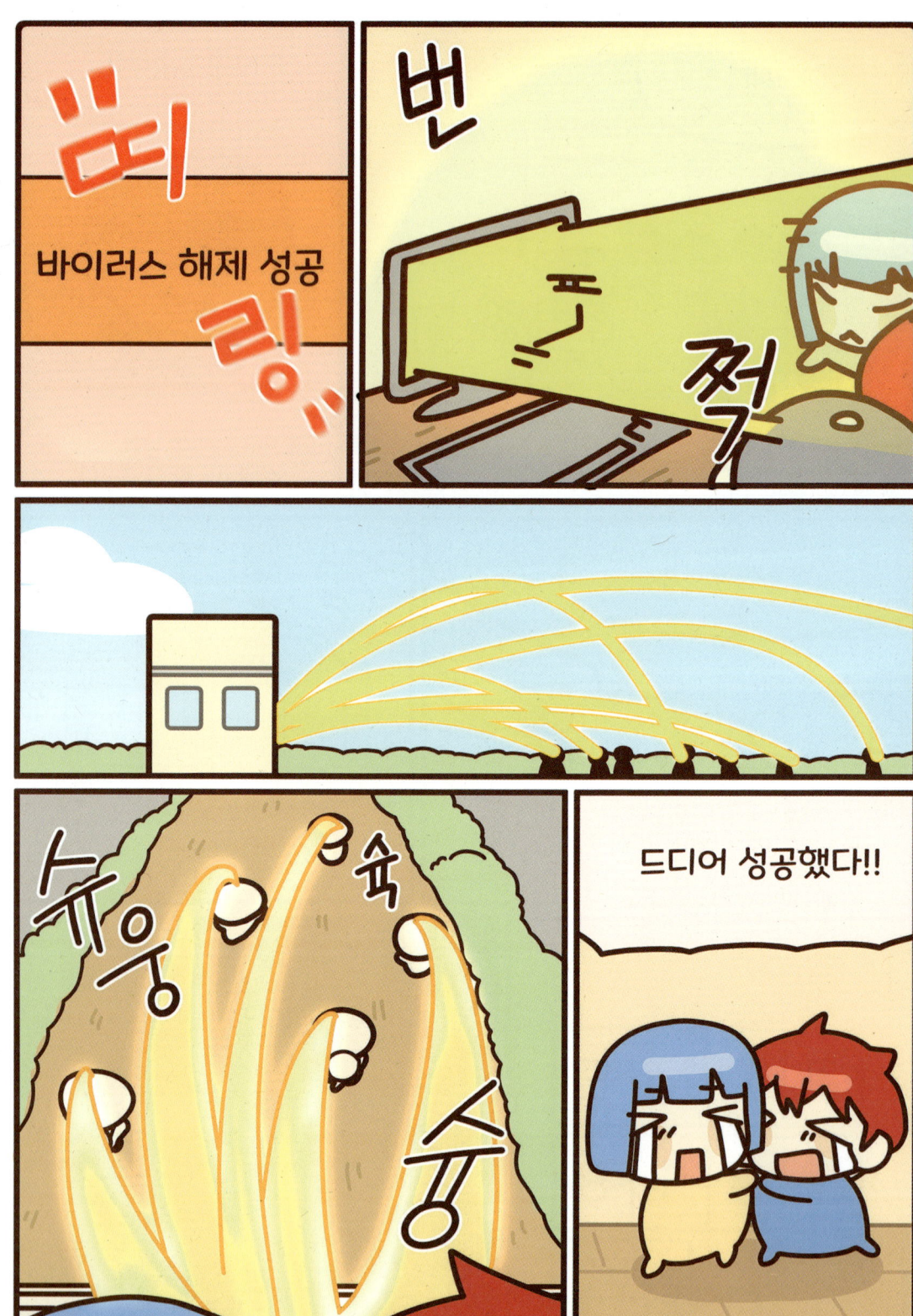

드디어 바이러스를 해제했다. 그런데 이게 뭐람.
바뀐 것은 없었다. 세상은 그냥 똑같았다.

아저씨! 이상해요..

언니 오빠들 표정이 그대로예요..

뭐가 이상하니?

아니란다, 자세히 보렴.

형들 머리 위로 시계가 나타났다.
어떤 형의 시계는 6시를 가리키고 있었고 어떤 누나는 10시를 향하고 있었다.
저기 멀리 우리 형이 보인다. 형의 시계는 9시를 지나고 있다.
아직 없는 사람들도 있었다. 물론 상한과 나라에게도 보이지 않았다.

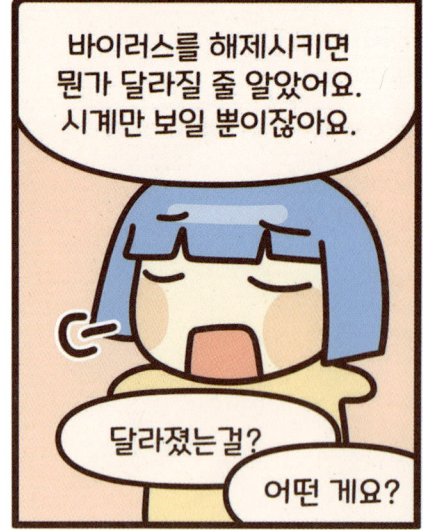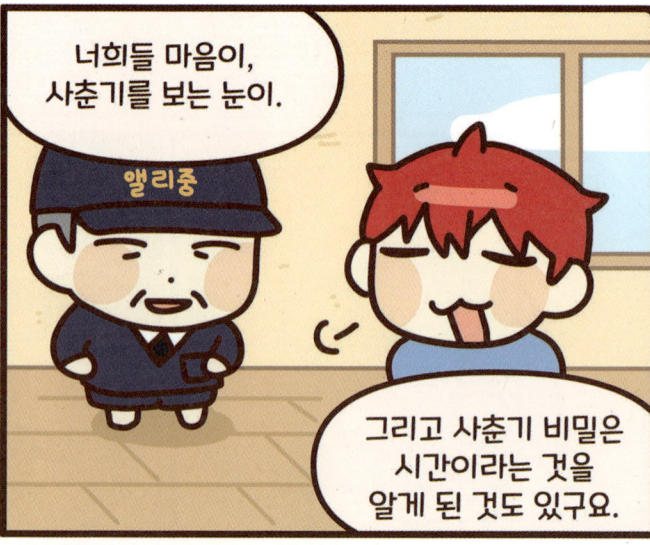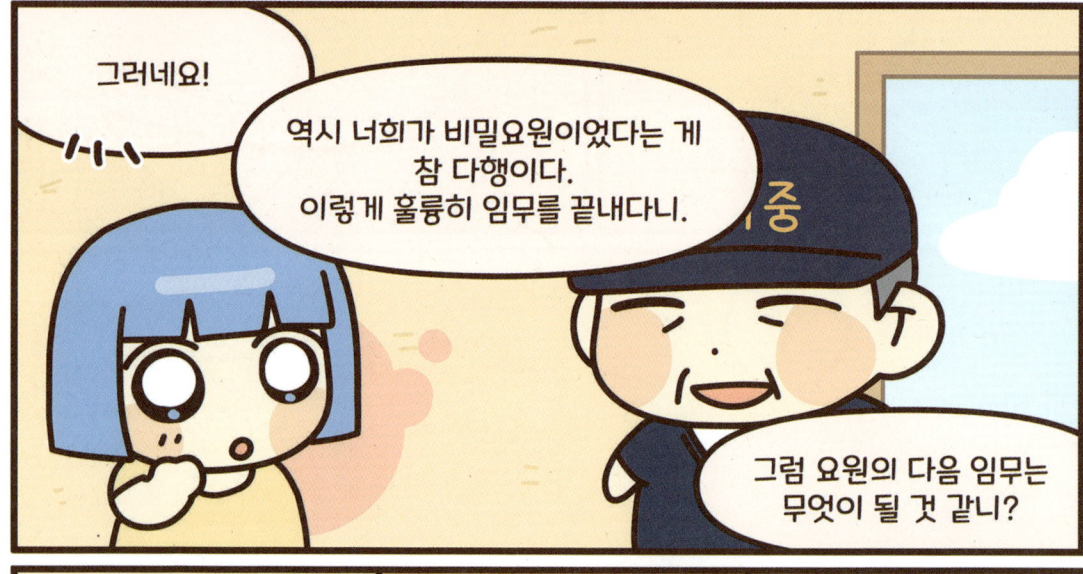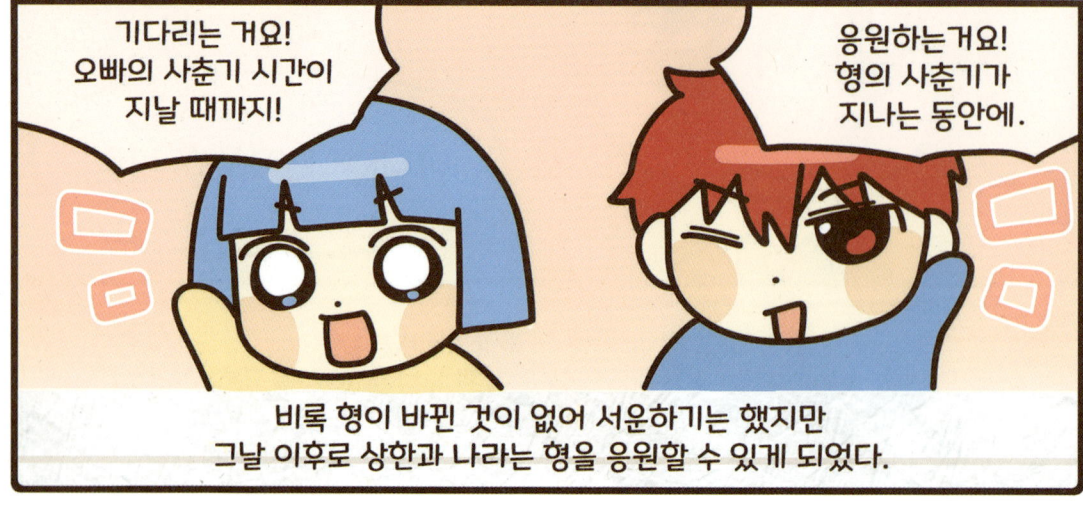

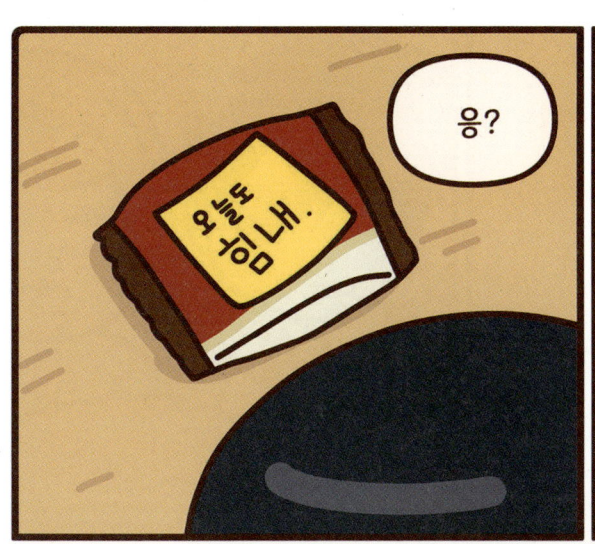
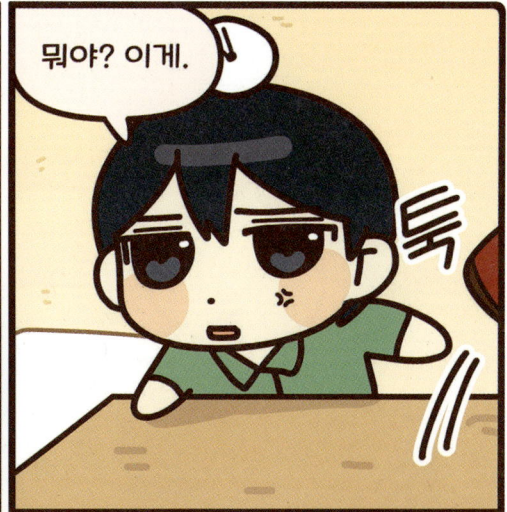
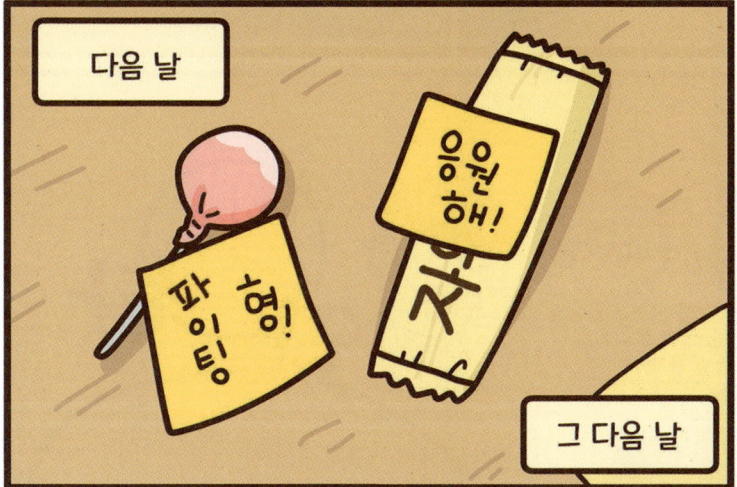
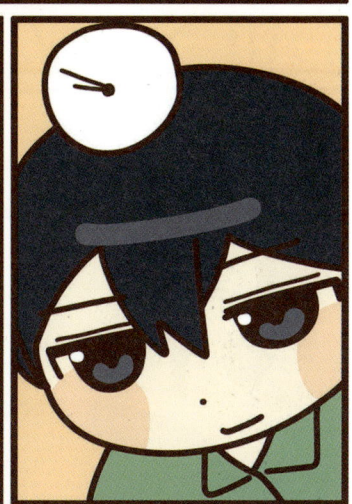
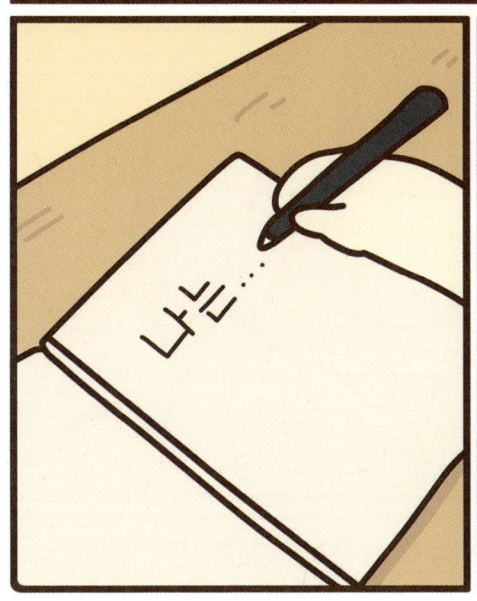
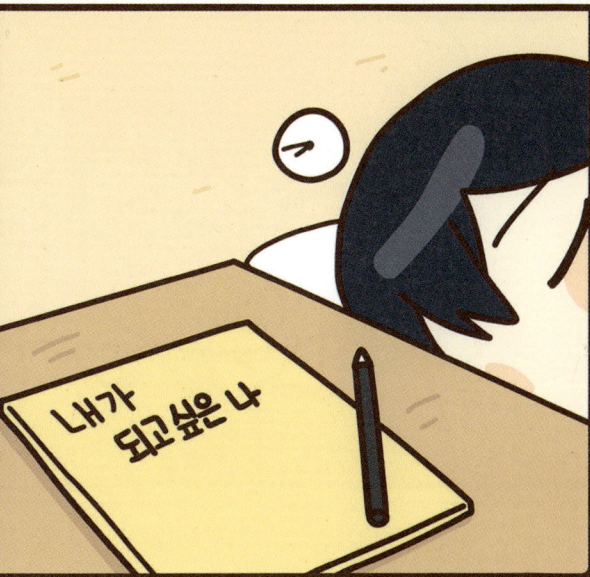

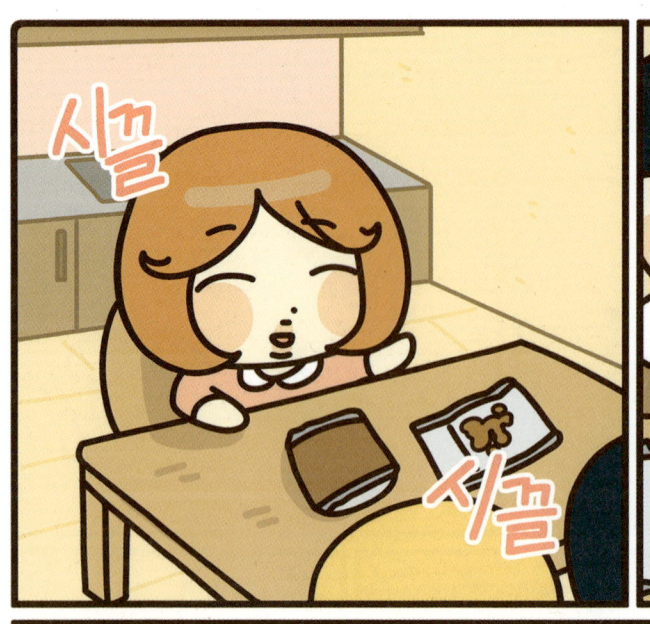

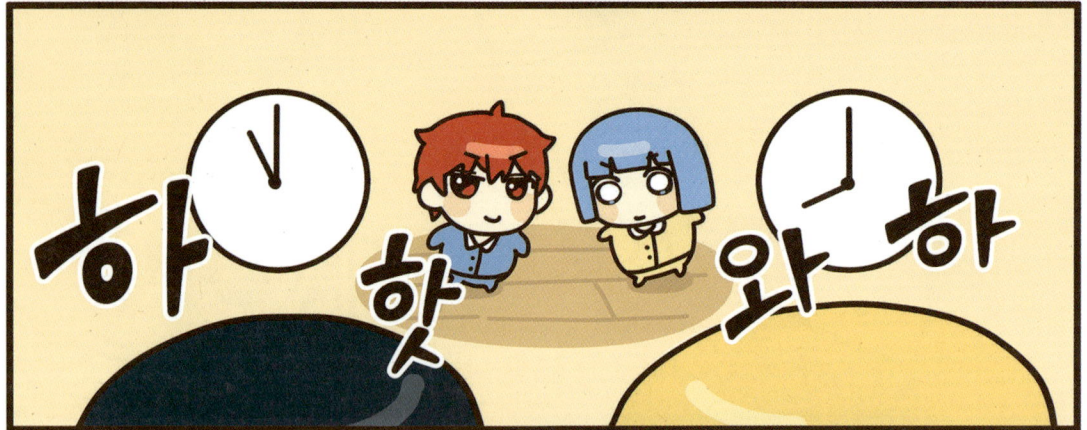
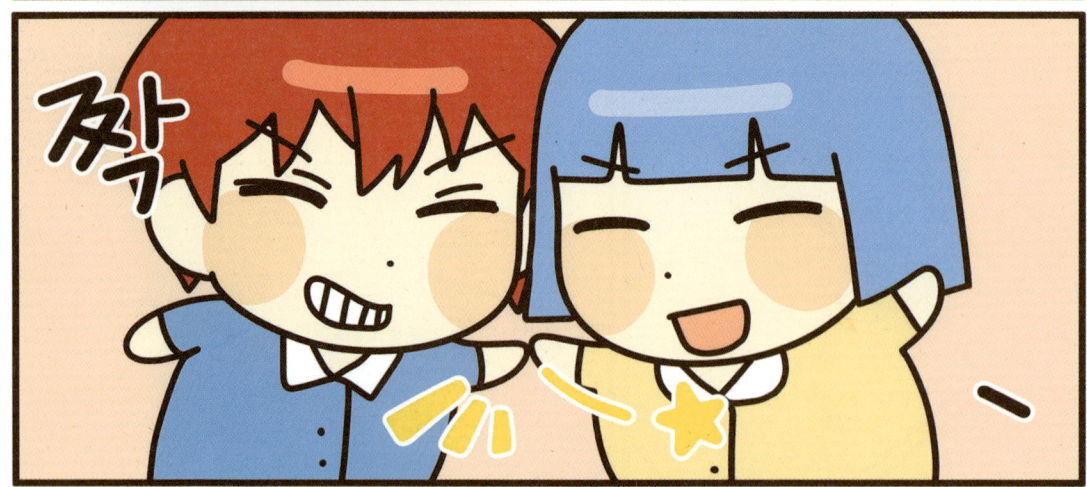

그렇게 이상한, 나라가 풀어낸 사춘기 시간은 쉬지 않고 흘러갔다.

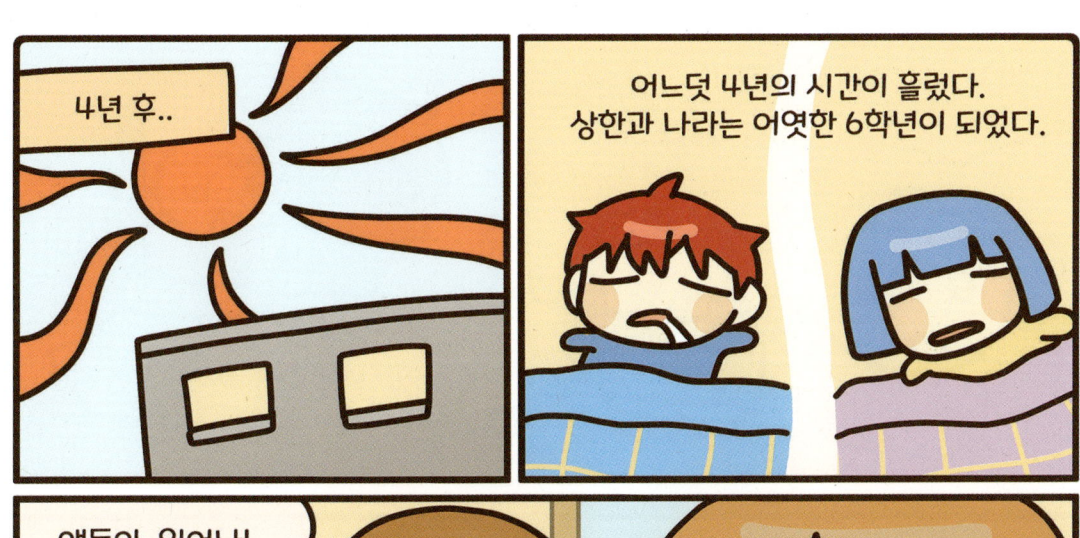

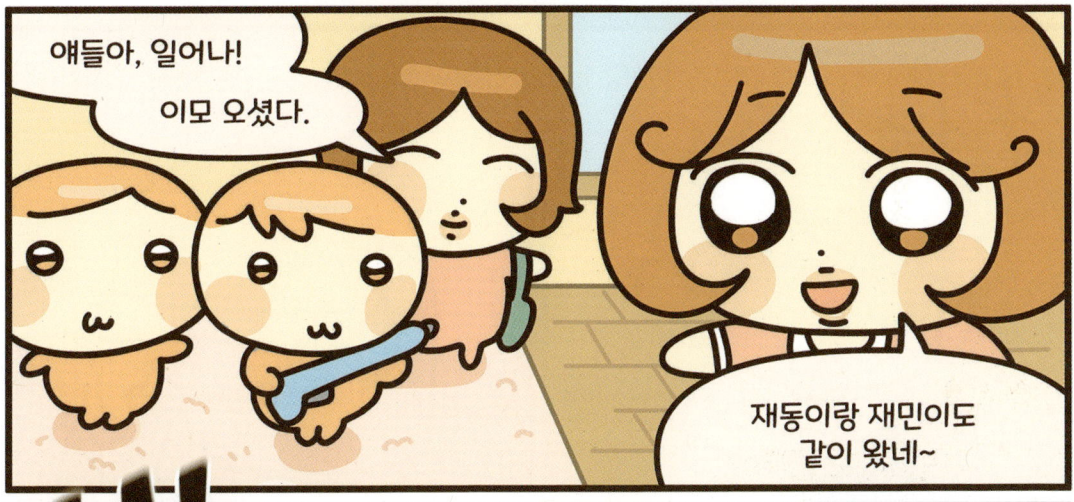

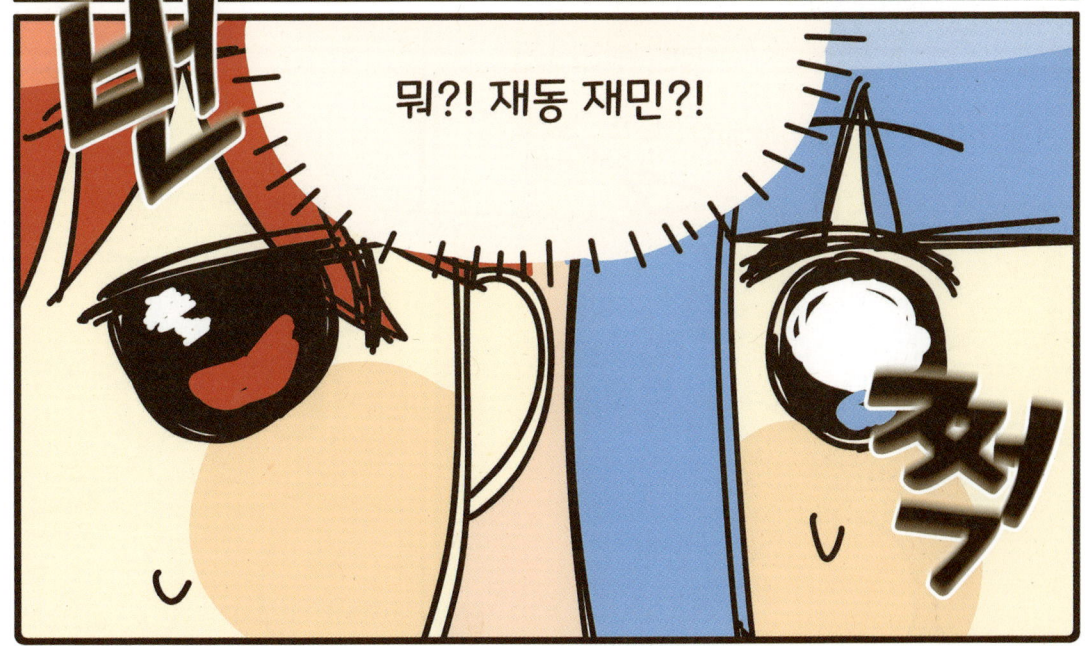

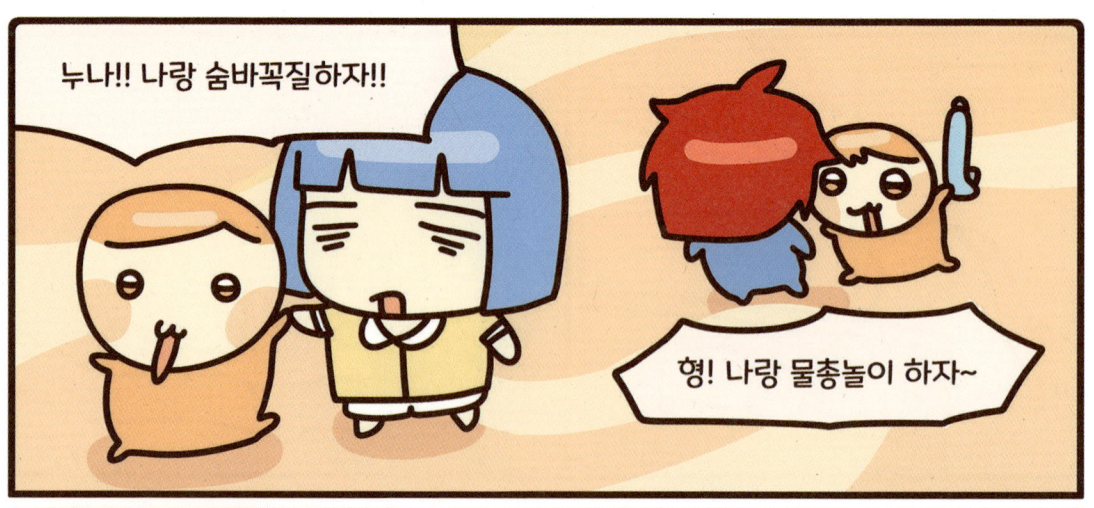

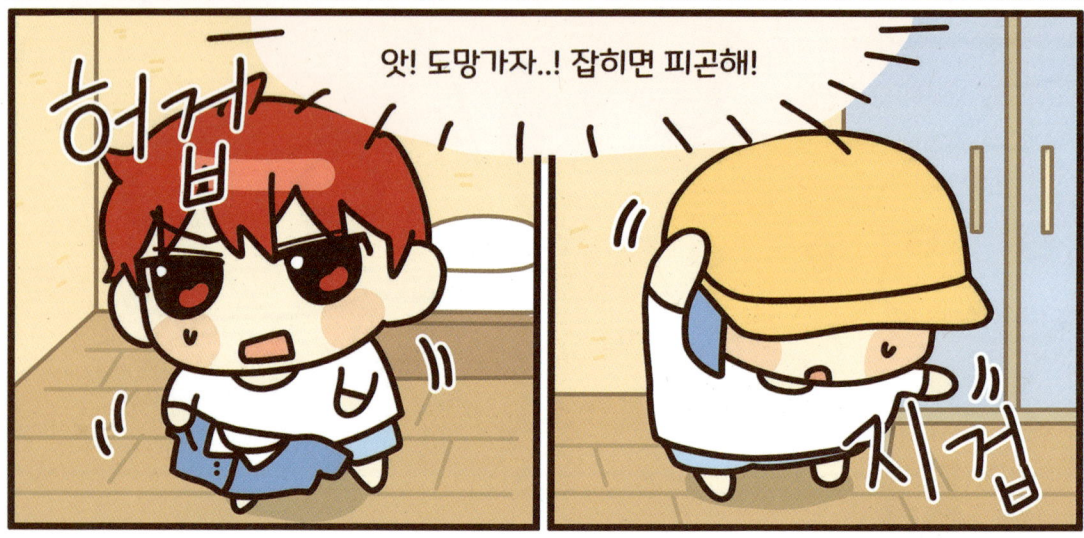

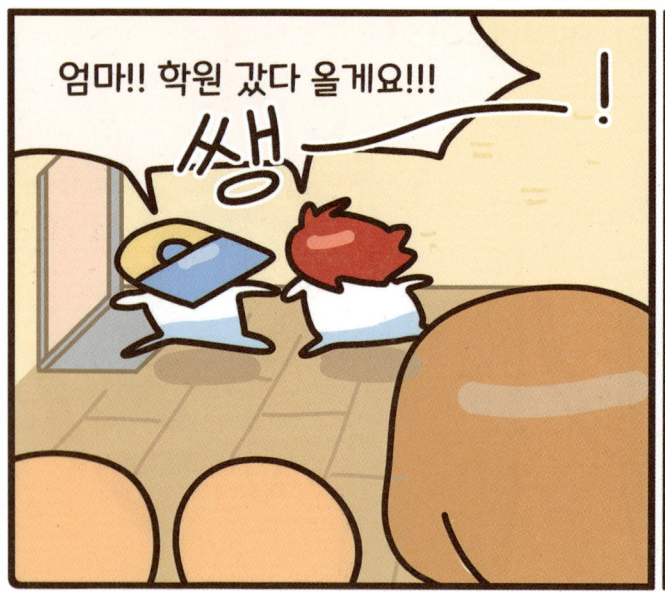
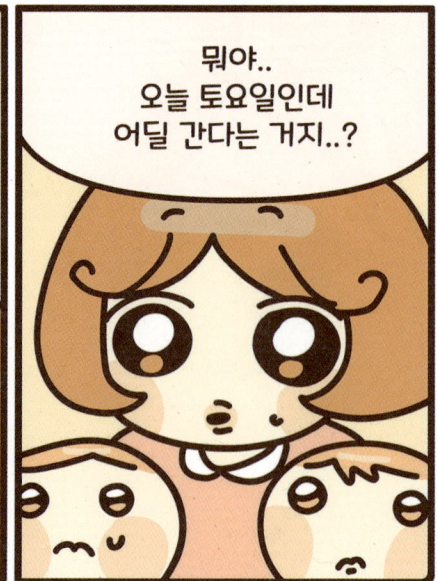

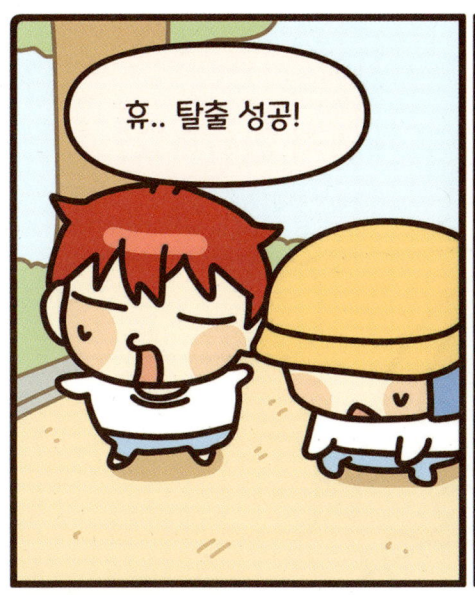
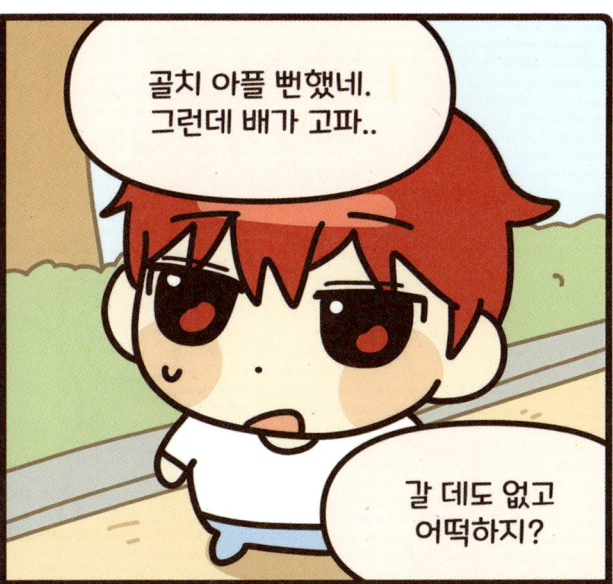
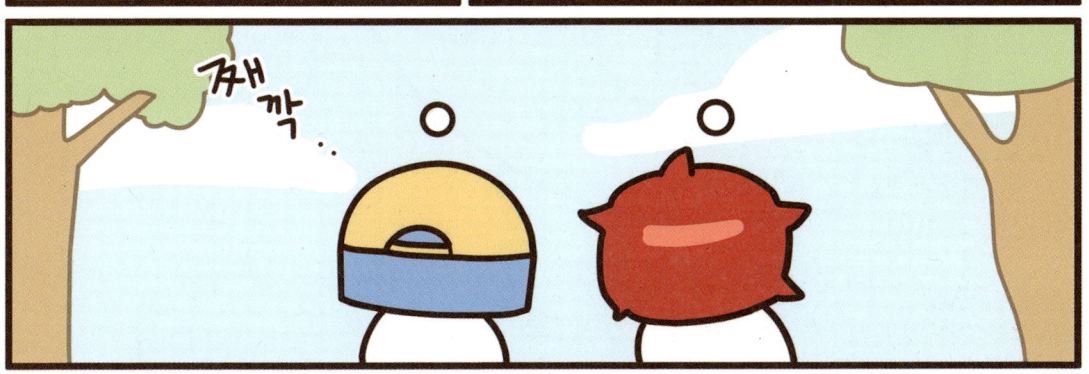
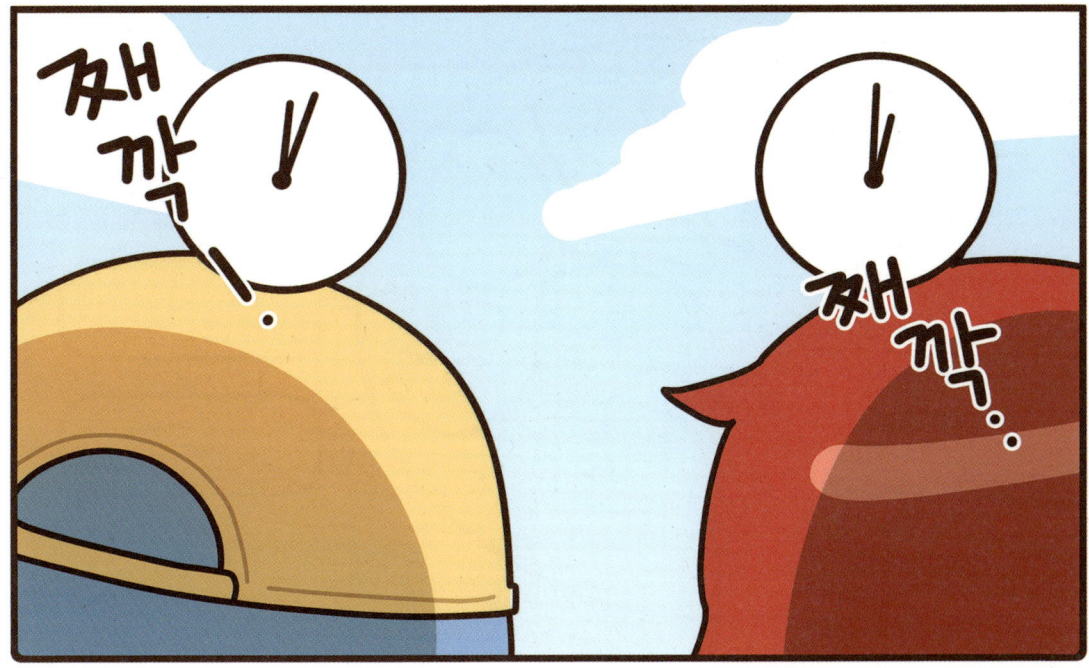

활동지 1: 나의 뇌 구조 그리기

내 뇌는 어떤 생각, 어떤 감정으로 채워져 있을까요?

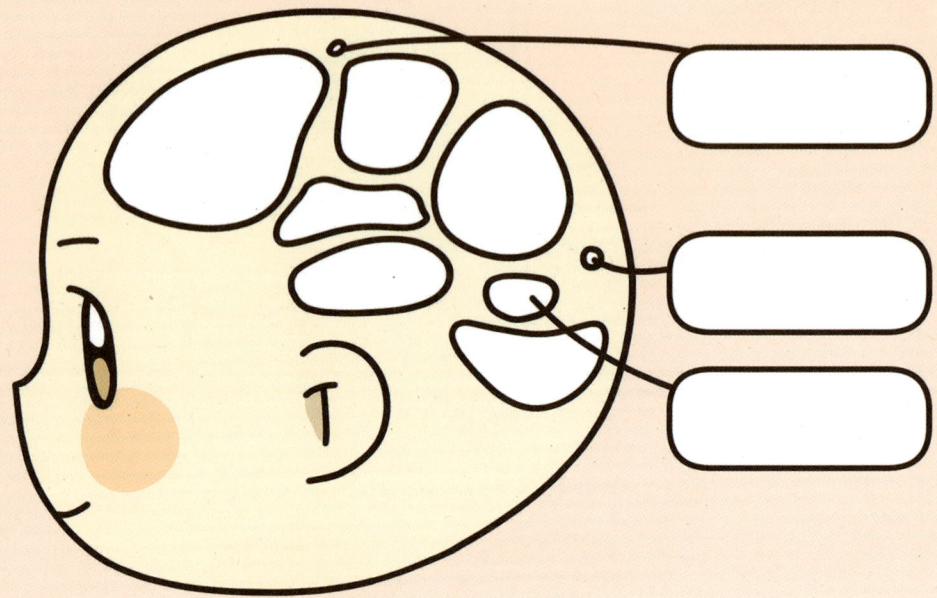

다른 사람을 관찰하고 뇌 구조를 그려 보아요.
다음은 _____의 뇌 구조입니다.

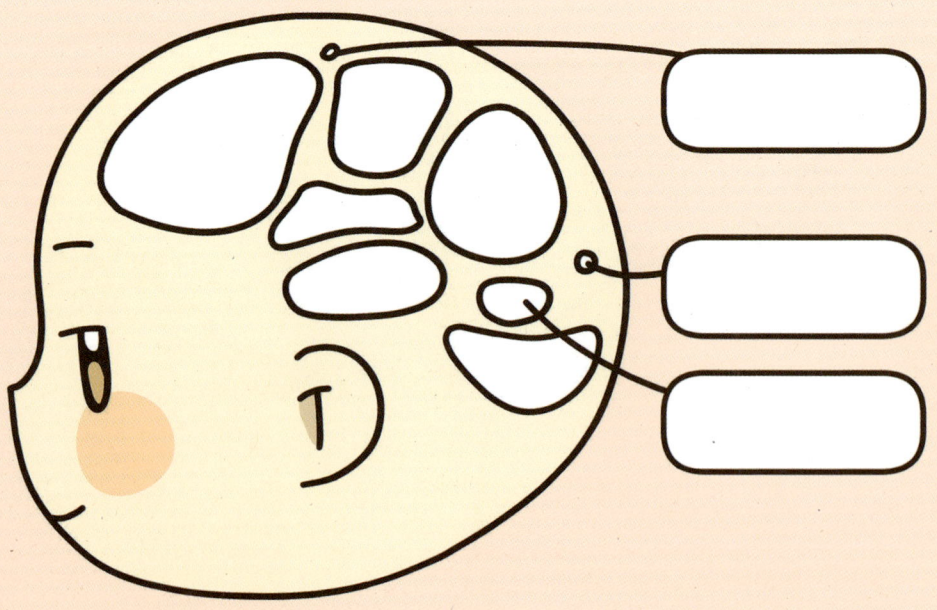

활동지 2: 소중한 내 몸 이름표 붙이기   정답: 45p

여자와 남자의 생식기에 올바른 이름을 써 주세요.

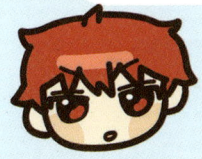

그런데 생식기가 뭐야?

살아 있는 생물이 자기와 닮은 개체를 만들어 자손을 낳는 것을 생식이라고 해. 이런 역할을 담당하는 몸의 기관의 이름이 생식기야.

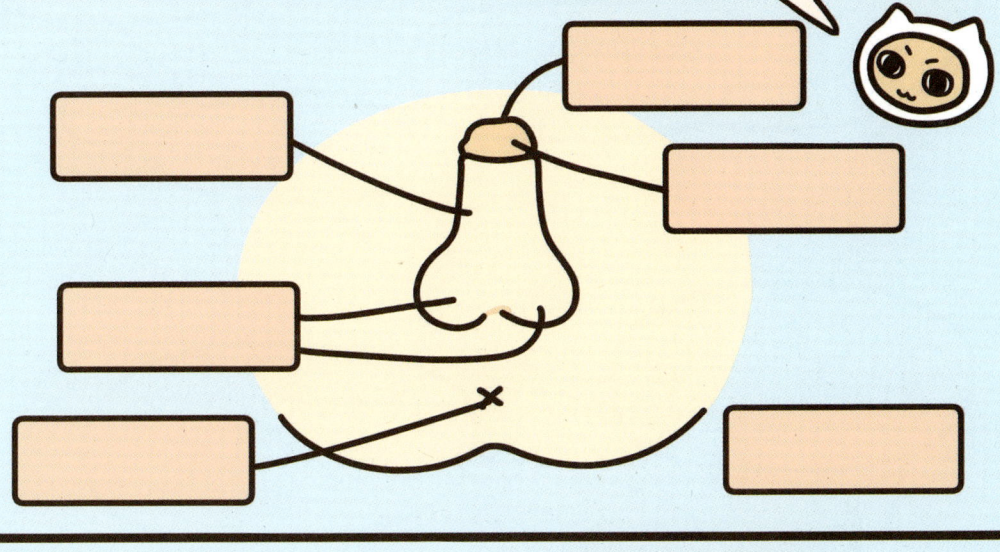

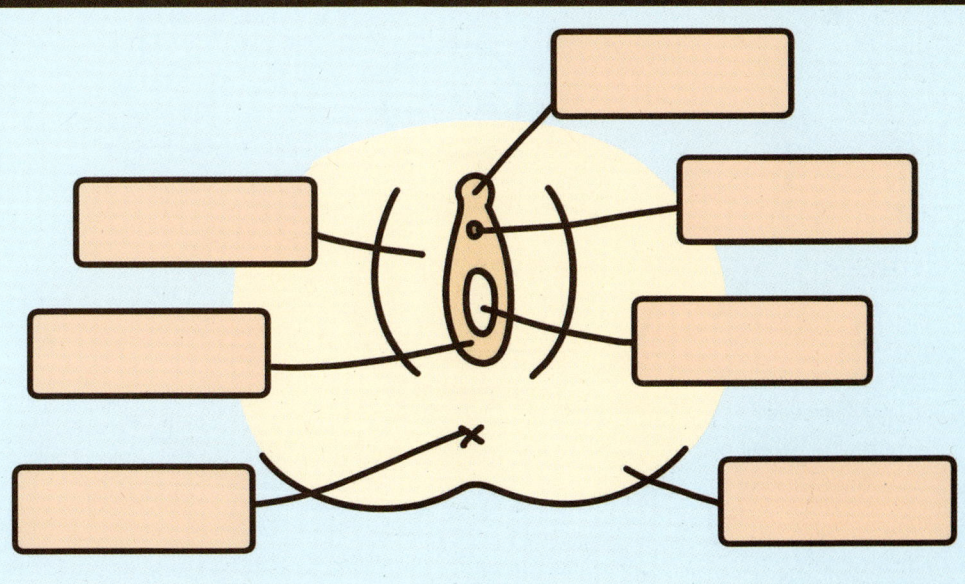

활동지 3: 나의 경계 그리기

나의 경계를 생각해 보고 그려 보아요.

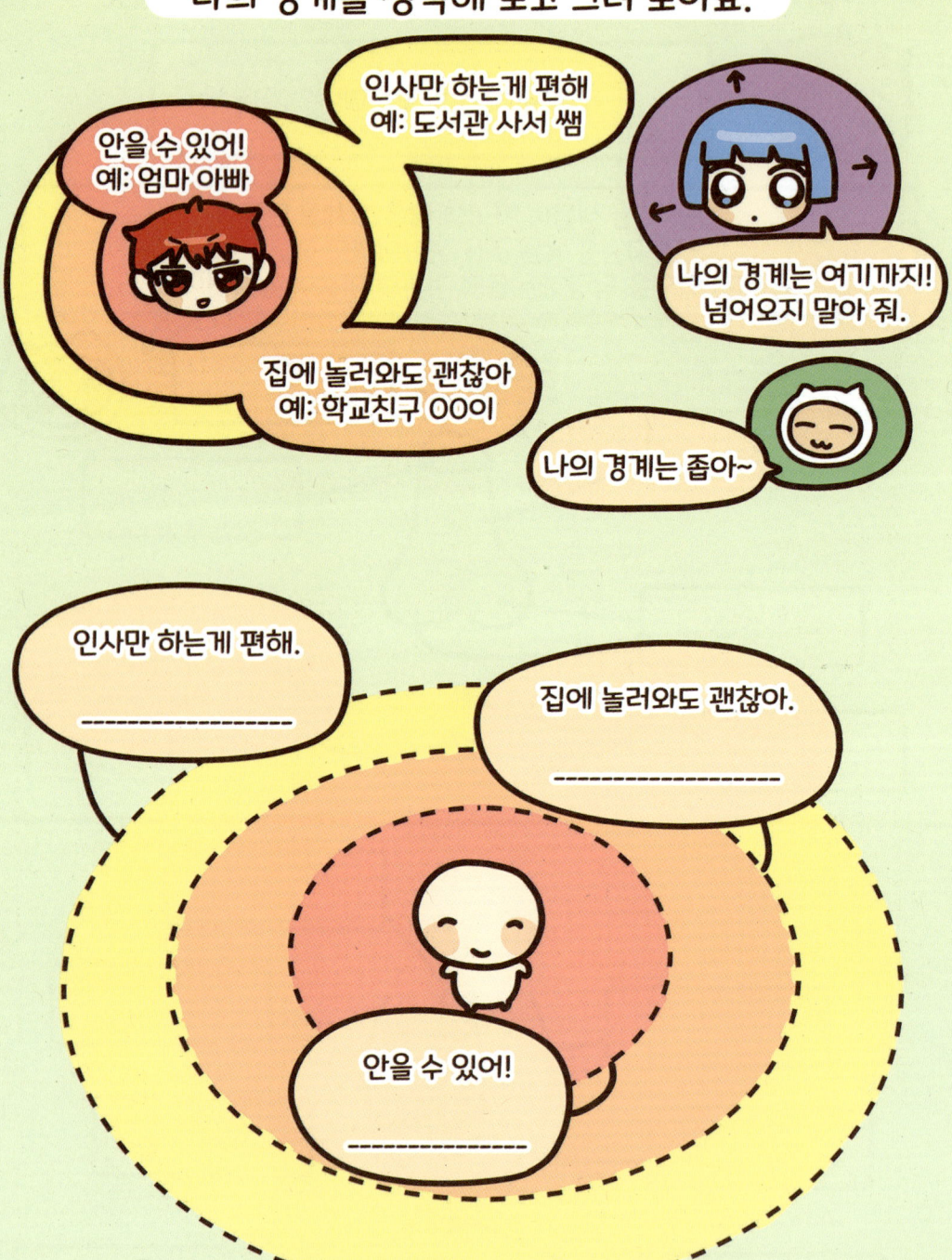

활동지 4: 나의 결심, 나의 사춘기
사춘기를 겪을 미래의 나에게 응원 메시지를 써 주세요.

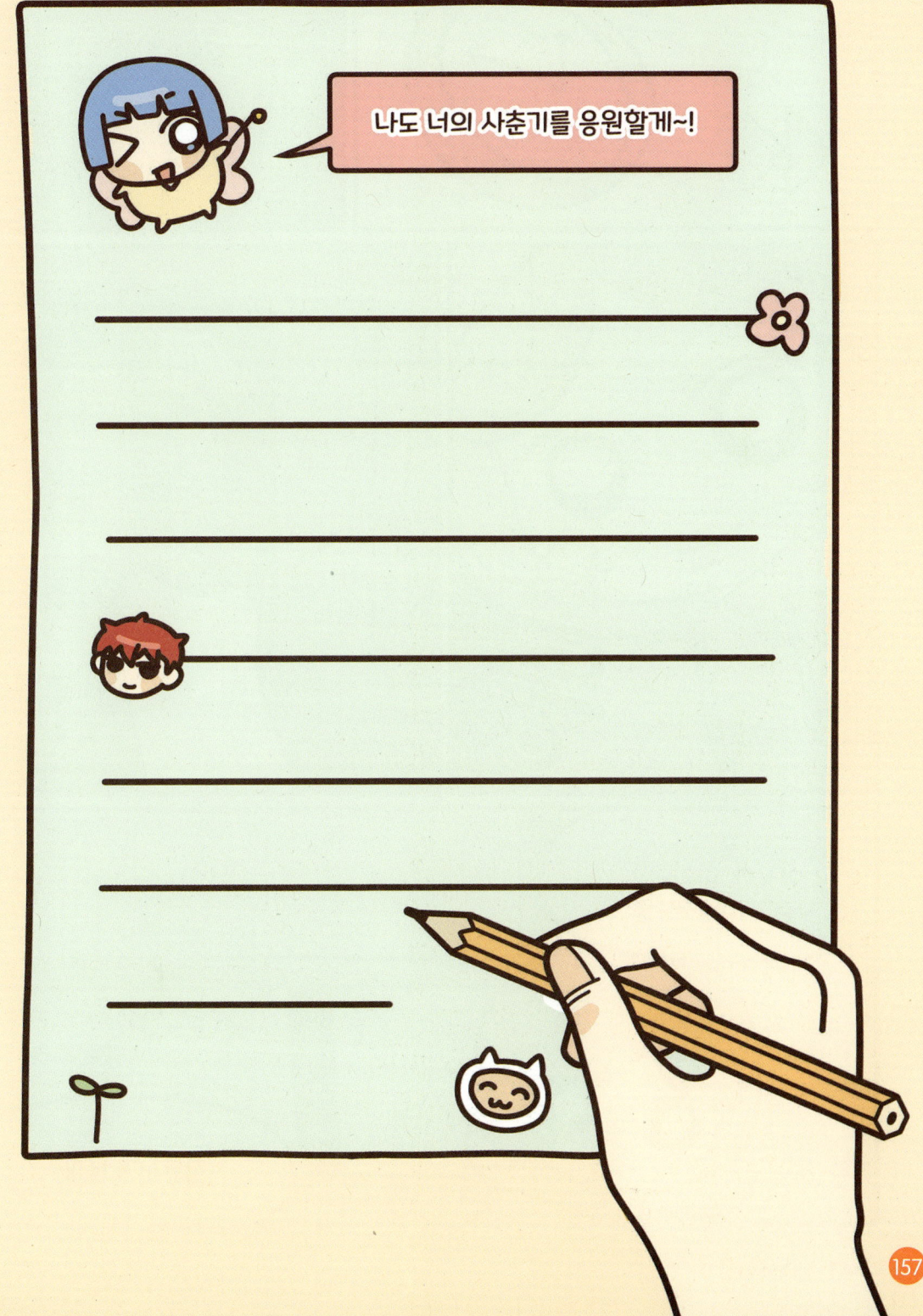

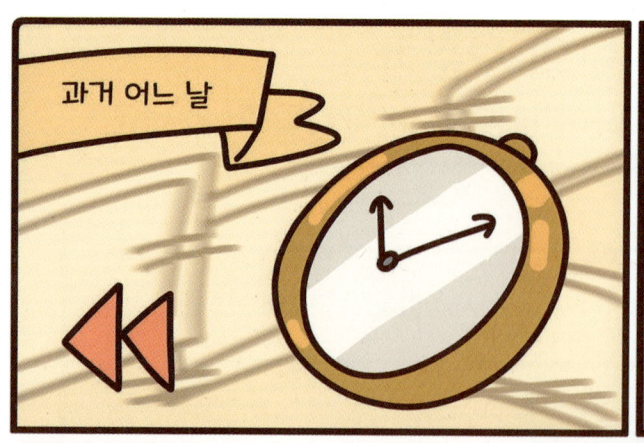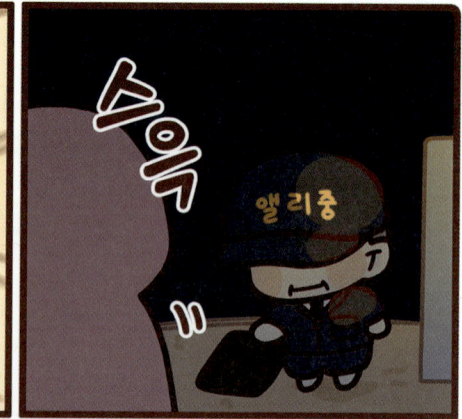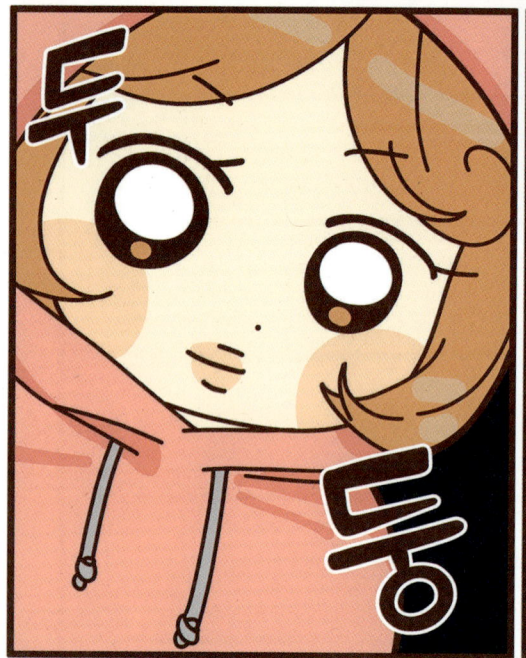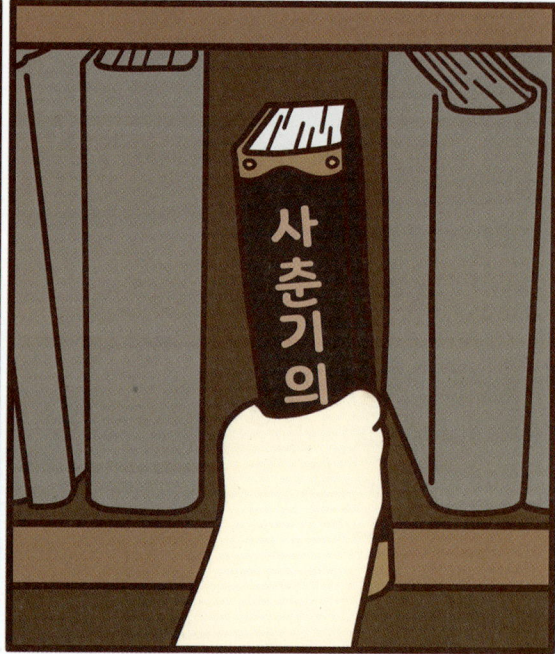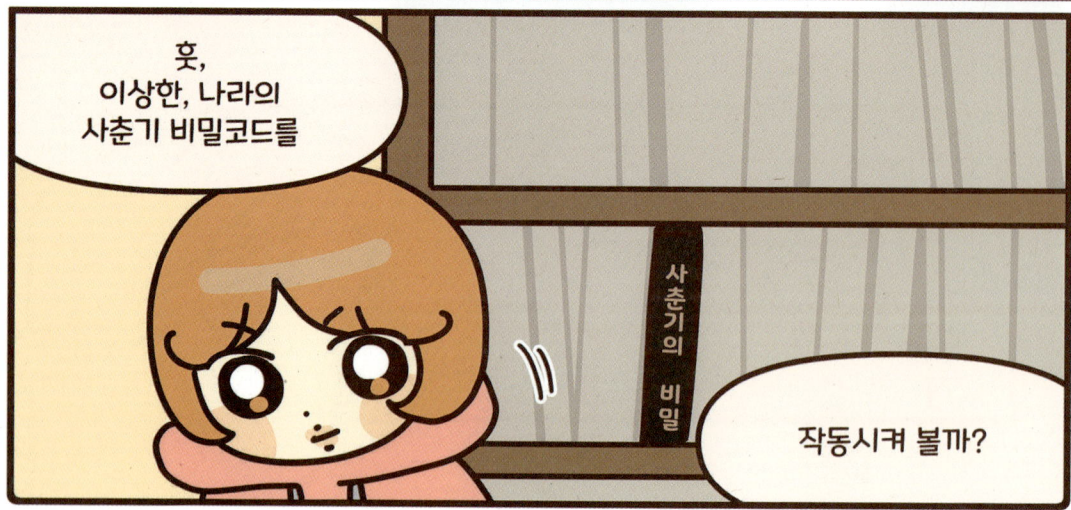

예비 청소년 부모님께

부모는 마음의 눈으로 아이를 봅니다.
아이는 10여 년간 하루가 다르게 변해 가는데
부모의 눈에는 여전히 아장아장 걷던 아기 그대로입니다.

그러다 보니 아이의 사춘기를 받아들이기 어렵습니다.

내 아이가 변한 것이 이상하기만 합니다.
다시 품으로 돌아오지 않을 것 같아 걱정되고 불안하지요.

하지만 걱정하기보다는 믿고 기다려 주세요.
번데기가 정해진 시간이 흐르고 나면 나비가 되어 나오듯
병아리가 때가 되면 알을 깨고 나오듯

내 아이도 자기만의 시간이 다 차면 사춘기를 벗어나
믿고 기다려 준 부모의 곁으로 다시 돌아올 테니까요.

부모는 한 발짝 떨어져 아이의 생애를 바라볼 수 있어야 해요.

미래의 아이를 그려보길 바랍니다.
지금은 혼돈 속에 있는 아이에게 괜찮다고 잘하고 있다고 다독여주세요.
너의 시간을 지내는 동안 엄마, 아빠도
곁에서 응원하고 있다고 알려주세요.

사춘기의 긴 터널을 통과한 후
부모는 더욱 부모답게,
아이는 더욱 자신답게 성장할 것입니다. 반드시!

건쌤 올림

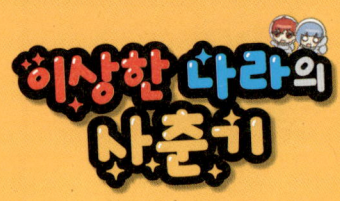

초판 1쇄 인쇄 | 2023년 4월 28일
초판 1쇄 발행 | 2023년 5월 1일

지은이 | 나영희
그　림 | 이 경
감　수 | 현상길
펴낸이 | 안대준
펴낸곳 | 유앤북
등　록 | 제2002-000002호
주　소 | 서울시 중구 필동로 8길 61-16, 4층
전　화 | 02-2274-5445
팩　스 | 0504-086-2795

ISBN 979-11-978620-8-3
ISBN 979-11-978620-7-6 (세트)

• 이 도서의 국립중앙도서관 출판예정도서목록(CIP)은 서지정보유통지원시스템 홈페이지(http://seoji.nl.go.kr)와 국가자료공동목록시스템(http://www.nl.go.kr/kolisnet)에서 이용하실 수 있습니다.

※ 이 책의 저작권은 〈유앤북〉에 있습니다. 저작권법에 의해 보호를 받는 저작물이므로 무단 전제와 복제를 금합니다.
※ 잘못된 책은 〈유앤북〉에서 바꾸어 드립니다.
※ 여러분의 소중한 원고를 기다립니다. you_book@naver.com